ミドリ薬品漢方堂の

まいにち漢方

体と心をいたわる365のコツ

櫻井大典 著

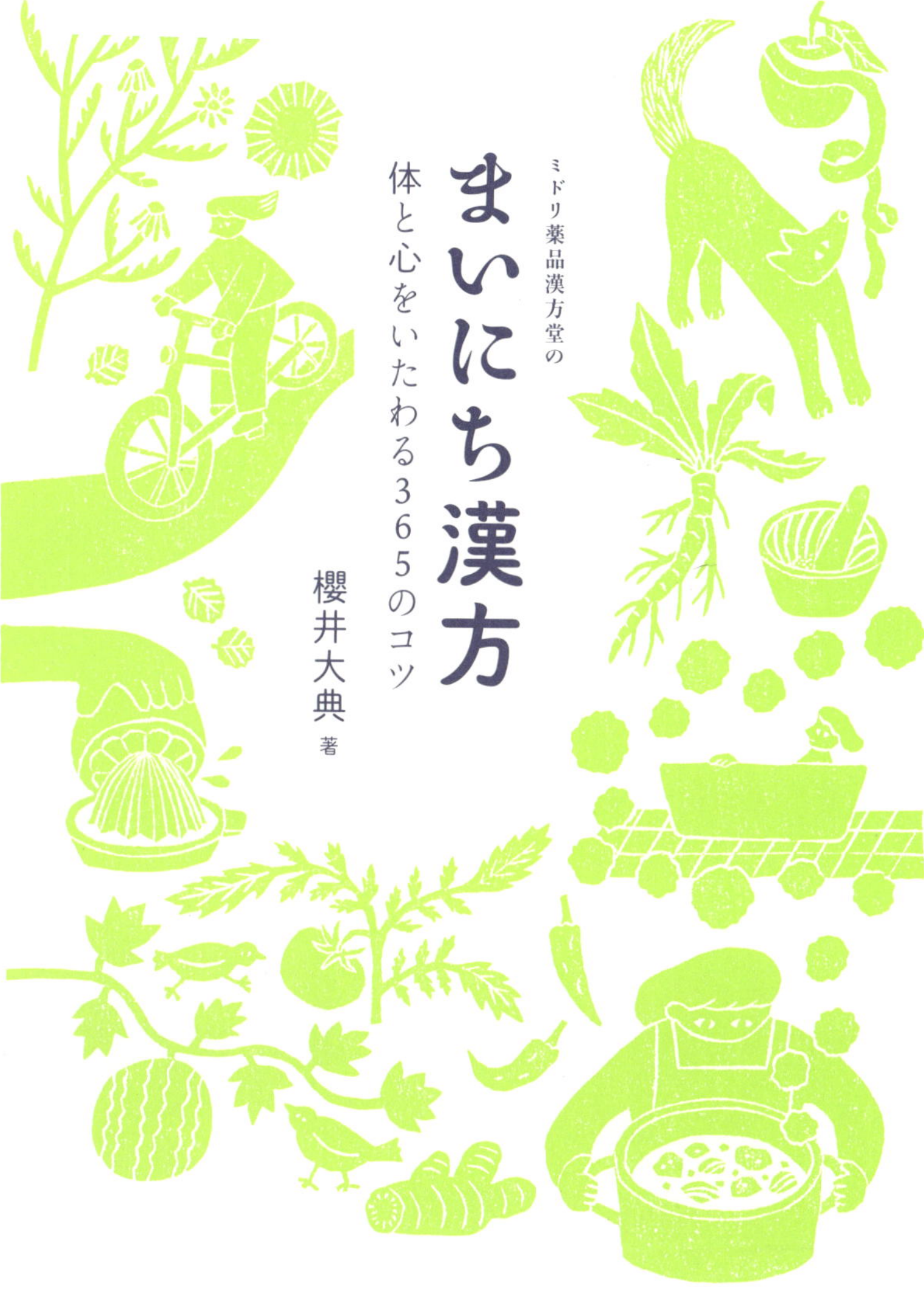

はじめに

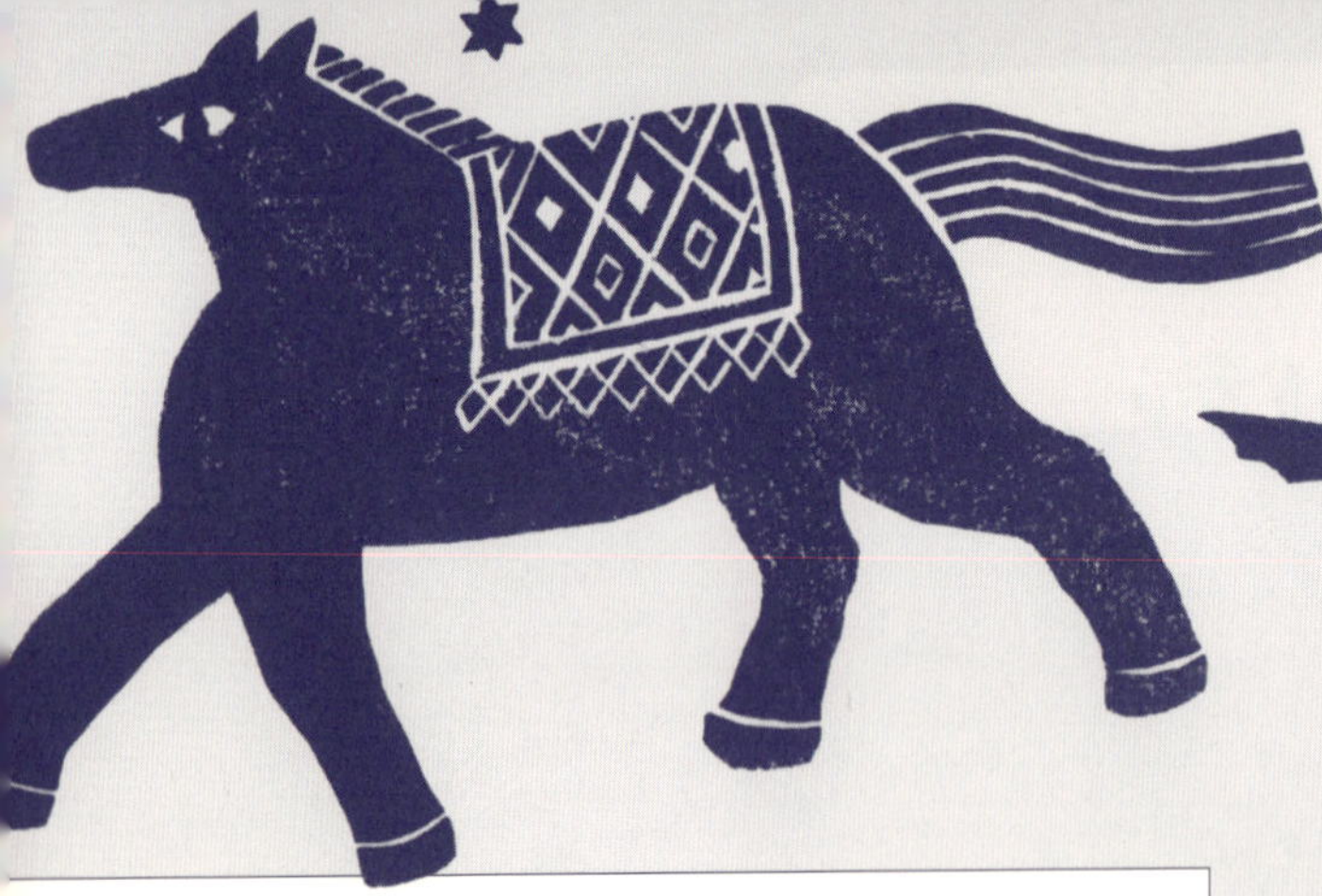

この本では、病院に行ってもなかなか解決しにくい、数値に出てこない不調への対策のヒントを、1日ひとつ紹介しています。いろんな改善のきっかけを、本の中に散りばめていますので、その日の気分で、開いたところから読んでみてください。きっちりはじめから読み進めなくてもいいです。ゆるくいきましょう。

できるだけ実践しやすい、日々続けやすい対策を載せましたが、私も、ここに書いたすべてを完璧にこなしているわけではありません。漢方薬や西洋薬のお世話になることだってあります。ゆるゆると養生に努めております。

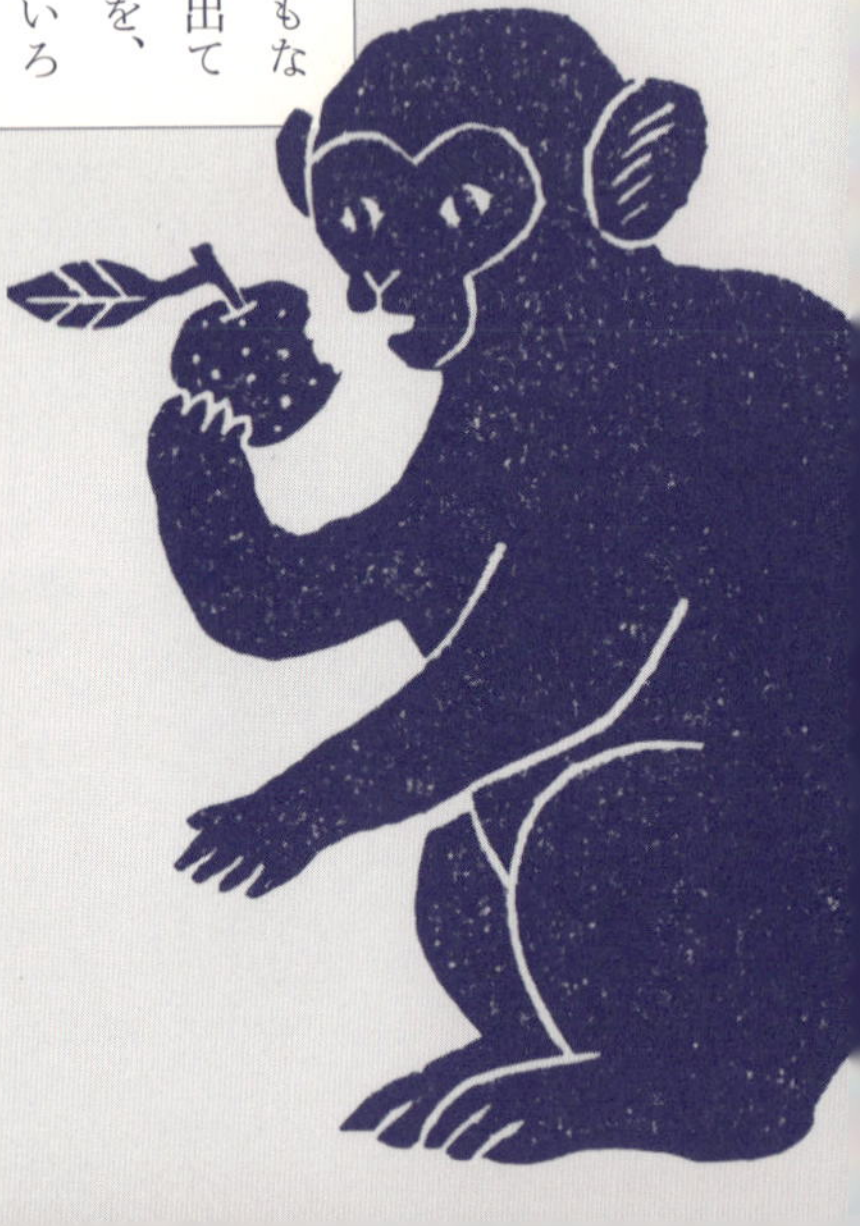

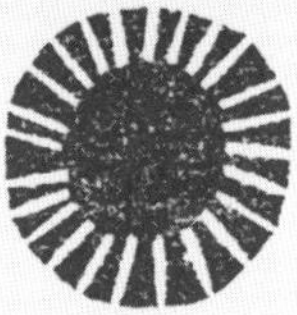

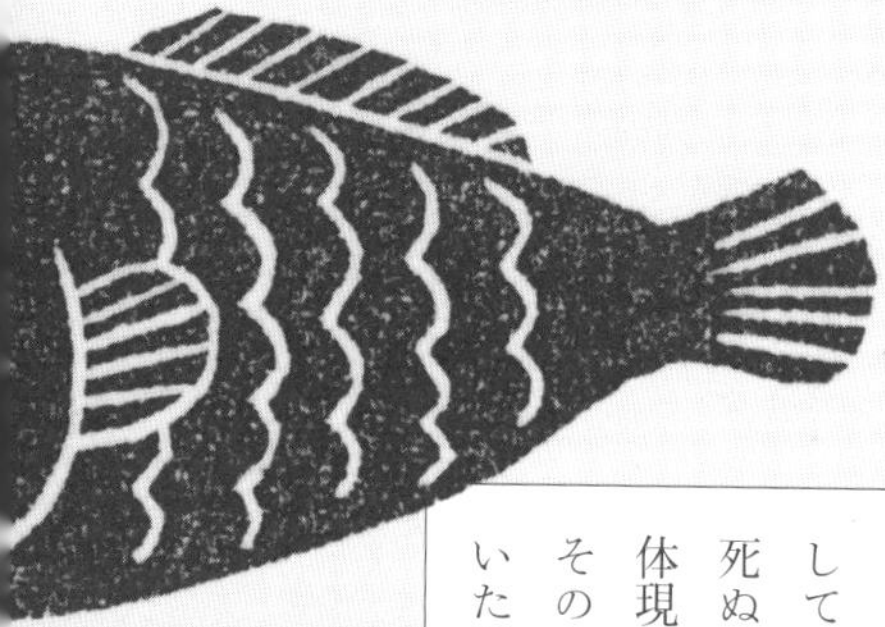

養生を習った中国の漢方医、劉《りゅう》桂平《けいへい》先生は、「養生とは好きなものが食べられなくなることでも、好きなことができなくなることでもない。好きなものを好きなときに食べても、好きなことを好きなときにしても、びくともしない体と心作りが養生だ」と教えてくれました。

すべてを完璧にすることが目的ではなく、できそうだと思ったことをとり入れてみてください。そうすることで、中医学の師匠たちが言っていた、不調もそれほどひどくなく、なんとなく元気に暮らしていけ、そして最後にぽっくり死ぬという「ピンピンコロリ」が体現できるのではないでしょうか。そのための３６５のお話を読んでいただければ幸いです。

暮色の空を見ながら

櫻井大典

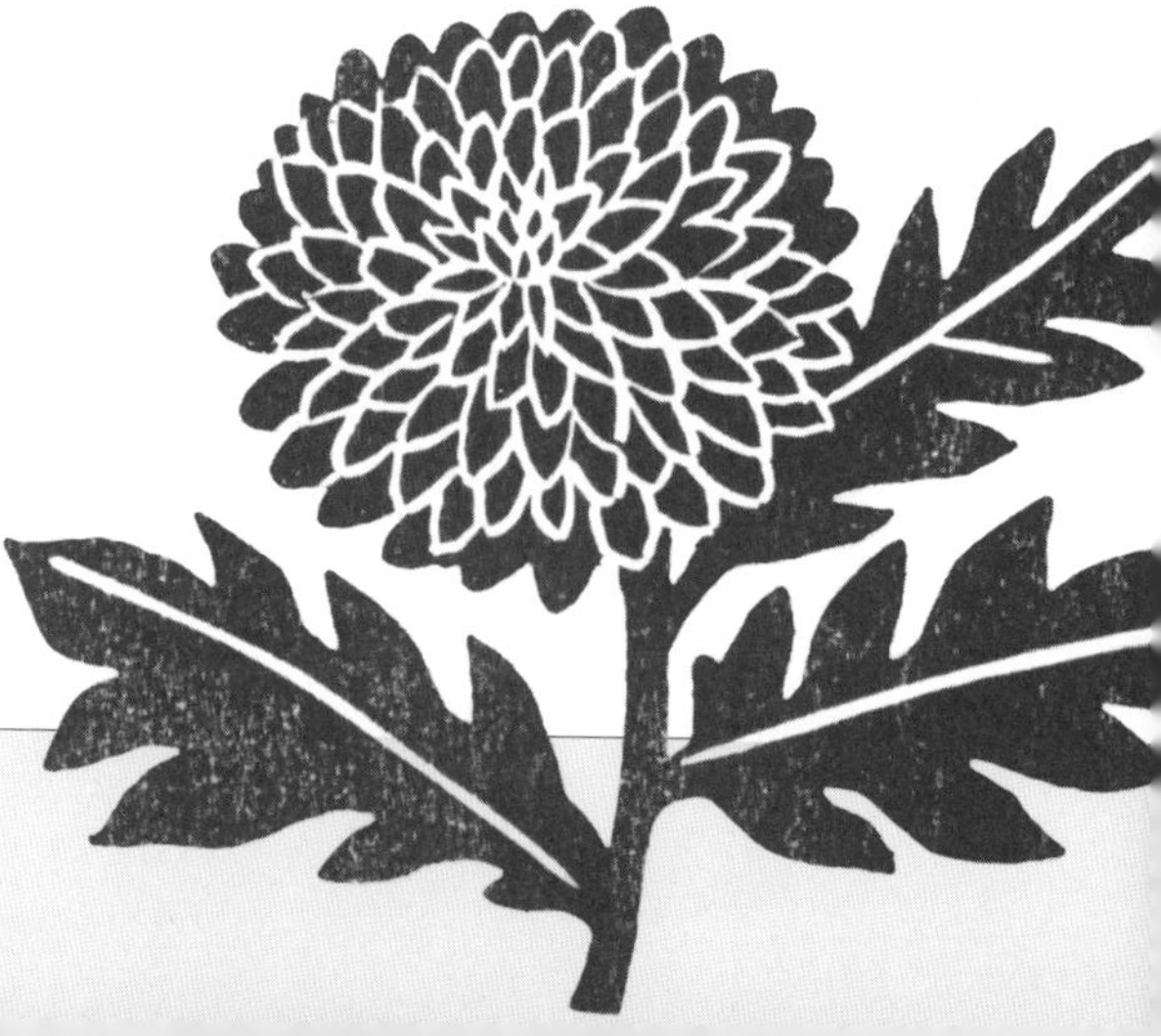

もくじ

1月 6—36

2月 37—65

3月 66—97

4月 98—127

5月 130—161

6月 162—191

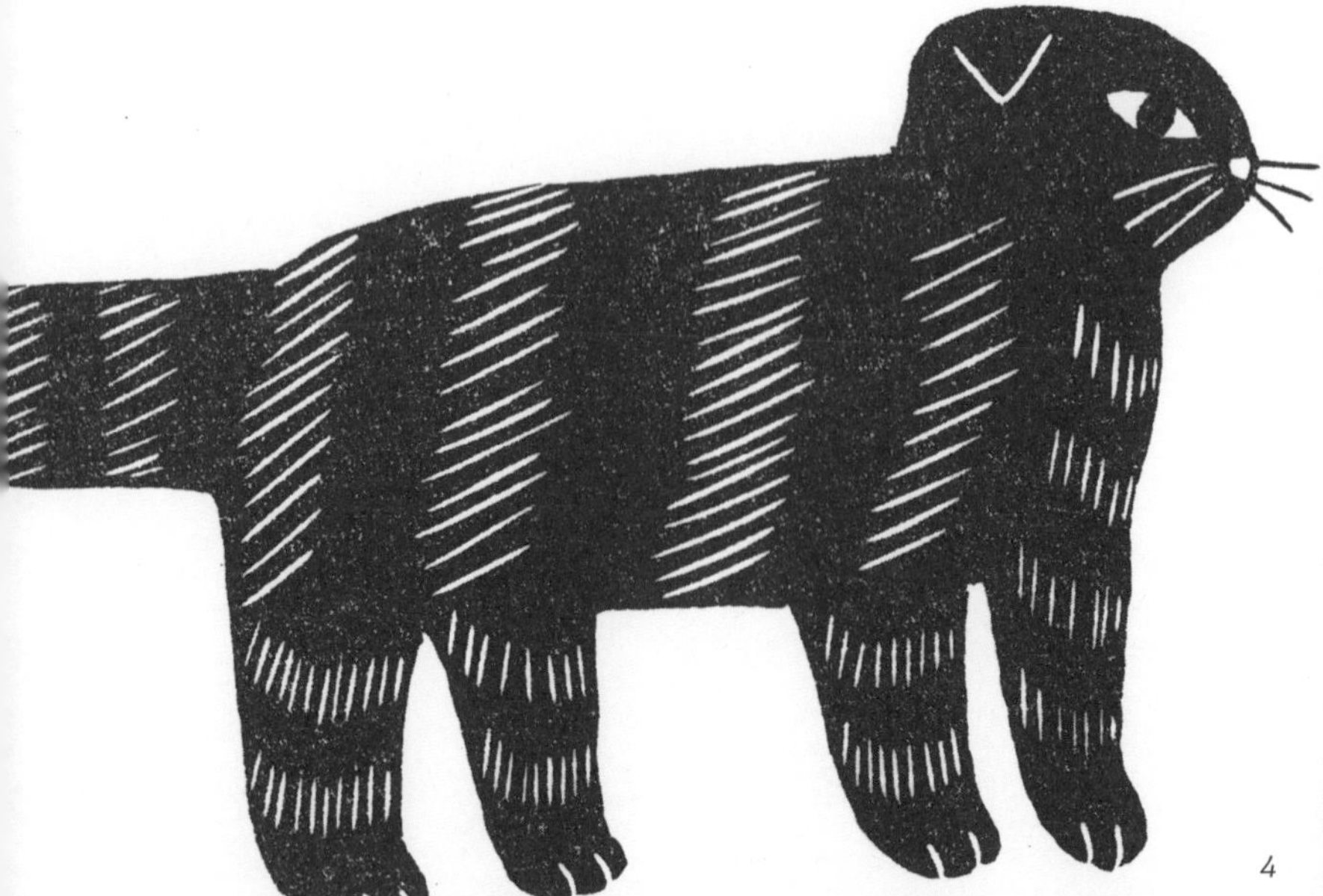

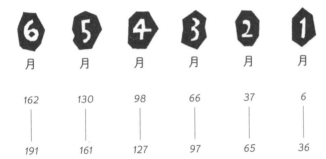

7月 192―222
8月 223―255
9月 258―287
10月 288―318
11月 319―348
12月 349―379
悩み・知りたいこと別索引 380

この本の使い方

この本は、毎日ひとつ、養生に関することを記していますが、同じ事柄のことでも、症状や原因、対策などを、いろいろな日に散りばめています。たとえば、肩こりならば原因は1月8日（P13）、対策は2月3日（P39）というように。

そのため、もしひとつの事柄に対して、原因も対策も一度に読みたいときは、Ｐ３８０〜３８３の索引をご活用ください。索引では同じ項目ごとにまとめています。

それぞれの日には、どんなことが書かれているのかを分類したマークをつけています。

- 中医学の基本
- その事柄の原因や症状などの説明
- 食べものによる対策
- 日常生活による対策

1月1日

備えあれば憂いなしの「養生」が中医学の基本

中医学や漢方の本を読んでいると「養生」という言葉をよく目にすると思いますが、養生とは「備える生き方」で、「今と、この先を快適に暮らすための方法」です。春に適した養生をすることで、春を快適に過ごせるようになるだけでなく、次にやってくる夏もよい状態で過ごせるようになるということです。また、中医学には、「秋冬養陰《しゅうとうよういん》」という言葉があります。「陰きわまれば陽を生ず」という言葉もあります。寒くなる時期にしっかりと陰（潤いをもった滋養成分）を補っておかないと、暖かくなる春先に陽（エネルギー）が足りなくなって不調が出やすくなるという教えです。

　このように、養生して日々の生活を送り、不調を予防することを中医学では重要視しています。

1月2日

朝のお粥で1日のスタートをスムーズに

朝は、四季でいうと春。春によい種をまかないとよい収穫ができないのと同じで、よい朝食をとらないと、よい体が作られません。

また、起床時は1日の中でも体温が低い時間帯なので、朝に体温よりも冷たいものをとると、低い体温がさらに冷やされ、筋肉や組織が収縮し、血流も悪くなります。冷えた体を温めるのにエネルギーも消費し、朝から疲れる要因となります。つまり、1日のスタートの時点で、マイナスからはじめることになってしまいます。

それを温かいお粥にすると、体の内側から温められ、体温を高めるためのエネルギーはセーブされ、筋肉も緩み、血流も巡りやすくなります。すると、酸素や栄養が体のすみずみに流れやすくなり、活動しやすくなります。また、お粥の糖分が届いて、頭も働きやすくなります。マイナスではなく、プラスからのスタートを切れますね。

微々たることかもしれませんが、こうした毎日積み重ねが、将来への健康貯金になります。

朝にサラダやスムージーなどの生ものや、菓子パンといった甘い食事を続けていると、消化を担う脾(ひ)が弱り、元気を作る力が低下します。さらに、くよくよ思い悩むという症状も出ると中医学では考えます。元気がない、よく思い悩む人は、脾の負担になる食事を続けているのかもしれません。そういった人にお粥はとくにおすすめです。

1月3日

冬の日光浴のすすめ

乾燥する冬は、潤いである陰をしっかりとることに加え、陽を養うのも重要な季節です。それには、体を温める（＝陽を補う）食材をとることと、太陽の光を浴びることが大切です。

太陽は、陽気が発生する根本の場所です。この陽のエネルギーがあるからこそ、万物が活動できます。そして、陰陽のおおもとは太陽です。太陽の陽《ひ》がさす部分が陽《よう》であり、その影になる部分が陰です。陽がなければ陰もありません。

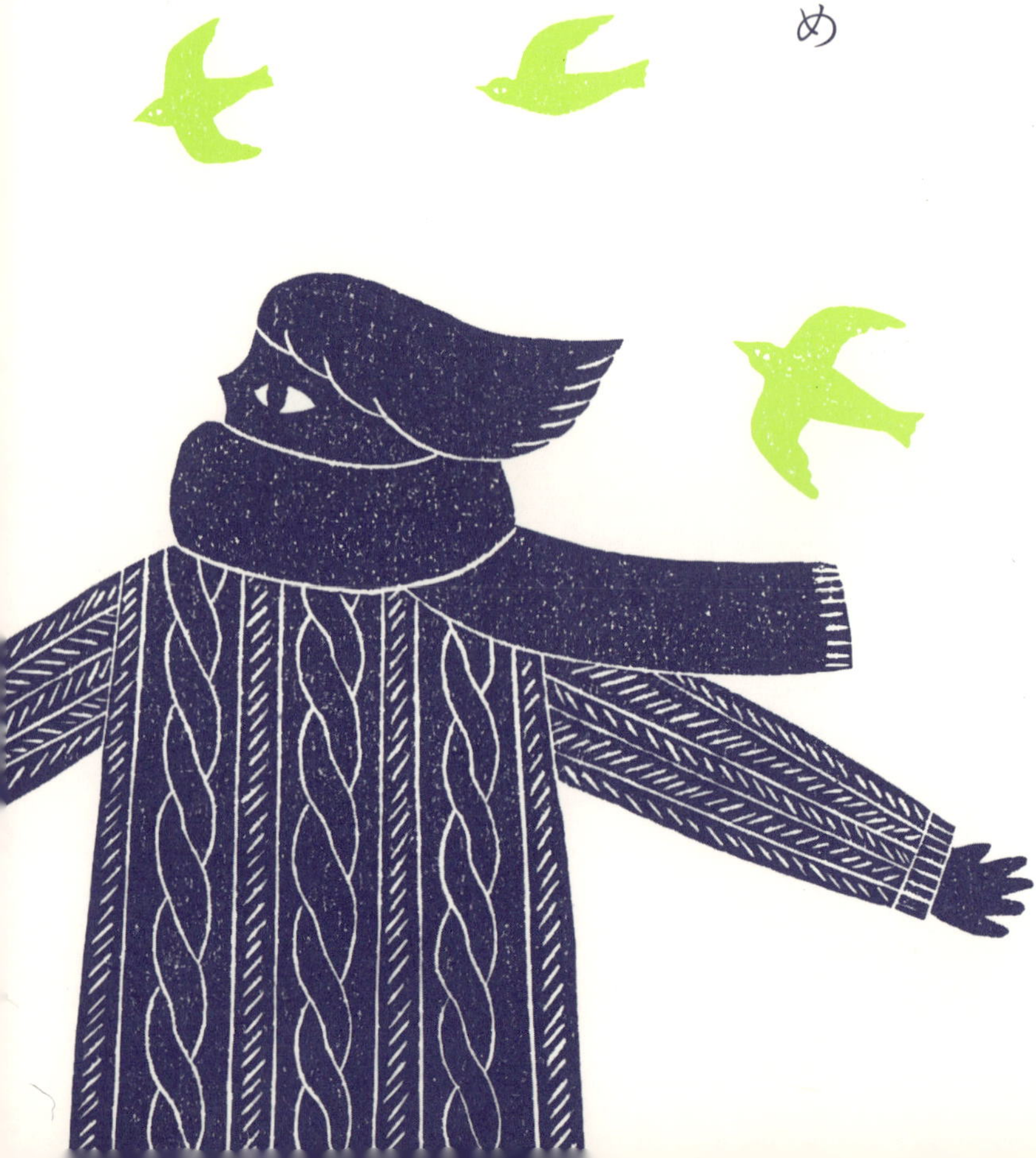

冬場は寒さで陽気が失われがちですので、ポカポカ陽がさす日は、しっかり日光浴して太陽の恵みを享受しましょう。

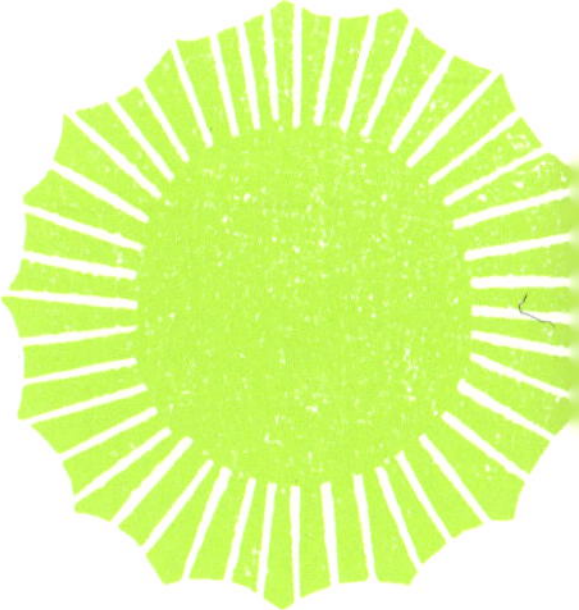

1月4日

足は冷たく頭は熱い状態は、お風呂の湯と同じ

「足は冷えるけれど、頭や上半身はのぼせる」という方がいます。いわゆる「冷えのぼせ」の症状です。中医学ではこれを、気（エネルギー）や血《けつ》のスムーズな流れが滞っている状態と考えます。

お風呂を沸かすと、はじめは上のほうだけ熱くなって、下はまだ冷たいままということがありますよね。熱は上に行きたがり、冷えは下にたまりたがります。冷えのぼせは、まさにこの状態です。もちろん、さらに温め続けると、最終的には均一になりますが、そのときには熱湯になっていることでしょう。人の体でいうと、のぼせがひどくなってしまいます。

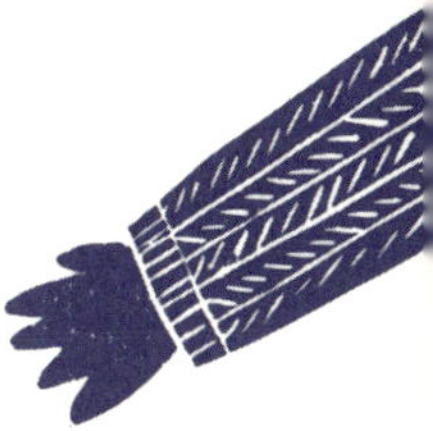

1月5日

高血圧には急性と慢性がある

中医学でいうところの高血圧は、急性と慢性の2つに大別できます。

急性の高血圧は、ストレスや不安などによって一時的に上がるものです。これらの要因によって、体の中に熱が生じ、その結果、血流が異常に速くなってしまい、血圧の上昇や出血などを起こします。おもな症状は、めまいや頭痛、耳なり、顔面の紅潮、イライラ、口の渇き、便秘などです。舌を見ると真っ赤になっていることもあります。

これに対して慢性の高血圧は、偏食や血流障害で生じる瘀血《おけつ》（ドロドロ血）によって起こるものです。血管内にたまった汚れやドロドロ*の影響で、血《けつ》を流すために余分な圧力がかかっている状態です。おもな症状は、頭痛や胸の痛み、胸苦しさ、めまい、しびれ、冷えなど。舌を見ると、黒っぽかったり紫だったり、べっとりした黄色い苔がついていることもあります。

*ドロドロのことを中医学では「痰湿（たんしつ）」と呼んでいます。痰湿は、高脂血症や肥満気味の人に多く見られるので、ドキッとした人は要注意です。

1月6日

頭痛の原因は、外と内の2つ

中医学では、偏頭痛などの頭痛は、大きく分けて外的要因と内的要因の2つがあると考えます。

外的要因による偏頭痛とは、生活の不摂生によるものです。風がよく当たるところに座っていたり寝てしまったりすることで、気血《きけつ》の巡りが悪くなって起こります。北風の強い日に1日外にいて、家に帰ると頭がジンジンと痛むという経験をしたことはありませんか。あれが風による頭痛です。さらに、冷えによるもの、熱によるもの、湿気によるものもあります。*

もう一方の内的要因による偏頭痛は、血《けつ》の不足やストレス、過労（疲労）、加齢などが原因です。また、胃腸の弱りや不摂生な食事によって体内に不要物がたまることでも起こります。これらの内的要因がからみ合って起こる血流障害によるものもあります。

対策については、別の項で紹介します。

＊冷えによる頭痛は、寒いところに長期間いたことで体が縮こまり、血流が悪くなって起こります。熱によるものは熱中症のようなもので、熱がこもることで起こります。湿気によるものは、低気圧や雨の日に起こる頭痛です。

1月7日

スープジャーでお粥を手軽に

中国でお粥は「清腸潔胃」といい、消化を担う脾《ひ》や胃をきれいにして浄化する薬膳のひとつと考えられています。朝から温かく、消化によいお粥で脾胃の負担を減らし、体を内から温めて、元気に1日をはじめましょう。

お粥は土鍋で作るのがおすすめですが、スープジャーでもできますし、炊飯器でも作れます。2週間ほどなら冷凍保存もできるのでお試しください。

スープジャーでの基本的な作り方は、

1 米を洗ってスープジャーに入れ、そこに沸騰した湯を注ぎ、2～5分予熱します。

2 その後いったん湯を捨て、再び沸騰した湯（米の6倍量）を入れて放置しておけば、2時間ほどでできあがります。夜に仕込んでおけば朝には食べられます。

コツは、沸騰した湯を使う、予熱する、スープジャーを放置する場所の温度に気をつける、です。寒いときはタオルなどをかぶせておいたり（蓋の部分から放熱されやすいため）、スープジャーのカバーなど保温できるもので覆ったりしてください。

ただし、お粥でもしっかり噛まないといけませんからね。飲んだらだめですよ。

お粥と雑炊、この2つは似ていますが違うものです。炊いたご飯に水を加えた「雑炊」が苦手な人は、一度生米から作る「お粥」を試してみてください。おいしさがまったく違うと思いますよ。

1月8日

肩こりは血《けつ》の流れが悪くなると起こります

中医学には「不通則痛《ふつうそくつう》」といって、「通ぜざればすなわち痛む」という言葉があります。これは血流障害などで起きる痛みのことを表しています。

肩こりも、血行不良により起こるものと中医学では考えます。

血行不良の要因は、ストレスや目の疲れ、偏食や暴飲暴食、冷えなどです。

ストレスを感じると、体内を回るエネルギーの巡りが悪くなるので、血流も同時に悪化します。また、目を使い過ぎると血《けつ》を消耗するので、血の流れに勢いがなくなり、血流障害が起きます。さらに、偏食や暴飲暴食により、体内に不要物がたまると、血もドロドロになって流れにくくなります。そして、冷えることでも、筋肉が収縮して血流を悪化させます。

このようにして血が流れにくくなると痛みが起こり、それが肩で生じたとき、肩がこっていると感じるのです。

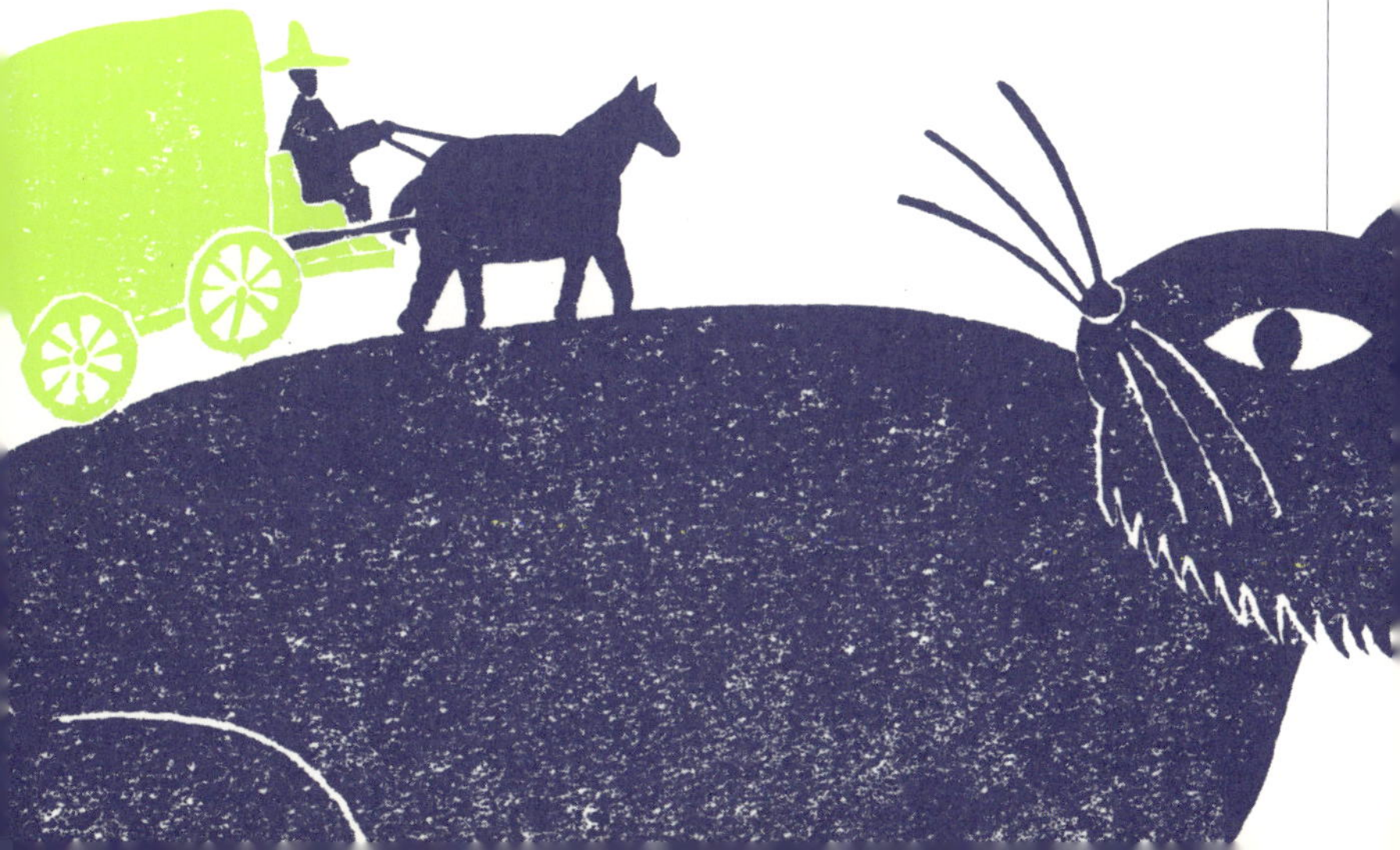

1月9日

中医学の指す五臓は、内臓とイコールではありません

中医学を学ぶ上で、どうしてもはずせないひとつの概念に、「肝、心《しん》、脾《ひ》、肺、腎」という「五臓」があります。これらは、解剖学が指す、肝臓、心臓、脾臓、肺、腎臓と混同されがちですが、中医学で五臓は「生命活動に必要な働きや機能を5つに分類したもの」と捉え、内臓そのものではなく、より広い機能や概念を指します。

中医学では、さまざまな体のトラブルが見られる場合、この五臓が持つ機能に異変が起こっていると考えます。そして、それらの異変に対して適切な対策を打つことを重要視します。

1月10日

口内炎は、胃腸や心のトラブルのあらわれ

　口内炎というぐらいですから、口内炎は炎症です。中医学では、炎症は火や熱のトラブルとして考えます。そして、こうした「口」のトラブルは「脾《ひ》」との関連性で考え、「舌」は「心《しん》」との関連性で考えます。脾とは、胃腸などの消化器系を指し、心とは心臓と精神情緒を指しています。つまり、口内炎は、何らかの理由で、脾胃（消化系）、または心に熱がこもってしまった状態として捉えます。

　その何らかの理由が、外的なものか内的なものかによって、実熱タイプと虚熱タイプの2つに分けられます。＊実熱タイプの口内炎は炎症が激しく、痛みも強いのが特徴です。また急に発症して2、3日でおさまる場合も多いです。もう一方の虚熱タイプは、口内炎のサイズが小さめで、くり返す慢性的なものが多いのが特徴です。

＊食物や感情、ストレスなど、外的要因によってもたらされた過剰な熱を「実熱（じつ ねつ）」といいます。それに対し、陰（体の潤い）が少なく、熱が相対的に過剰になること、つまり内的要因によってもたらされた熱を「虚熱（きょ ねつ）」といいます。

1月11日

餅で疲労回復。でも、元気も食欲もないときは逆効果

うどんに餅を入れた「力うどん」などもあるように、餅は一般的には「元気が出る食べもの」として捉えられています。中医学的に見ても、「脾《ひ》（消化系）の働きを高め、胃を温める効果があり、慢性的な疲れの改善に有効」とされています。さらに、温性で体を温める力があるので、冷えからくる下痢などにも有効です。

ただし、たとえば、夏バテにいいかというとそうではありません。餅のようにネバネバした食材を、中医学では消化吸収しにくく負担になると考えます。なので、夏バテのように疲労感があり、食欲もないときは、控えるほうがよいでしょう。疲れているけれど食欲はある、胃腸は元気というときにはおすすめです。

また『本草綱目《ほんぞうこうもく》』という古典によると、「常食すると動悸や皮膚に炎症を起こしやすく、眠気がしやすくなる。酒といっしょに食べると、酔いが解消しにくくなる」とあります。アトピー性皮膚炎などの皮膚トラブルやニキビがある人は、餅、あられやおかきなどのもち米製品は控えるほうがよいでしょう。

1月12日

鼻水の色で、温めるべきか冷やすべきかがわかる

透明で水っぽい鼻水や痰《たん》は、冷えている、もしくは冷えにやられた状態と考えます。ですから、温める力が強い乾燥しょうがなどが入った漢方薬を使います。

黄色や緑色の鼻水のときは、熱がこもっている、もしくは熱にやられた状態と考えます。そのときは、石膏という冷やす生薬が入った漢方薬を使います。

中医学では、このように鼻水の色もひとつの判断要素にして対策を選んでいきます。

これは、「望診」という、顔色などを眺めて判断する中医学の診断方法です。望診では、生命力や精神状態、体形、舌の形、姿勢や動作などを見ますが、顔色、肌色、分泌物の色を見ることも、病気や体がどういった状態にあるかを知る大事な情報になるのです。鼻水だけでなく、痰やおりもの、皮膚炎などで見られる皮膚の分泌物でも同じことがいえます。

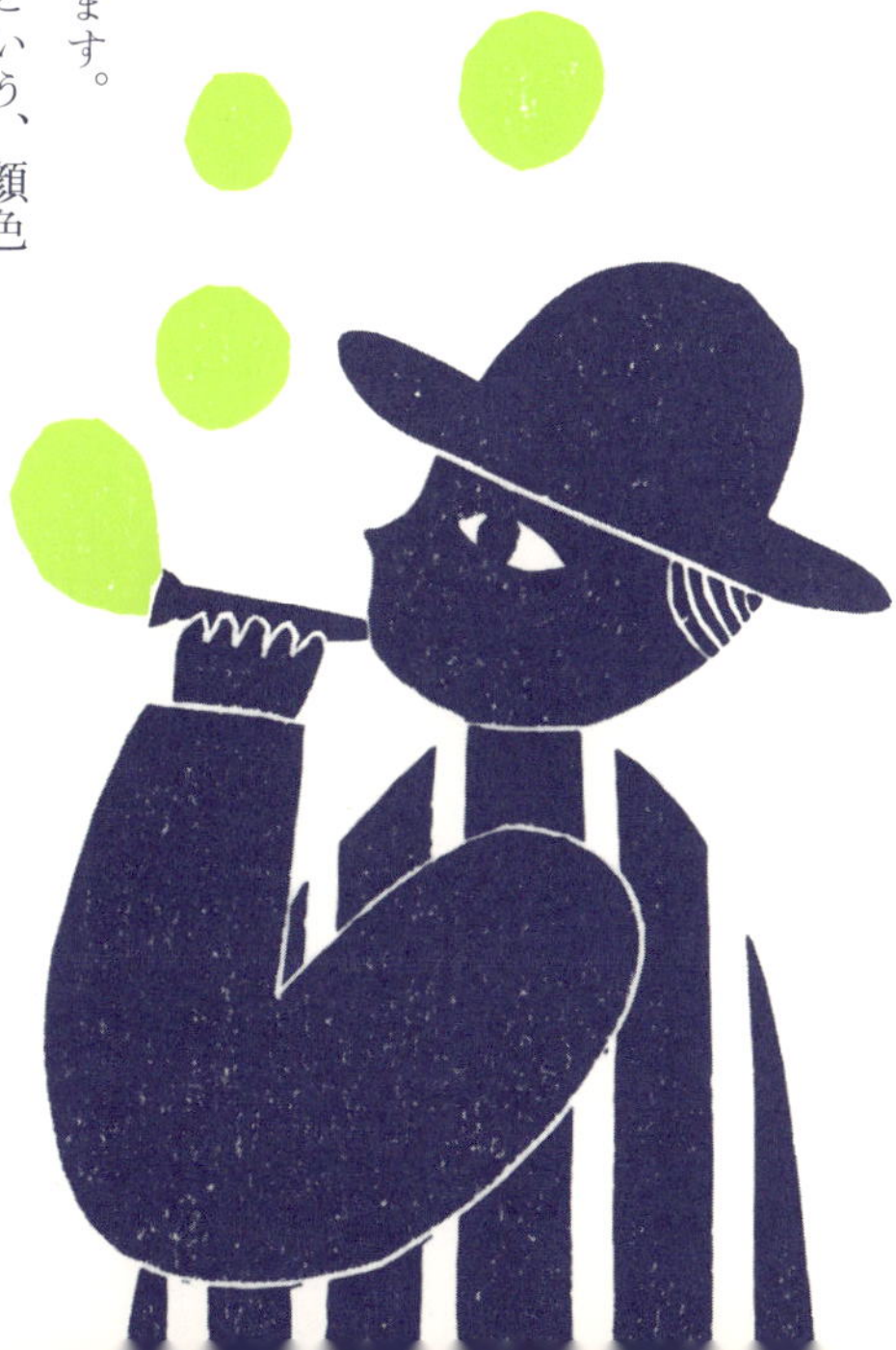

1月13日

目やにが多い人は、体に不純物をため込んでいるかも

「目やにが多くて心配……」と感じたことはありませんか？ 目やには誰にでもあるもので、通常は心配する必要はありません。しかし、朝起きて目があかないほど目やにが出るといったように極端に多いときは、異常な状態なので注意が必要です。とくに黄色い目やにには細菌感染やウイルスの感染などが疑われますので、眼科で診てもらってくださいね。

中医学的には、不要物を体内にため込んでしまっている痰湿《たんしつ》という状態があると、目やにが多くなります。普段の食べもので油っこいものや甘いもの、味の濃いもの、または甘いジュースや乳製品などを多くとっていると、痰湿がたまりやすくなりますので、ご注意ください。

1月14日

月経の正常な周期を中医学では28日前後と考えており、7日以上短いものを「月経先期」、7日以上長いものを「月経後期」といいます。そして、遅くなったり早くなったりくり返すものを「月経前後不定期」、それが3周期以上続く場合は「月経不順」といいます。

こうした乱れは、体内のエネルギー不足、血《けつ》の不足、血流の乱れ・停滞に加えて、五臓の腎の弱りが原因です。

月経のトラブルは多くの人が軽く考えがちですが、放っておくと不妊症につながることもあるため、早め早めの対策をおすすめします。

女性にとっては月に一度、閉経までに約450回もつき合っていくことです。わずらわしいと感じる方が多いですが、月経は女性を美しく、健康に保つとても重要なものです。体全体のバランスを整えながら、快適な月経期間を過ごしましょう。

正常な月経周期は、美と健康を作り出すバロメーター

月経周期が短い❶ 疲れやすいエネルギー不足タイプ

月経の正常な周期を、中医学では28日前後と考えていますが、それよりも7日以上短く、さらに下記の**1**～**5**に当てはまる人は、エネルギーが不足している状態です。

中医学でエネルギーとは気のこと。それが不足することで、卵胞が十分に育たずに途中で排卵したり、体内に血《けつ》を十分な時間とどめておけなくなったりして、周期が短くなってしまうのです。

だらだらと出血が続いたり、月経前に不正出血があったり、排卵後や月経中に下痢や軟便、むくみが見られることもあります。また、普段から疲れやすい、冷えやすい、カゼをひきやすい、声が小さいなどの特徴もあります。体形は、しまりがなくぽっちゃりしている方が多いです。対策は次項をご参照ください。

1 基礎体温が全体的に低い
2 低温期と高温期の差が小さい（0・3度以下）
3 高温期の日数が少ない（10日未満）
4 高温期が低い、または不安定
5 低温期が長い

1月16日

月経周期が短い1の人は、休息と食事で元気を蓄えて

このタイプは、過度な運動を控えてしっかりと休息時間を設け、早く寝ることが大切です。汗をかくとエネルギーもいっしょに流れ出てしまうので、激しい運動や、長風呂、岩盤浴、ホットヨガなどは禁物です。

食材では、体を温めて元気にする食べものをとりましょう。野菜なら玉ねぎ、ねぎ、しょうが、にんにく、らっきょう、にら、長いも、いも類、かぼちゃ、きのこ。肉なら鶏肉、羊肉。そのほかに米、豆腐、黒ごま、黒豆、くるみ、栗、ナツメなどもおすすめです。また、体温より冷たい飲食物や生ものは控えるようにしましょう。

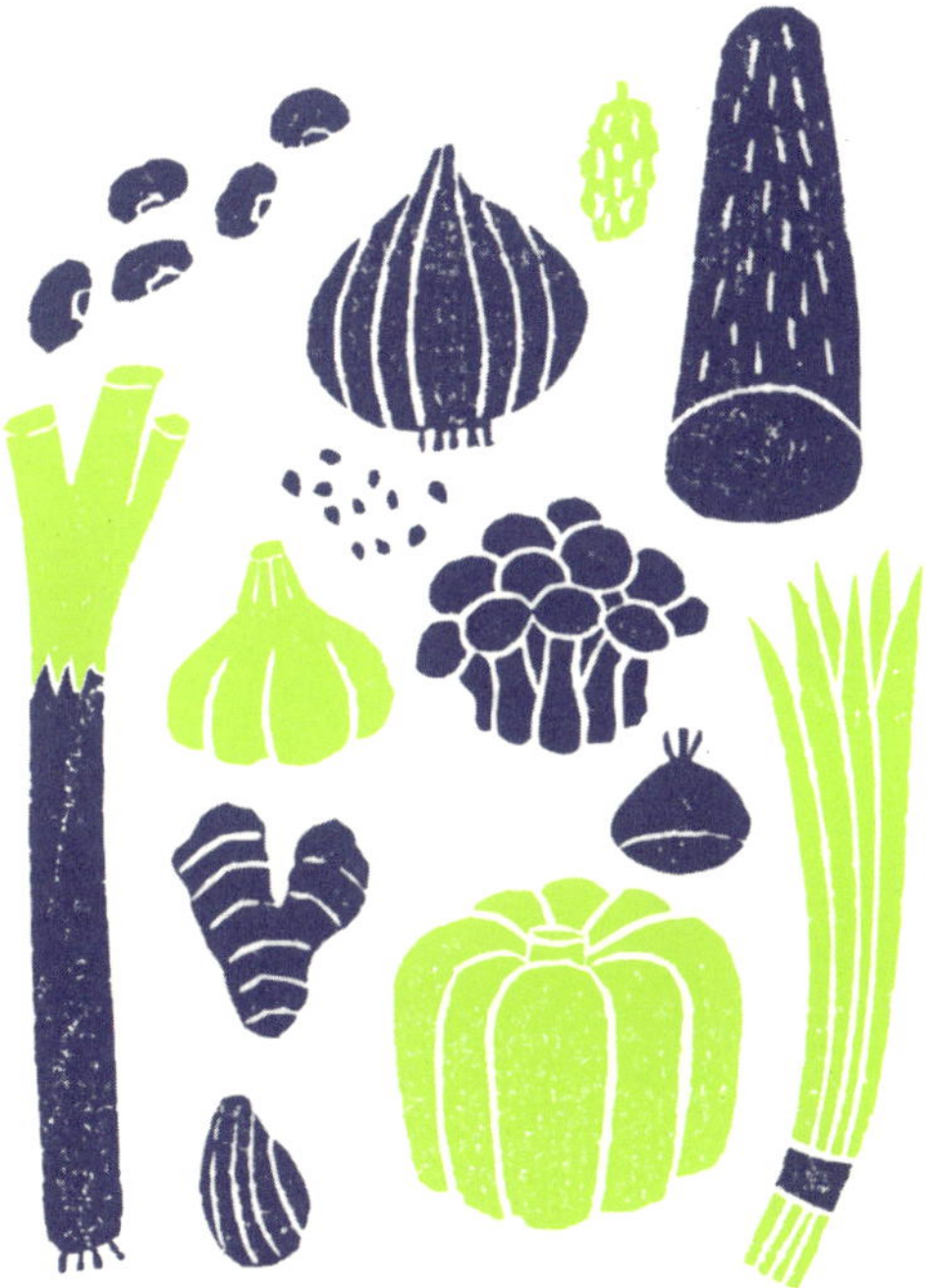

月経周期が短い人には、もうひとつ別のタイプがあります。それは、P106で紹介しています。

低血圧の人は、血《けつ》とエネルギーが不足しています

低血圧には、3つのタイプが考えられます。

1 血《けつ》を流す力が弱いエネルギー不足タイプ
2 潤いや血自体が不足したタイプ
3 胃腸が弱くて、血や血を流すエネルギーを生み出す力が弱いタイプ

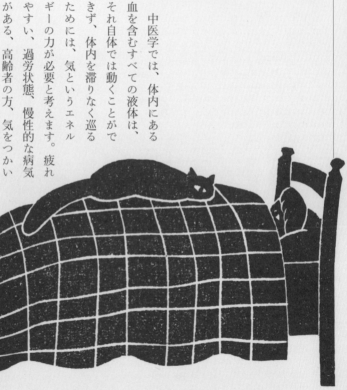

中医学では、体内にある血を含むすべての液体は、それ自体では動くことができず、体内を滞りなく巡るためには、気というエネルギーの力が必要と考えます。疲れやすい、過労状態、慢性的な病気がある、高齢者の方、気をつかい過ぎて精神的にまいってしまっている方は、気が弱くなっているので、血を流すエネルギーが足りず、

1～3のタイプの対策はそれぞれ、P255、291、319で紹介しています。

低血圧になります（右記1のタイプ）。
また、血のもとである潤いや、血自体が足りない方も血管内にかかる圧力が弱くなるので、低血圧になります（右記2のタイプ）。
そのほか、エネルギーや血、潤いを作り出す胃腸に元気がない人にも低血圧は見られます（右記3のタイプ）。

1月18日

便秘は胃腸のさまざまなトラブルが原因

何日も排便がないと、おなかが張る、重たい感じがするといった身体的な悩みはもちろんですが、何より不快で気分が晴れません。

中医学には「一日一便」という言葉があり、基本的には毎日便通があるのがよい状態です。ただし、毎日排便があっても、残便感がある、便が出にくく苦痛を感じるならば便秘といえます。中医学において便秘は、消化と吸収を担っている脾胃《ひい》（消化系）が、何らかの原因で正常に機能していないために起こると考えます。ですから、その原因を取り除くことが便秘改善への糸口です。

ところで、便秘の悩みは、女性からよく聞きますね。それは、体を潤す血《けつ》が月経で失われるためと、筋肉量が少なく排出する力が弱いためです。ちなみに、男性は逆に下痢しやすい人が多いです。これは、男性は油っこいものを好む傾向があるのと、ホルモンの関係でストレスからの下痢を起こしやすいためです。

1月19日

イライラの原因は2つ

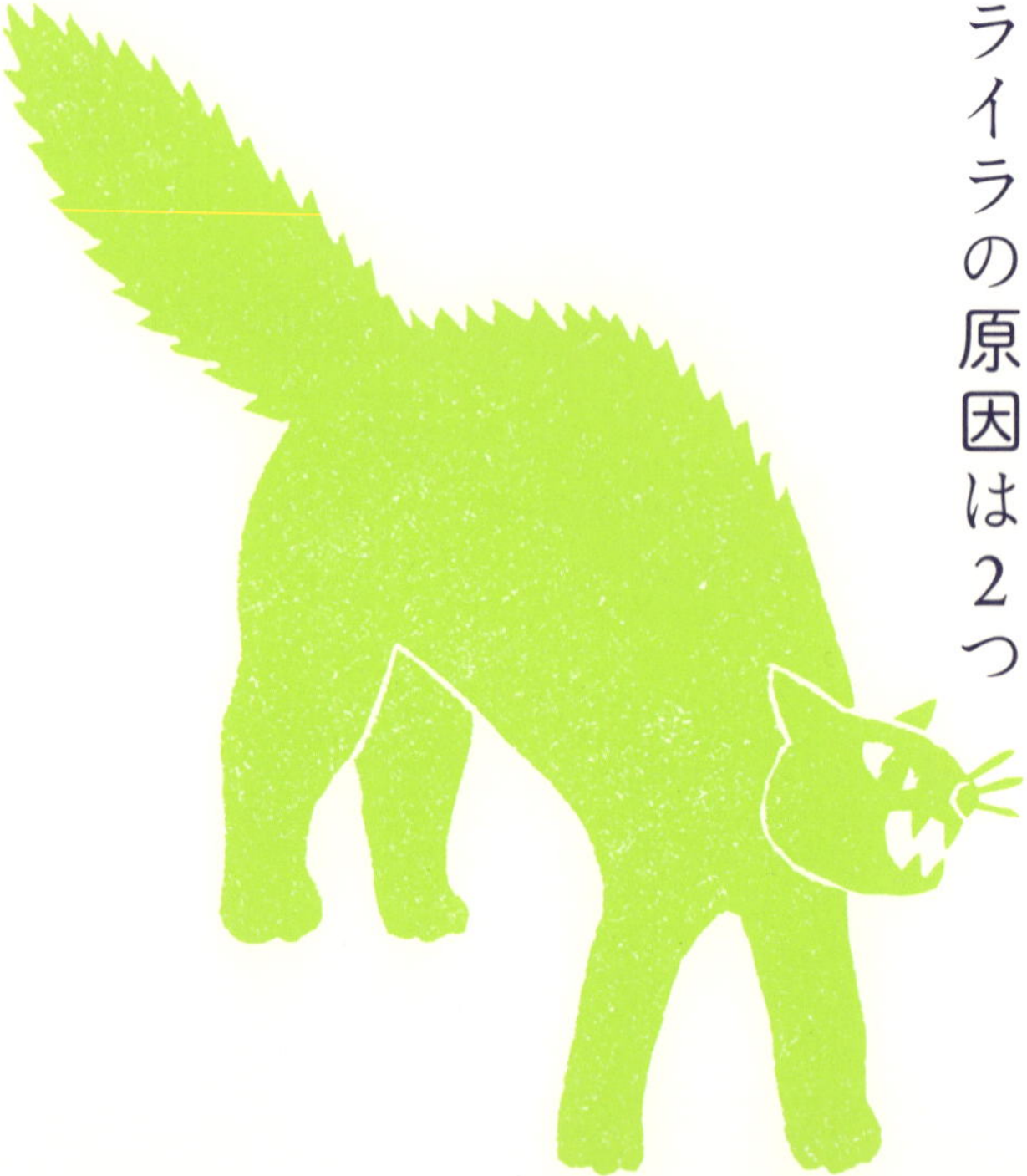

中医学が考えるイライラの原因には、思いや悩み、恋愛が成就しないときや欲求が満たされないときなどに起こりやすい「心火《しんか》」によるイライラと、人間関係やプレッシャーなど精神的なストレスや怒りなどから起こる「肝火《かんか》」によるイライラがあるとされています。

どちらも症状的には似たものが多く、心火と肝火のどちらが主体になっているかを見分けるのは難しいですが、いてもたってもいられない、焦り、動悸や不安、胸苦しいなど、胸のあたりの症状を感じる場合は心火。ヒステリックな反応や耳鳴り、頭痛など、カーッと頭に血が上るような状態は、肝火が強くなっていると推測します。

1月20日

冬は、潤いを補い、温める食べものを

冬は寒さと同時に、乾燥の季節でもあります。空気の乾燥は、呼吸するだけでも体内の潤いを奪います。体内が乾燥すると、ほてりやのぼせ、目や口の乾燥、寝汗を起こすだけでなく、血液中の水分も少なくなってドロドロになりやすくなります。また、私たちの体を守っている粘膜は、潤っていないと十分な効果を発揮することができません。ですから、乾燥する冬は、潤いを補う食材を温める食材といっしょにとる必要があるのです。

肉、魚介
…豚肉、かに、えび、牡蠣

野菜、きのこ、果物
…さといも、白菜、長いも、自然薯、ゆり根、黒・白きくらげ、梨、りんご、柿

その他
…もち米、卵、豆腐、黒豆、昆布、黒・白ごま、ハトムギ、はちみつ、オリーブオイル

潤いを補う食材には、右記のようなものがあります。なお、唐辛子やしょうがなど辛みが強いものは、発汗を促して陰（潤い）を損ねるので控えましょう。

1月21日

下痢の原因は食の不摂生やストレス

下痢は、おもにストレスや過労、食事の不摂生により、消化吸収を担う脾胃《ひい》（消化系）が弱ったために起こります。脾胃が弱ると、飲食物から栄養やエネルギー、潤いを作り出す力が低下します。そのため、元気がない、力が入らない、倦怠感、無気力といった症状を伴うようになります。加えて、冷え性や手足の冷え、全身の虚弱などが重なっていると、脾胃を元気に動かすために貯められた生命エネルギー自体も不足するので、下痢が長引くこともあります。

ところで、子どもはよく下痢をしますすね。それは脾胃が未発達なためと考えられるので、通常大人になれば落ち着いてきます。ただし、早産の子や、両親がもともと虚弱体質の場合は、大人になっても脾胃が弱く、下痢しやすいという可能性があります。このような先天的な理由や、その他さまざまな病気で起こる下痢は例外なので、個々にあった対策を漢方の専門家に聞いてください。

中医学では、多方面から不妊の原因を探ります

晩婚化が進む現代。平均結婚年齢は年々上がっていて、第1子を出生するときの母親の平均年齢は30歳を超え、上昇傾向にあります（厚生労働省の調査によると、2017年は30・7歳）。私のところでも不妊治療の相談が増えていると実感していて、以前の職場では全相談の7割以上が子宝相談だったこともあります。

子宝に対する中医学の考え方は、「妊娠しやすい体作り」をすることです。月経痛や月経不順、月経周期の乱れ、月経前のイライラや落ち込み、むくみ、便秘、過食など、西洋医学では問題ないと思われている症状でも、中医学から見ると不妊の要因と考えられていることが実はたくさんあるのです。

1月23日

カゼは、風が悪さをすることであらわれる症状です

一般的に「カゼ」と呼ばれる症状は、自然現象のひとつである「風」が人体に悪影響を及ぼす「風邪《ふうじゃ》」という邪気に変化して、体を襲った状態と中医学では考えます。

風邪は、ほかの邪気を引き連れて体を襲うという特徴と、変化自在な風のように、症状が変化しやすいという特徴を持っています。そのため、カゼはタイプと症状を見極め、適切な処置をとることが大切です。

カゼはその症状から、炎症が特徴の「赤いカゼ」、寒気が特徴の「青いカゼ」、空咳を伴う「乾いた

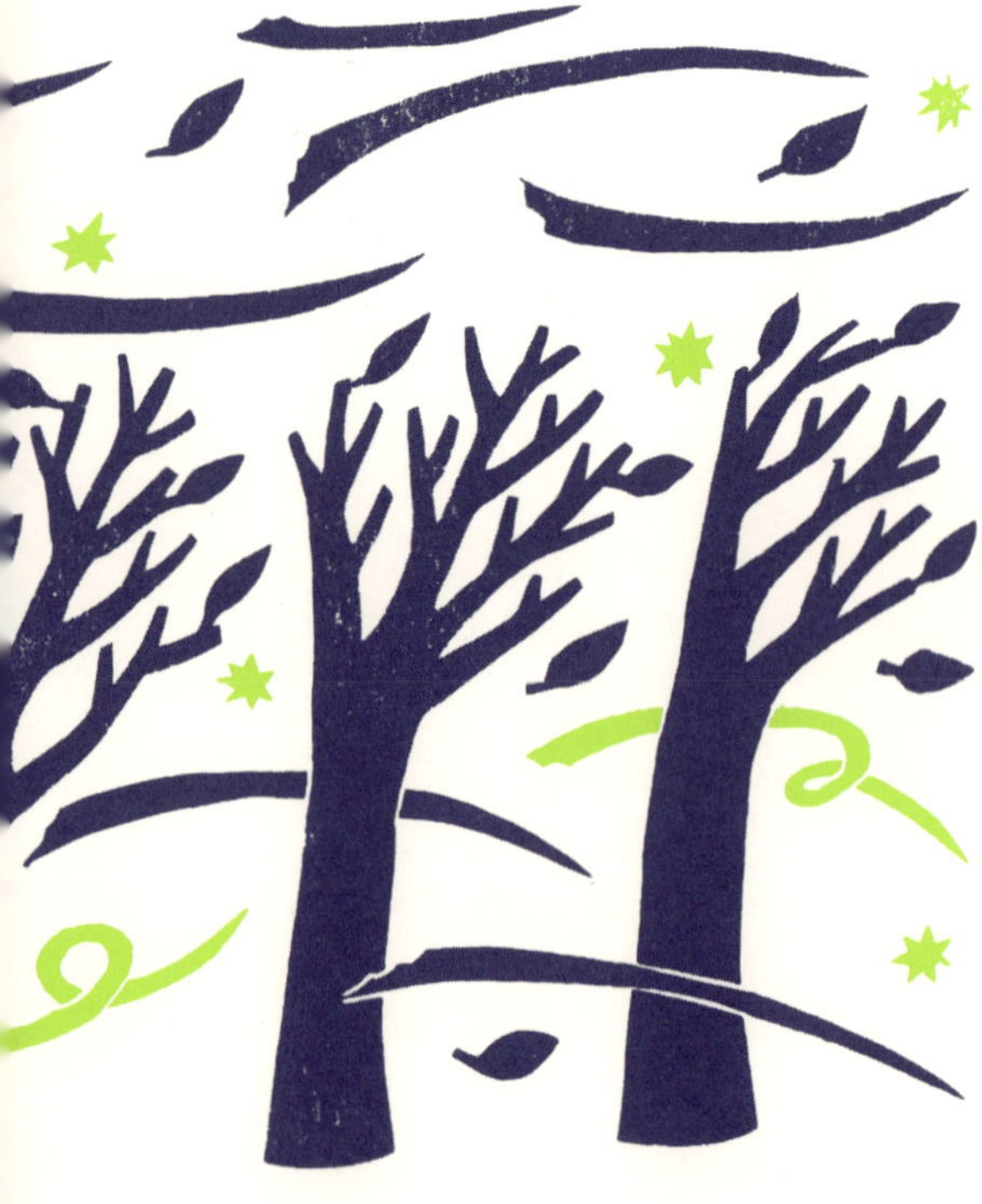

カゼ」、下痢や軟便を伴う「湿ったカゼ」の、大きく4タイプに分けられます。それぞれのカゼについての説明は、また別の項でいたします。

1月24日

血流をよくすることが、認知症のキモです

日常生活に支障をきたすようなもの忘れや、筋道を立ててものごとを考えられない、日付や場所、名前などがわからない、家の中や外を歩き回るなどを主症状とする認知症。

中医学では、認知症の予防と対策には、「血流改善」がとても重要と考えています。西洋医学でも、血流の改善が認知症（脳血管性認知症）*の症状の改善に効果があると考えられており、血流改善対策への注目が増しています。

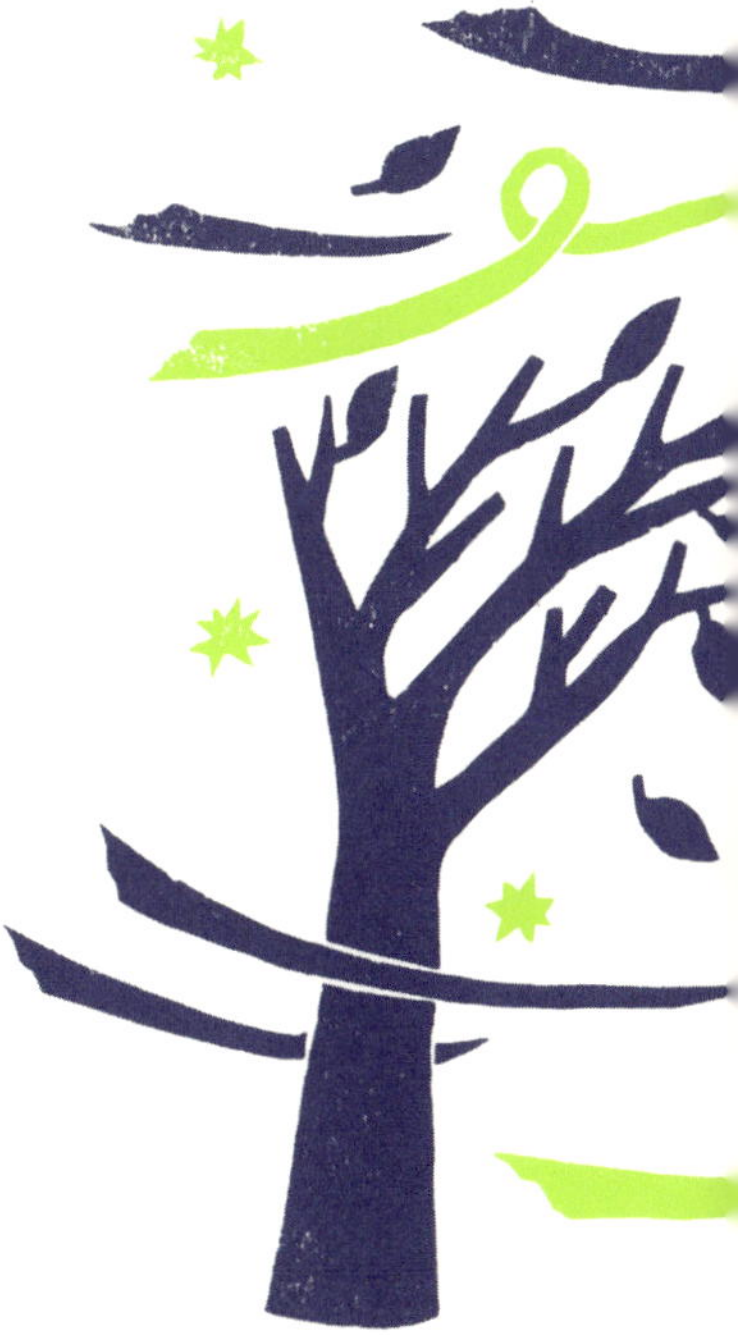

*脳の血管が詰まったり破れたりする脳血管障害により起こる認知症。

1月25日

こんな人、こんなときは、長風呂を避けましょう

長い1日が終わったら、帰ってゆっくりお風呂に入ることを楽しみにしている人も少なくないでしょう。しかし、中医学では、疲労時の長風呂はおすすめしません。

なぜなら、長くお風呂につかると汗をたくさんかきます。すると、その汗とともに体に必要なエネルギーも流れ出てしまうからです。

同じ理由で、岩盤浴やサウナ、ホットヨガも、疲労時には控えましょう。

加えて、のどが痛いときも長風呂は避けたほうがいいです。これは体内に熱がこもっている状態なので、入浴は短めかシャワーで済ませましょう。肌トラブルが続いている人も長風呂は避けましょう。肌の赤みは熱のサインなので、熱い湯に長時間つかると悪化します。また、皮脂が流れてしまい、肌が乾燥しやすくなります。入浴は長くても15分程度にしましょう。男性では、精子が熱に弱いので、サウナや熱い湯に長くつかるのはよくありません。

1月26日

甘酒は、体にも家計にもいいことずくめ

昔からよく飲まれている甘酒ですが、昨今注目が集まり、「飲む点滴」や「飲む美容液」と称されていますね。江戸時代には栄養ドリンク代わりに、夏は冷やして冬は温めて1年中飲まれていたようです。

材料の米はエネルギーを補い、胃腸の働きをよくし、心を落ち着かせる力があるとされています。麹は消化をよくして、下痢を止める胃腸薬として使われます。さらに、酵素もたっぷりと含まれていて、便秘にも血行にも美容にもいいとなったら、もう飲むしかないですね！

材料はご飯、水、麹。たったこれだけです。麹は良質なものでも１kg１０００円ぐらいなので、すばらしいコスパです。道具は炊飯器と、ほこりが入らないための布巾のみ。ひとつだけ難点なのは、完成までに半日ほどかかることでしょうか。その間、炊飯器を占領してしまいますが、寝る前に仕込めば朝起きたときにはできあがっています。作り方はＰ68をご覧ください。

1月27日

インフルエンザは個々の症状に合わせて診断します

毎年ある時期になると、インフルエンザが猛威をふるいますね。現代の医療では、まず検査をして、その結果が陽性であれば「インフルエンザウイルスに感染している」という診断がくだされます。そして、誰しもが同じ薬を処方されるでしょう。

しかし、中医学が医療の主流だった頃は、検査機器はもちろん体温計すらない時代でした。では、中医師（漢方医）はどうやって治療をしていたのでしょう。

たとえばAさんはひどい悪寒を、Bさんはひどいのどの痛みとのぼせのような熱感を訴えています。中医師は、舌を見比べて、脈をとり、顔色を見ます。そして、Aさんには体を温める麻黄湯《まおうとう》を、Bさんには、熱を冷ます銀翹散《ぎんぎょうさん》を処方しました。

このように、中医学では症状から状態を見極めて、その病気が体のどこでどうなっているのかを判

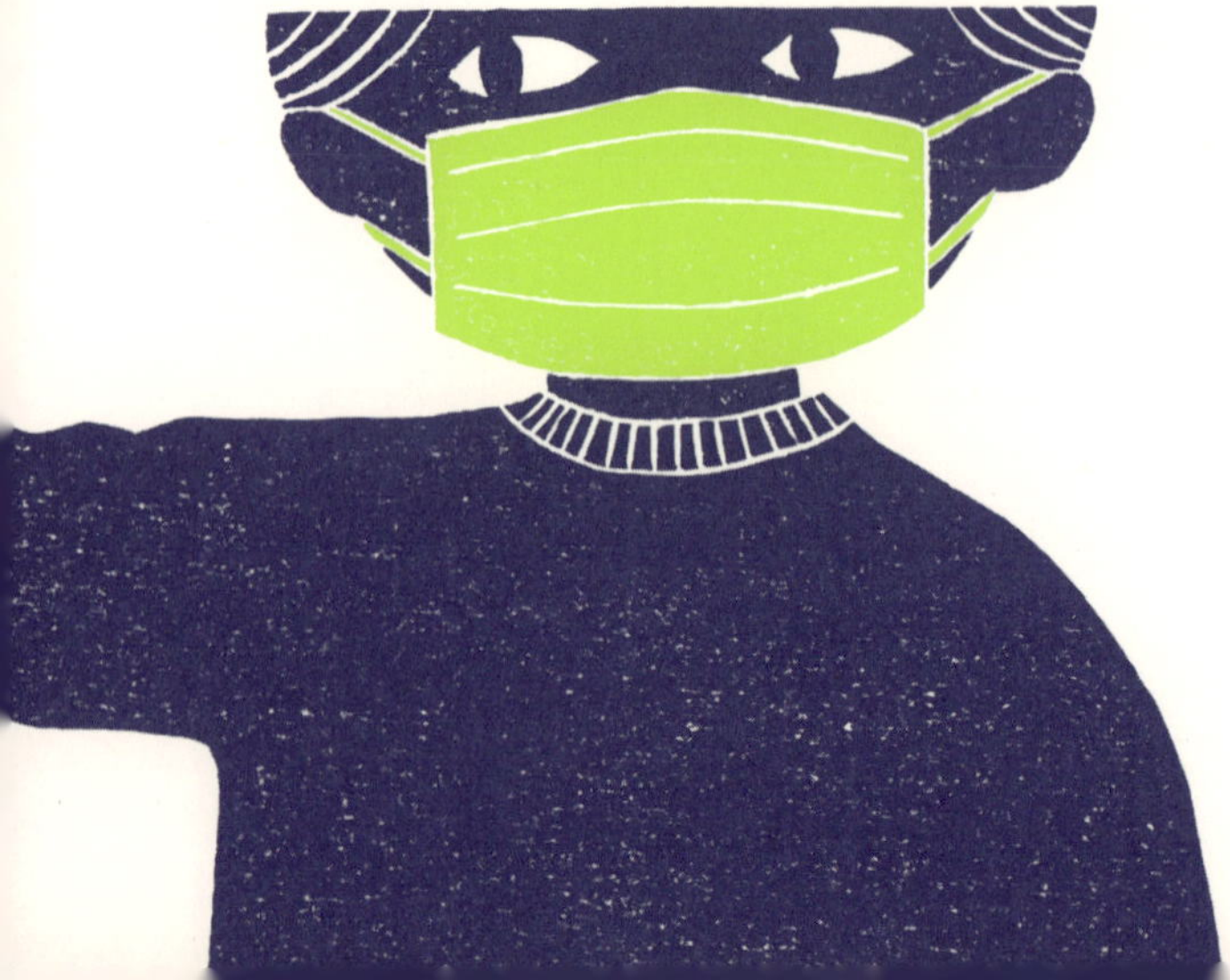

断して対策を考えます。冷えているなら温めよう、熱があるなら冷まそう、体表に近いなら発散させよう、深いところにあるなら体を元気にしながら病に打ち勝たせようというように。検査機器がなくても、どんな病でも、五感と知識をフル活用して、その症状と体の状態を読み取り、対策が打てるのです。そこが中医学のおもしろいところです。

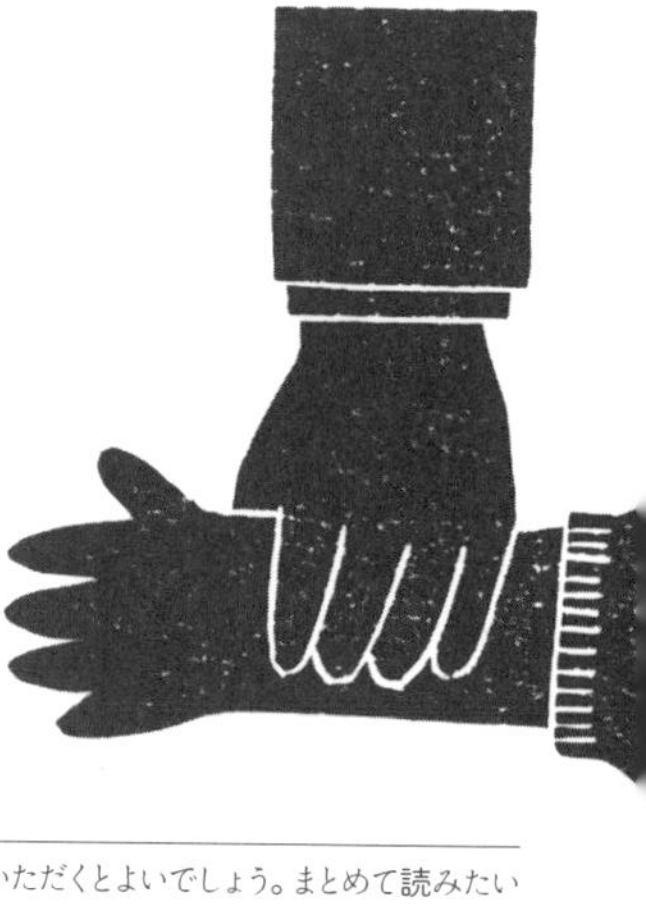

1月28日

不眠の大きな原因は心の不安定さ

不眠というと、夜になってもなかなか眠れないという状態を考える人も多いかもしれません。しかし、夜に何度も目が覚める、睡眠中に目が覚めてから眠れない、早朝に目が覚めるといった状態も「不眠症」として中医学では考えます。こうした症状は、ストレスや過労などで起こる心の不安定が大きな原因です。

中医学では、その原因を大きく2つのタイプに分けています。ひとつはストレスが過剰になっているタイプで、もうひとつは精神を安定させる栄養分を含む血《けつ》が足りないタイプです。これらは、五臓の「心《しん》」と「肝」の不調と深く関わっていて、中医学ではこの2つの不調を改善する対処をとります。

不眠対策については別の項でいくつか紹介しますが、まずはP57をご覧いただくとよいでしょう。まとめて読みたい人はP380の索引を活用してください。

1月29日

舌を見れば体調がわかる！

中医学には、「舌診《ぜっしん》」といって、舌を見て体や病気の状態を診る方法があります。舌は「内臓を映し出す鏡」と考えられ、舌自体の色や苔（舌の表面につく苔状もの）の状態、歯形の有無などを観察することで、体の中の状態、病気の性質をうかがい知ることができます。

たとえば、お酒を飲んでいるときに舌を見てみてください。きっと舌がむくんで、赤く、苔が白くべっとりついているはずです。お酒は熱を持っているので、舌は赤くなり、過剰な冷たい水分で、舌がむくんで苔が厚くなるのです。

私たち漢方の専門家が舌を見るだけで、「油っこいものや甘いものを食べましたね？」とか「胃腸が弱っていませんか？」とか「寝不足でしょう？」などと言えるのは、この舌診のおかげです。

1月30日

コーヒーは一長一短。適度な付き合いを

毎朝のコーヒーが1日の活力、という人も少なくないと思います。

中医学で見ると、コーヒーは温性で、利尿作用や興奮して熱をこもらせる性質があります。確かに眠気を覚ますにはぴったりですが、体内に熱をこもらせてしまい、潤いを消耗してしまう性質はちょっとやっかいです。とくに便秘でコロコロの便が出る方は控えるようにしたほうがいいですね。また、熱がこもるということは、イライラやのぼせが増したり、炎症性の肌トラブルを悪化させたりする可能性があるので、イライラやニキビ、アトピーがある方はご注意ください。

といっても昨今ではコーヒーには心疾患や脳血管疾患などの病気リスクの低減、長寿に対して一定の効果が認められているので、適度な付き合い方をしたいですね。

1月31日

気滞状態になっていないか、セルフチェック！

気滞とは、気の巡りが悪くなって停滞している状態です。一般的な言い方をすると、自律神経系の緊張やコントロールを失った、不安定な状態です。

イライラしたり、不安に思ったり、憂鬱《ゆううつ》感や不眠などの症状がよく見られ、片頭痛や胸の張りなど体のサイドに張ったような痛みを感じることもしばしばです。

下記のチェック項目に3つ以上当てはまれば、十分な気滞状態です。積極的にストレス発散に努めましょう。

- □イライラし、怒りっぽい
- □意味もなく憂鬱
- □ゲップ、おならが出やすい
- □便秘と下痢をくり返す
- □食べものの好き嫌いが激しい
- □月経不順で月経前には過食傾向がある
- □ストレスがたまりやすい
- □気分が落ち込みやすい
- □気分にムラがある
- □胃もたれ感がある

2月1日

冷えのぼせタイプの冷え性は動いて熱を作り出して

足は冷たく頭は熱いという冷えのぼせタイプの冷え性の人は、足が冷えるからと温めたり、のぼせるからと冷ましたりしては、症状がさらに悪化して原因が複雑化することになりかねません。適切な対策は、お風呂の水をかき混ぜるように、気や血《けつ》を巡らせて、熱を均一にしてあげることです。

具体的には、滞った血流を巡らせるための運動や深呼吸などがおすすめです。公園や山など自然が多く空気が澄んでいるところを歩いたり、深呼吸をしたりしてください。できるだけ階段を使う、ひと駅歩くなども日々できることとしておすすめです。

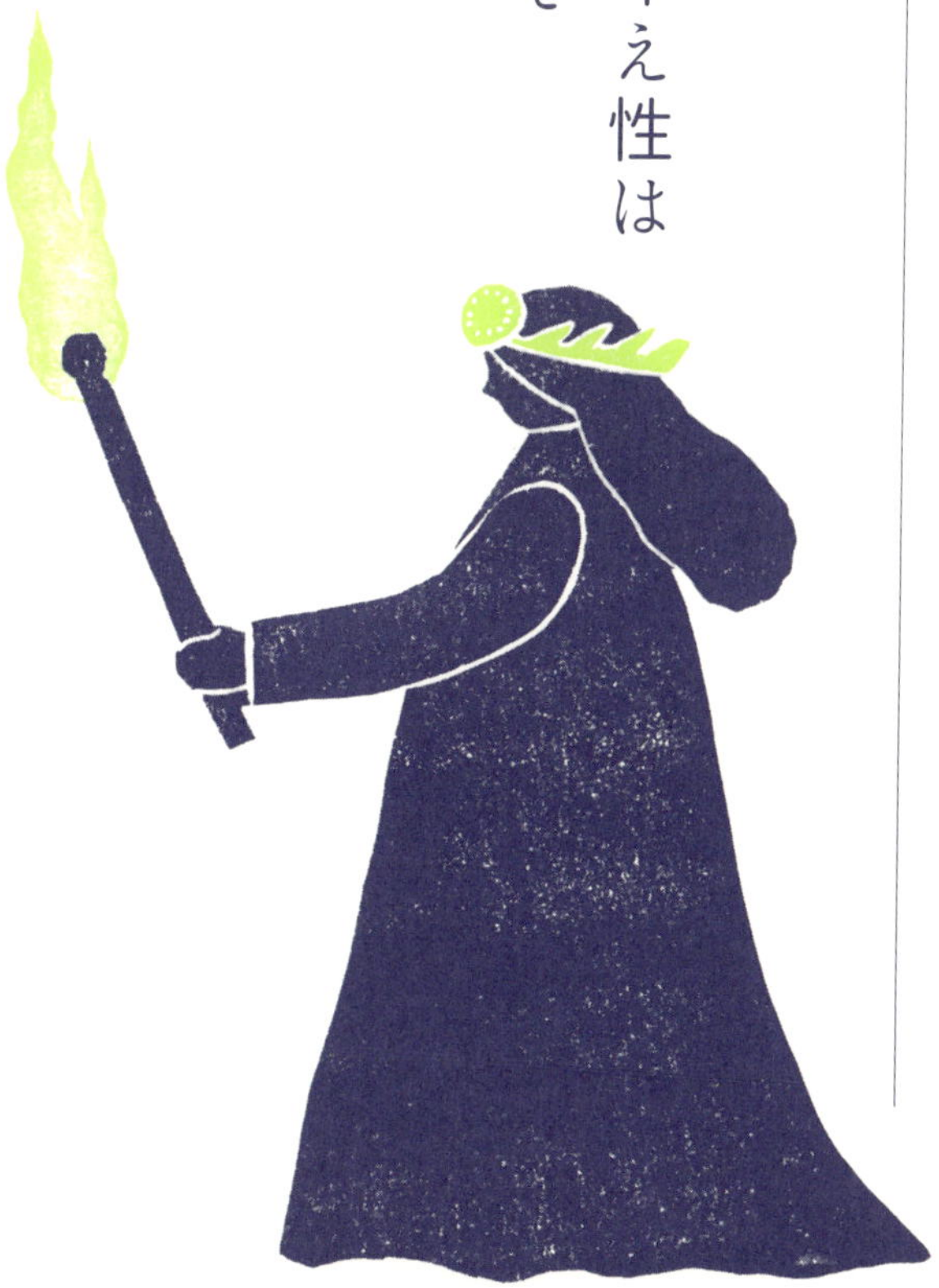

2月2日

冬のうちの対策が春の花粉症を軽くします

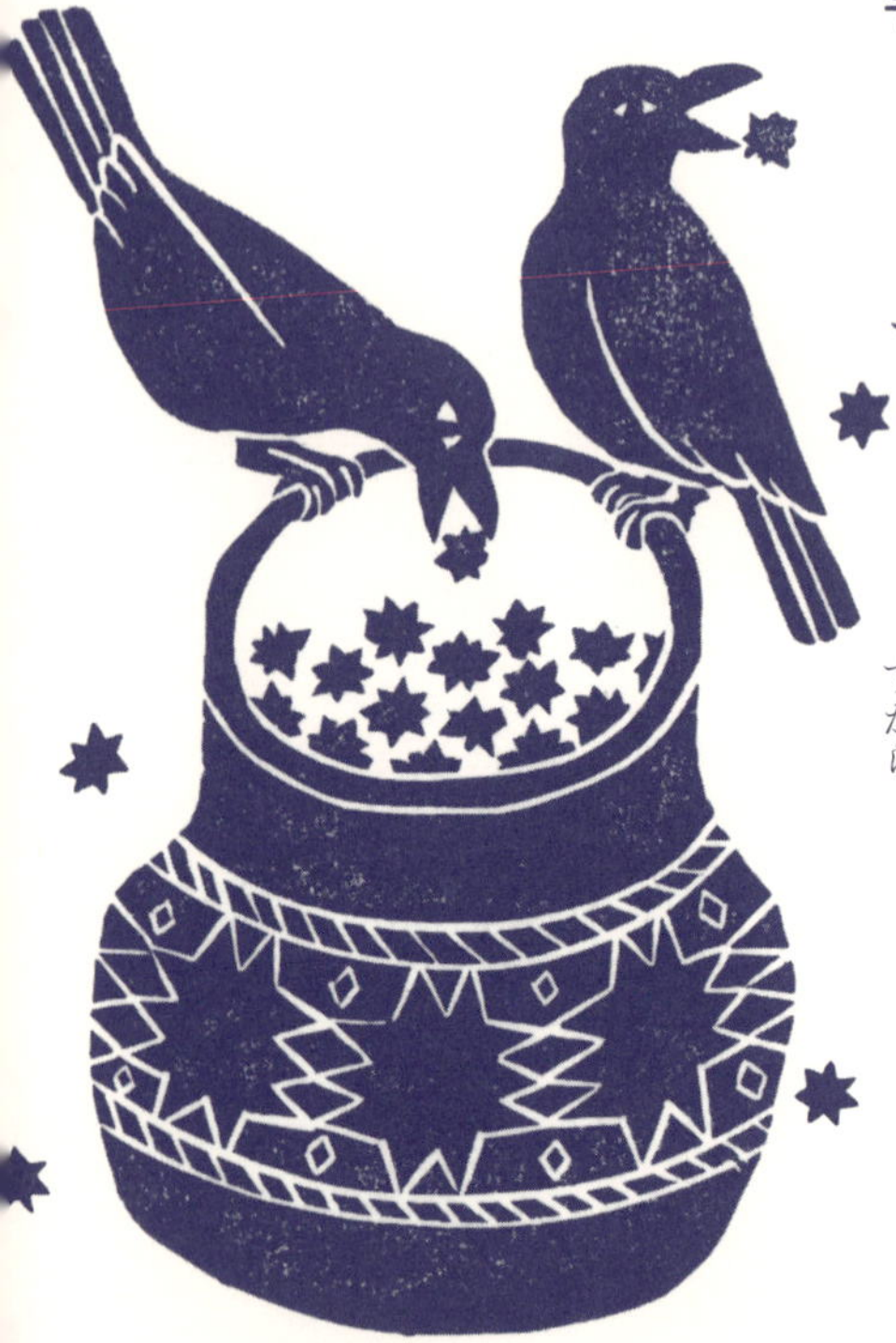

春に悪化する花粉症の症状を軽減するためには、実は冬の間に体を整えておくことがとても大切です。季節の養生というのは、次の季節を快適に過ごすための備えですから。

冬からはじめる花粉症対策では、花粉など外敵に負けない体作りをすることが第一です。外敵である邪気《じゃき》から身を守る防御の役割を果たすのは、体表を取り巻く衛気《えき》というバリアエネルギーです。花粉症の症状を軽減するには、この衛気を十分に体内にためて、体を守る力を高めること。衛気を蓄えるには一朝一夕ではできないので、冬のうちから体質改善に努め、体調を整えておきましょう。具体的な対策はP56とP64で紹介します。

2月3日

目を休め、深い呼吸で肩こりとさようなら

近年、デスクワークをしている人の多くはパソコン作業が伴い、朝から晩までモニターとにらめっこしているという状況も少なくないでしょう。パソコン作業では目への負担が大きく、血《けつ》を多く消耗します。すると血流の悪化に拍車がかかり、肩の痛みにつながります。普段、パソコン作業の多い人は、家でのテレビやスマホ、そして本を読むなど目を使うことを減らすようにしましょう。

また、ストレスが多い人は、気の巡りが悪化することで血流が悪くなるので、まずは深呼吸を。ストレスを吐き出すようにイメージして大きく深呼吸します。体内に空気の流れを作り、しっかり巡らせましょう。そのほか、気の流れを促す柑橘類や香味野菜、ローズやミント、ジャスミンなどのハーブティーもいいでしょう。

2月4日

誰も傷つけない
ストレス発散法で
急性高血圧を抑えて

一時的に血圧が上がる急性の高血圧では、ストレスを発散させて、気持ちを穏やかにする対策が必要です。人によってさまざまな発散方法がありますが、注意したいのは、「他人も自分も傷つけない発散方法」を選ぶこと。お酒や甘いものでストレス発散する方がいますね。少量ならばそれもいいかもしれませんが、長い目で見ると、体の負担になることが多いです。

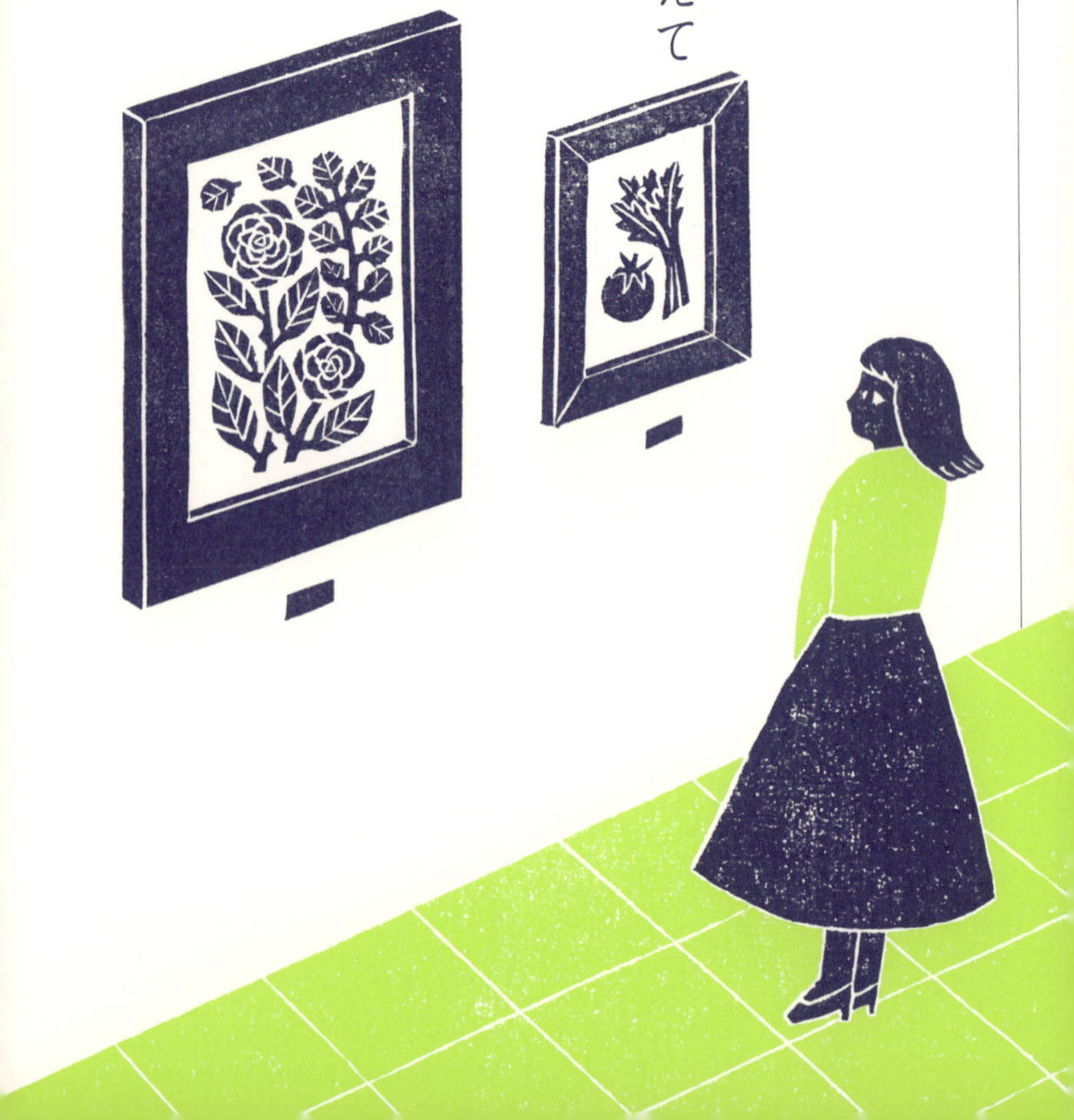

友達に電話で愚痴を言うのも、聞かされる相手にとってはストレスになるかもしれません。美術を鑑賞する、カラオケで熱唱するなど何でもいいので、他人も自分も傷つけないストレス発散方法をひとつでも多く見つけてください。

食事面では、体内の熱を冷ましてストレスを発散させる食材（トマト、きゅうり、ゴーヤー、セロリ、緑豆もやし、すいか、緑豆はるさめ、緑茶など）をとるのがおすすめ。また、柑橘類、ローズやミントなどの香りはストレス緩和に役立ちます。

2月5日

座りっぱなしは禁物。動いて頭に血《けつ》を送りましょう

頭痛の要因のひとつに血流障害によるものがありますが、これは、慢性化したときによく見られます。対策としては、血流を悪くする寝不足や冷え、運動不足を回避しましょう。寒いところで薄着だったり、デスクワークでずっと座り続けていたりすると下半身の血流が悪くなるので、最低でも1時間に1回は屈伸したり、肩を回したりして血流を促してください。

血流障害を改善するには、血《けつ》の流れをよくする食材をとることもいいですね。黒豆、小豆、なす、みょうが、しいたけ、いわし、鮭、うなぎ、赤貝、桃、栗、くるみ、酒粕、黒砂糖、酢などがおすすめです。

2月6日

口内炎の実熱タイプの原因は、食べものとストレス

外的要因によってもたらされた熱が原因で起こる、実熱タイプの口内炎。*その熱は脾胃《ひい》（消化系）、もしくは心《しん》にたまります。

脾胃に熱がたまる第一の原因は食べものです。辛いものや味の濃いもの、熱いもの、お酒や甘いもの、油っこいものを食べ過ぎてはいませんか？　そのほか、脾胃がもともと弱いことにより未消化物が残り、そこに熱がこもってしまうケースもあります。

心に熱がたまる一番大きな原因は、ストレスです。ストレスは体内のエネルギーである気の巡りを悪くします。悪くなった流れは、ちょうど詰まったポンプのチューブに圧力がかかるのと同じように、負担がかかり、熱を発生します。発生した熱は、その特性により上へ上へと昇り、体の上部に症状が出やすくなります。たとえば、目が血走ったり、カーッとなったり、頭痛がしたり。口内炎もそのひとつです。

＊実熱タイプの口内炎は炎症が激しく、痛みも強いのが特徴です。実熱とは、ここで紹介しているような原因によってもたらされた過剰な熱をいいます。

2月7日

口内炎の実熱タイプは熱を冷ます食材を

前項で説明した実熱タイプの口内炎の対策としては、辛いものや味の濃いもの、熱いもの、お酒や甘いもの、油っこいものなど、熱の原因になる食べものを避けること。そして、上記のような熱をとる食材や、P73のような熱を鎮静させて潤いを補う食材をとったり、漢方を使ったりして防ぎます。

熱をとりたいときによい食材
★野菜、きのこ …トマト、きゅうり、冬瓜、ゴーヤー、大根、レタス、ほうれん草、チンゲンサイ、菜の花、水菜、セロリ、せり、ゆり根、ごぼう、れんこん、たけのこ、もやし、まいたけ ★果物 …すいか、いちご、りんご、梨、バナナ、キウイ、柿、びわ、グレープフルーツ、オレンジ ★その他 …豆腐、こんにゃく、菊花

2月8日

鼻水が黄色っぽく粘りがあるなら冷まし、水っぽいなら温めて

鼻水が黄色っぽく粘性が高いときは、鼻やのどなど呼吸器系を支配している肺がやられ、粘膜が炎症性の熱を持っている状態を疑います。

悪さをしているのは、カゼのウイルスや花粉などのアレルゲン。鼻水に加え、目の充血や、目・鼻・のど・肌のかゆみ、口の渇きも感じるならば、まさにこのタイプでしょう。熱を冷ますおすすめの食材は、下記の通りです。

もし水っぽく流れ出る鼻水なら、冷えにやられているので、逆に体を温める下記のような食材をとりましょう。

熱を冷ますおすすめの食材

★野菜
…水菜、せり、大根、ほうれん草、セロリ、春菊、白菜、れんこん、ゆり根

★果物
…梨、柿、オレンジ、レモン、りんご、びわ、バナナ、パイナップル、キウイフルーツ、いちじく

★その他
…豆腐、湯葉、はまぐり、こんにゃく、白ごま、緑茶

体を温めるおすすめの食材

★野菜
…しょうが、ねぎ、にら、香菜、三つ葉、しそ、みょうが

★魚介
…鮭、あじ

★スパイス、調味料
…シナモン、唐辛子、山椒、こしょう、フェンネル、黒砂糖

2月9日

目の奥の鈍痛は、目の使い過ぎ

「目の奥がこり固まったように重くなり、痛む」という相談はけっこう多いです。痛みの多くは、肩や首のこりの影響か、目の使い過ぎで負担がかかっていると考えられます。細かい字をずっと読んでいたり、パソコン作業を長時間続けたりすると、首や肩、そして目の中の筋肉もこり固まってしまいます。その結果、血行不良を招き、周辺の細胞へ栄養や酸素が十分に届かなくなり、痛みを起こします。ひどい場合には、目の奥の痛みから頭痛になる方もいます。目の奥の痛みが続いていると、眼精疲労が重なってドライアイや充血のもとにもなるので、ご注意ください。

対策としては、長時間同じ姿勢でいないこと。1時間に1度くらいは、肩や首を回し、体を動かし、血行を促してください。そのときは、目をしっかり閉じて休ませるようにしましょう。

2月10日

花粉症は、免疫反応の総攻撃を受けて起こる

花粉症は、スギ、ヒノキ、イネ科、キク科の植物の花粉を原因として発症します。

よく「花粉症は免疫が弱っている」と考える方がいらっしゃいますが、実際には免疫が弱っているのではなく、過剰に反応し過ぎている状態です。花粉という敵の攻撃「1」に対して、本来免疫の反撃は「1」でいいはずです。しかしこの免疫の反応がおかしくなっている人は、敵の攻撃「1」に対して、「全軍挙げての総攻撃」をしているわけです。そのため、鼻水や咳が止まらなくなったり、熱っぽくなったりするのです。

なぜ免疫があんぽんたんになってしまうのかは、現代医学ではまだはっきりとわかっていません。しかし中医学には、その原因の説明も対策も存在します。「症状があれば検査で何もわからなくても、原因と対策がある」という中医学の強みです。

2月11日

月経痛はないのが、健康な状態です

中医学では、月経は14歳頃からはじまると考えられています。それから49歳頃をめどに閉経すると考えられており、一生のうちに約450回の月経を経験します。月経の期間を7日前後と考えると3150日、実に9年弱ほど月経期間として過ごすことになるのです。この期間をどうやって快適に過ごすかというのが、とても重要な気がしてきませんか？　中医学が考える正常な月経とは、左記の通り。月経痛はない状態が正常で、痛みがある月経を「痛経」と呼んでいます。

周期
25～35日で大幅に乱れない

出血期間（出血が止まるまでの日数）
3～7日間

出血量
出血は1～3日目がピーク。多い日でもロングナプキンで2時間もつ程度の量

出血の色（出血量が多い日）
赤色から暗紅色

出血の質
サラサラで、粘りがなく、レバー状のかたまりが混ざらない

月経前後
とくに症状はない

月経痛
ない、または下腹がやや重い程度

2月12日

月経前のイライラはPMSのせいかもしれません

月経がはじまる1週間前頃からイライラしたり、甘いものがほしくなったり、ニキビが出たり、胸が張って痛んだりなど、不快な症状に見舞われるPMS。＊PMS症状が見られる月経前は、卵を育てていた「卵胞ホルモン」に代わって、受精卵が着床しやすいように内膜をフカフカにして、体温を高温にキープするための「黄体ホルモン」の働きが活発になる時期です。このホルモンバランスの変化が自律神経に影響したり、細胞内に水分をためたり、皮脂腺の分泌を活発にしたりするのです。そのため、むくんだりニキビが出やすくなったり、のぼせたりイライラしたりしやすくなります。

　こうした症状を女性は仕方ないとあきらめて何も手を打っていな

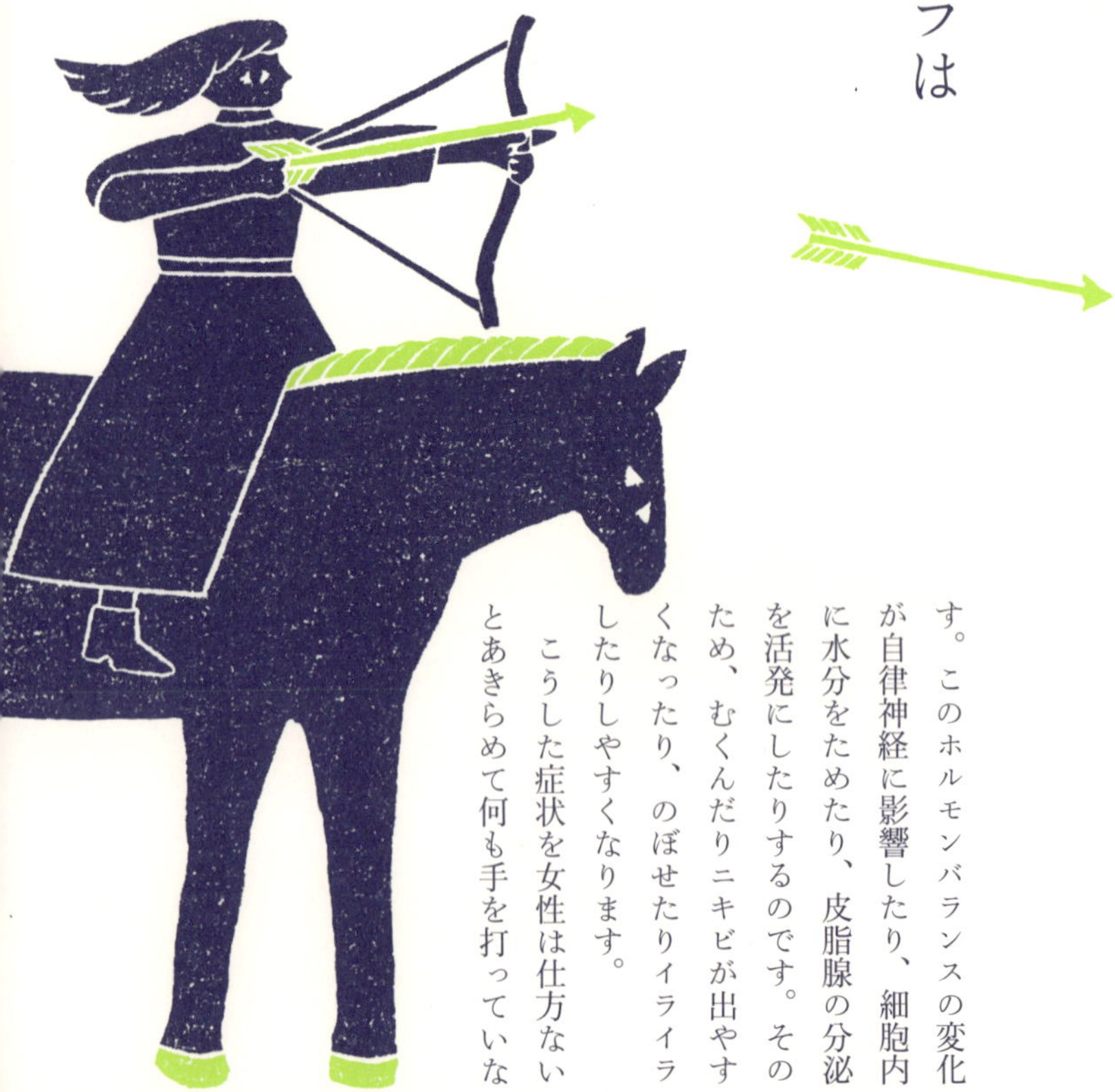

＊Premenstrual Syndromeの略。日本語では、月経前症候群といいます。

い人が多いかもしれません。しかし、中医学から見たPMSとのつき合い方はあります。それはまた別の項で紹介しましょう。

男性は周期的にホルモンが変化しないので、PMSを体験できませんが、まずは知って理解してください。

2月13日

日光を浴びて全身を活性化！

太陽は「陽気」というエネルギーを与えてくれます。陽気は体を温め、精力的な活動を起こさせるエネルギーです。

古典を見てみると「背為陽、心肺主之（背は陽為《な》り 之《これ》心肺つかさどる）」とあり、「背中に日光を受けることが重要」と説かれています。これは背中にはたくさんの重要なツボ、とくに肩甲骨付近には心肺機能につながるツボが多くあるため、そこから「陽気」が体内に届けられ、体を温めて冷えを癒やし、心肺機能を高めることができるという意味です。中医学でいう「心《しん》」や「肺」には全身を活性化させる役割があるため、これらの機能を高めることは、健康でいるためにも重要なことです。

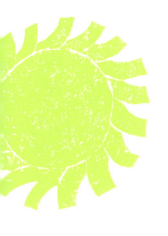

2月14日

カカオ成分の多いチョコレートで頭すっきり！

昨今、チョコレートのよさが見直されています。チョコレートの原料カカオは、薬膳的にも、頭をすっきりさせ、渇きをなくして排尿を促すとされているので、なかなか健康的といえます。ただし、この場合のチョコレートとは、カカオ成分が多くて甘味が少ないものを指します。大量の砂糖を添加したチョコレートは、該当しませんよ。

大量の砂糖は、体内に痰湿《たんしつ》というドロドロとしたものを作り出してしまいます。痰湿は排水口にたまったぬめりのようなもので、簡単にいうと食べものなどのカスです。痰湿がたまると肥満やむくみだけでなく、食欲不振やめまい、気分の落ち込みなども引き起こします。また、体内にドロドロをためるので、湿疹《しっしん》やジュクジュクとした液を伴う皮膚トラブルなどにも影響します。

なお、カカオ自体に脂肪分が多く、胃もたれや胸焼けのもとになるので、食べる量はほどほどに。また、温める性質があるので、もともとのぼせがある方は控えるほうがいいでしょう。

2月15日

体が冷えているときは、やっぱりお風呂

体が冷えて筋肉が収縮しているときは、組織も血管も縮こまっているため、ゆっくりと体をほぐすように入浴するのがおすすめです。とくに寒い季節に外にいた人や、夏場でもエアコンで冷えを感じた人はできるだけシャワーで済ませず湯につかり、冷えを追い出しておくことが大切です。

冷え性の解消でまずおすすめしたいのは、湯船につかることです。それができないときは足湯でもよいので、シャワーで済ませずに温めてください。ここ最近のおすすめは、お風呂掃除に使うバスブーツに湯をためて足湯すること。湯が少量でいいですし、洗面器よりも快適で安全です。ただし、湯を入れる用途には作られていないため、熱すぎる湯では変形の可能性もあるのでご注意くださいね。

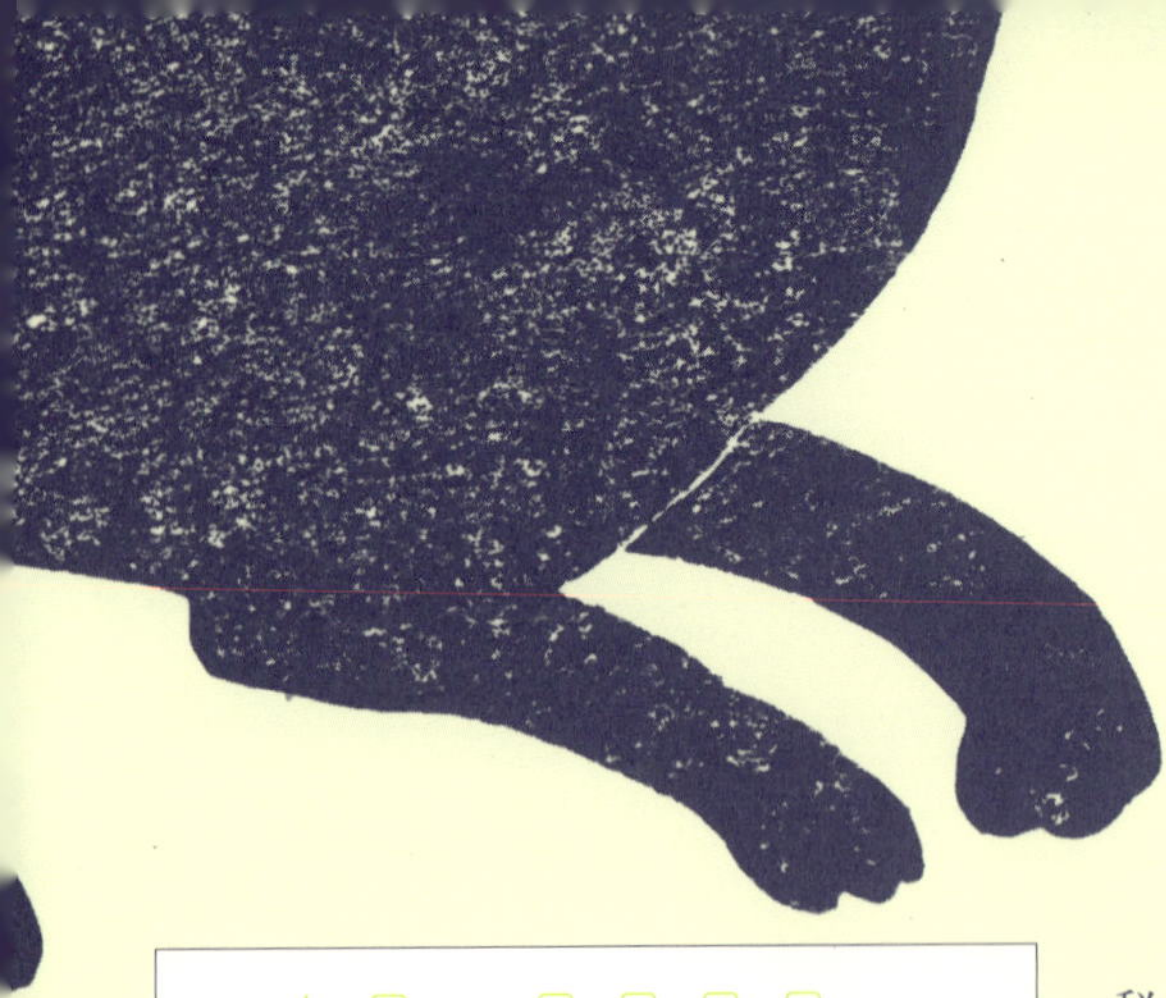

2月16日

あなたの便秘の原因は？

便秘の原因は、大きく分けて2つ。過剰な飲食やストレスなどによって熱がこもることによる「実《じっ》秘《ぴ》」か、過労や加齢、病後や産後など何らかの原因で腸の潤いが足りなくなる「虚《きょ》秘《ひ》」。そして、それぞれはさらに2つずつに分かれます。

実秘 1

- □便が乾燥してかたい
- □尿の色が濃い
- □口が渇く
- □おなかが張る、または痛みを伴う
- □口臭がある

↓熱過剰による乾燥が原因です

（対策はP87へ）。

実秘 2

- □イライラする
- □おなかが張る
- □膨満感がある
- □ゲップやガスが多い
- □下痢と便秘をくり返す

↓過剰なストレスが原因です

（対策はP116へ）。

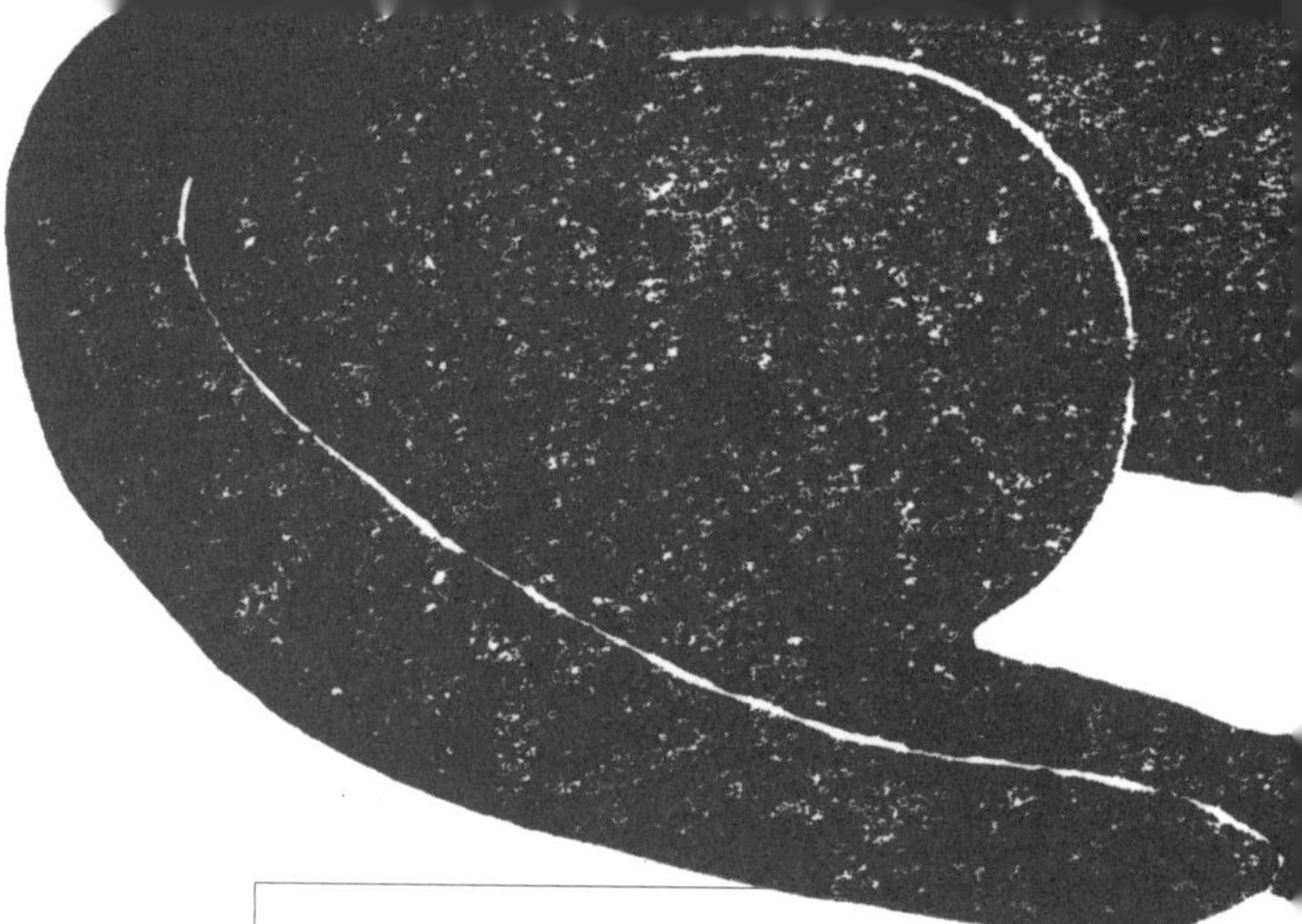

虚秘 1

便が乾燥している
肌や髪にツヤがない
動悸やめまいを
感じるときがある
脱毛、白髪が多い
月経の量が少ない
舌の色が薄い、淡い
潤い・血《けつ》の不足による乾燥が
原因です（対策はP87へ）。

虚秘 2

便意はあるが出にくい
排便後に疲れる
すぐ汗をかく、
またはなかなか汗が引かない
動くとすぐ息切れする
脱肛
冷えやすい
エネルギー不足が原因です
（対策はP139へ）。

2月17日

不妊治療の第一歩は、基礎体温をつけること

　中医学で子宝を考える場合には、冷えや痛みなど、その人が感じる症状を重視します。なぜなら、それらは体が発する不調のメッセージだからです。

　月経痛やPMS（月経の1週間前ぐらいからはじまる心や体の不調）などがひどい場合は、西洋医学の検査で何も問題なくても、中医学ではそれらを不妊の原因として考えることがよくあります。また、今の体の状態を詳しく知るためには、基礎体温がとても重要です。

　とはいえ、基礎体温は、目覚めたら動きはじめる前に計測しなくてはいけないので、時間がなく忙しい朝にはめんどうです。さらに、折れ線グラフにする作業もおっくうでしょう。

　そんな人はスマホのアプリを利用してみてはいかがでしょう。基礎体温の数値を入力するだけでグラフ化してくれるものなど、便利なものがあるので、少し負担が軽くなるかもしれません。

2月18日

更年期は病気ではなく、思春期と同じようなもの

40歳を過ぎると、男女ともにホルモンをコントロールする腎の機能が低下しはじめ、ホルモンの分泌量が急激に少なくなります。その頃から10年ぐらいを更年期といいます。

更年期というと、ほてりやのぼせ、無気力感といった不快な症状をすぐに連想される方も少ないでしょう。しかし、更年期自体は、本来、病気を指す言葉ではなく、思春期などと同じように、人生のある時期を指す言葉です。更年期は誰にでもおとずれます。体の変化を受け入れ、上手に年齢と付き合うことが大切ですね。

2月19日

花粉症に備えて冬の間にできること

——その1

肺や胃腸が弱っている人は外敵から身を守る衛気《えき》が不足しがちで、花粉症の症状が出やすく、悪化しやすくなります。

中医学では、衛気を含むエネルギーは、呼吸と飲食によって生まれると考えられています。普段から胃腸が弱い、食欲がない、下痢をしやすい、疲れやすい、カゼをひきやすいという人は、しっかり養生してくださいね。

胃腸を守るには、まず食事に気をつけること。加熱した葉野菜や海藻類をたっぷり入れたさっぱり味の食事を季節問わず食べましょう。生もの、体温より冷たいもの、油っこいもの、味の濃いもの、甘いものが胃腸を弱らせるものです。とくに、朝食にスムージーやサラダ、冷たいヨーグルトや菓子パンなどを週3日以上食べていて、衛気が弱っている人の典型的な症状（左記参照）がある人はご注意ください。

- □汗をかきやすい
- □すぐカゼをひく
- □疲れやすい
- □冷えやすい
- □花粉症の症状が出る、または出たことがある

花粉症に備えて冬の間にできることのその2は、P64をご覧ください。

2月20日

五臓の心《しん》と肝の弱りが、不眠につながります

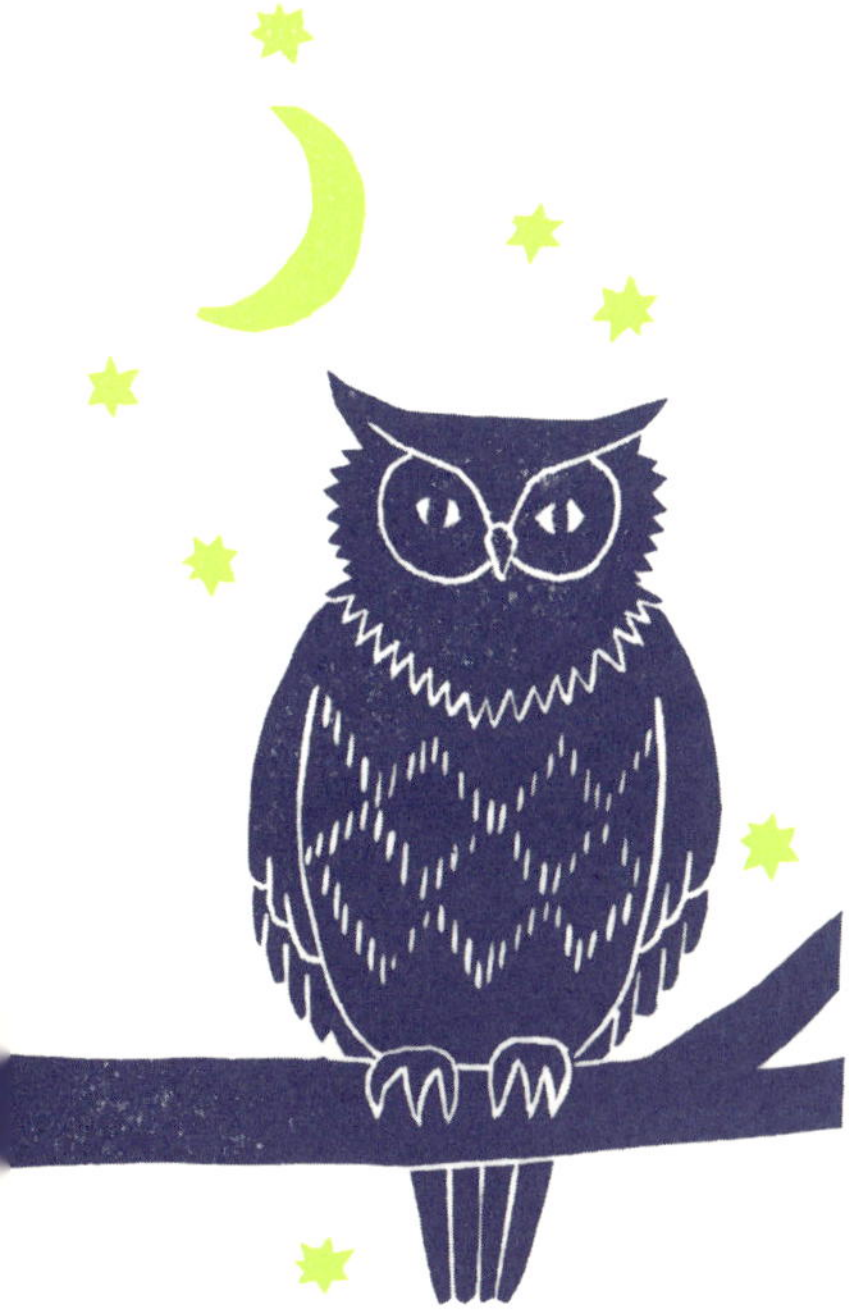

中医学には「心蔵神*」、「肝蔵魂*」という言葉があり、五臓の心《しん》は精神を、肝は魂を宿しているという考えがあります。そして、心には血《けつ》を集めて全身に送る血液ポンプとしての働きがあり、肝にはその血を貯蔵するという働きがあります。精神や魂は、この血の栄養分によって養われています。ストレスや偏食、消化器系の不調などが原因で血が足りなくなると、精神や魂は不安定になり、そのひとつの症状として不眠があらわれます。

たまにならば眠れなくなるということは誰しもが経験すると思いますが、不眠が続くと精神的にも身体的にもかなりの負担がかかり、ほかの不調のきっかけになるので早めの対策をとりましょう。

＊心臓や肝臓を漢字で書くときは、通常「蔵」ではなく「臓」の字をあてますが、ここでは、「蔵(くら)に置いてある」という意味なので、「蔵」の字をあてています。

2月21日

心《しん》はすべての臓腑の統括役

五臓の「心《しん》」は、血を体のすみずみに巡らせるポンプとしての作用のほかに、精神や意識を安定させる作用もあわせ持ちます。緊張するとドキドキしたり、息切れしたり、脈が飛んだりといった症状を感じることがありますよね。これらは、現代では脳や神経系の機能と考えられていますが、実際にドキドキと動いていると感じるのは心です。そのため、昔の人は意識や精神は心臓に宿り、心がコントロールしていると考えたのです。

また、心はすべての臓腑を統括しており、心が弱ると、すべての臓腑の機能が低下してしまいます。心の状態は舌や顔色、眼光、言語などに出やすく、心の機能が低下したときは、顔の色ツヤが悪くなり、目からは生き生きとした生命力が感じられなくなります。

心を元気にする食材
小麦、卵、ゴーヤー、冬瓜、ゆり根、ナツメ、ハスの実、茶葉、鬱金《うこん》

2月22日

「普段は気にならないようなことなのに、必要以上に過剰な反応をしてしまった」、「爆発した感情が自分でも抑えきれなかった」。こんな経験はありませんか？　このように、急激にカーッとなるイライラは、いわば急性の炎のようなものです。そんなときは、とにかく冷ますものをとって、鎮火しなくてはいけません。

エネルギーの巡りは五臓の肝によってコントロールされているので、肝の熱を冷ます食材のかに、たこ、貝類、ゴーヤー、ごぼう、アロエ、グレープフルーツなどをとるようにします。酸っぱいものは肝によいので、体を冷ます性質のあるきゅうりとたこの酢のものなどはとてもいいですね。とりあえず手っ取り早いのは、グレープフルーツジュースです。

カーッとしたら、グレープフルーツジュースを飲んで

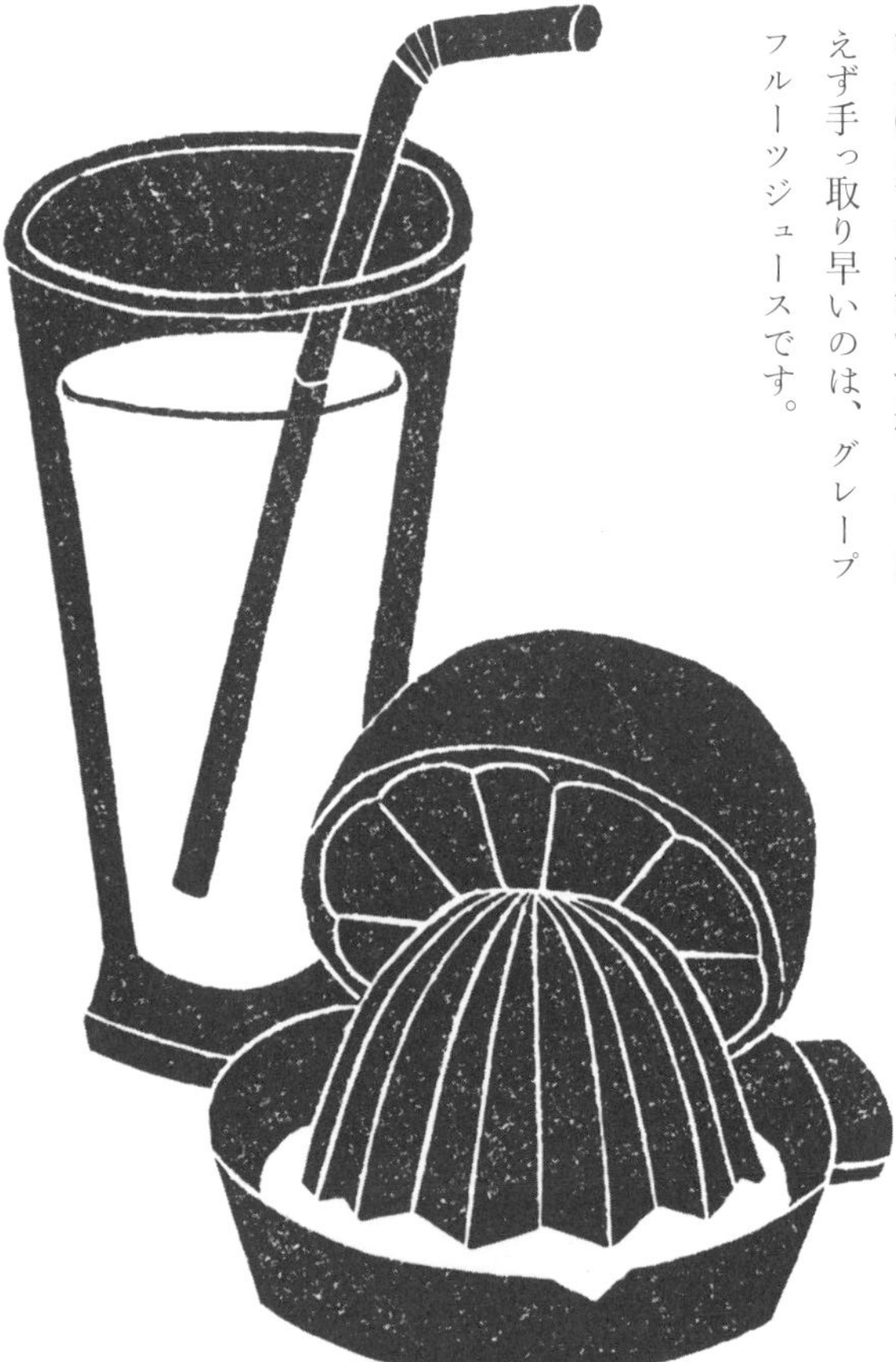

2月23日

認知症対策は、ドロドロ血を作らないこと

血《けつ》は血管内を流れる赤い液体で、*栄養や潤い、酸素を体のすみずみに運ぶトラックのような役割をしています。偏食や運動不足、そして冷えやストレスなどにより、この運送の交通が悪くなると、血が渋滞してしまい、その血を中医学では「瘀血《おけつ》」と呼んでいます。瘀血は、血流を悪化させるもとです。

中医学的認知症予防では、できてしまった瘀血をどう解消し、さらなる瘀血の発生を最小限にすることを重要視します。きれいな血をドロドロの瘀血にしないためには、普段の生活習慣や食習慣がとても重要です。発生してしまった瘀血は、活血法《かっけつほう》という手法で対処

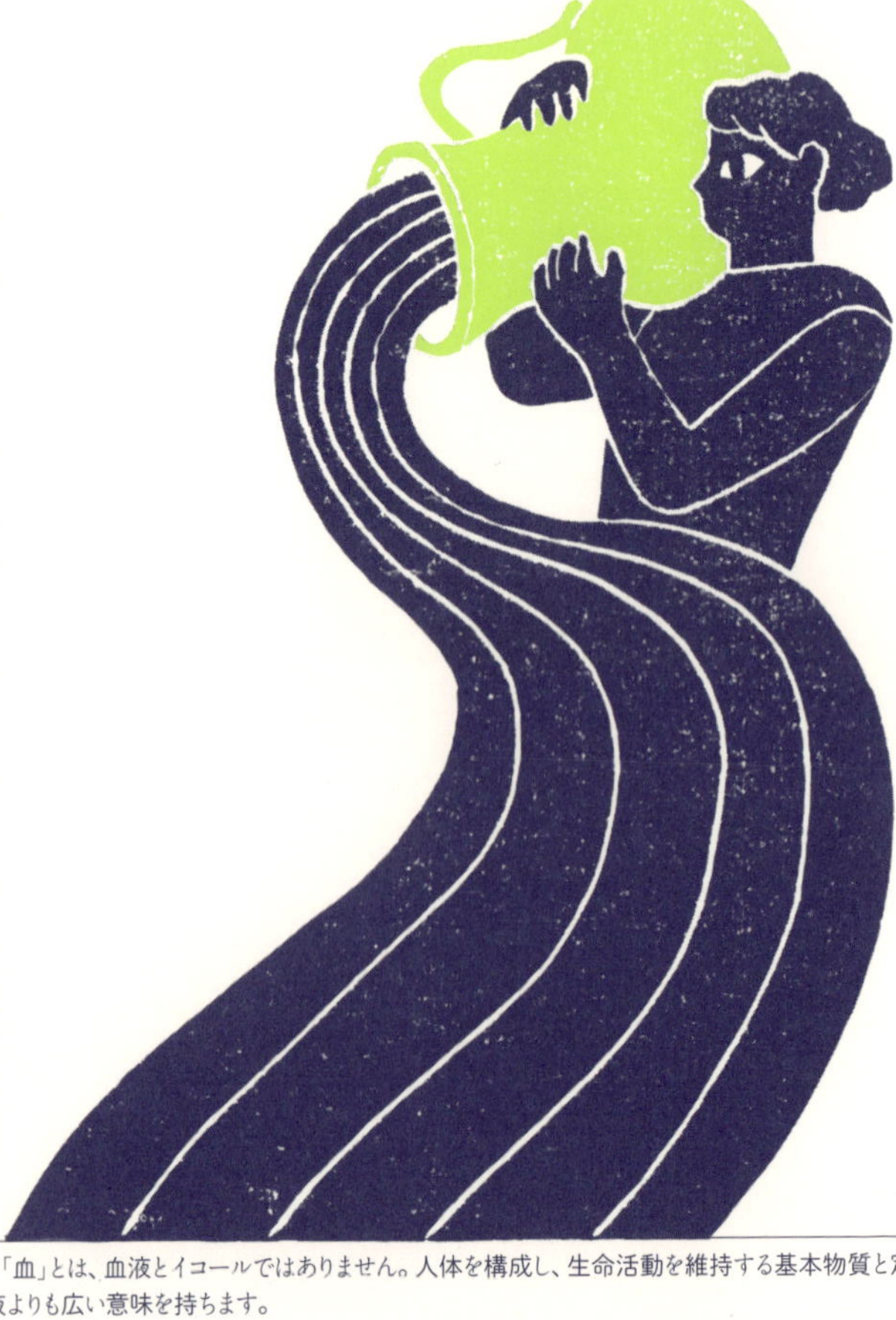

＊中医学の指す「血」とは、血液とイコールではありません。人体を構成し、生命活動を維持する基本物質と定義されていて、血液よりも広い意味を持ちます。

します。活血法とは、血液のドロドロをなくして血管を柔軟にし、血をいきいきと巡らせる生薬が含まれた漢方薬を使って改善する方法です。

2月24日

食事の不摂生は食事メモで見直しを

下痢の原因が食の不摂生の場合、無意識に食べていることが多いものです。そこで、「下痢しちゃったけれど、どうしてだろう？」が見返せるように、日々口するものをノートに一度書き出し、自分が何を食べているか、自分の体がどんな食品から作られているかを見直してみるとよいでしょう。そのうえで、油っこいものや甘いもの、味の濃いもの、生もの、水分などが多い場合は、減らすよう努めましょう。昼食はしょっちゅうラーメンを食べる、毎日缶コーヒーを飲む、毎日冷たいビールを空き腹に飲む方は要注意。また、普段からペットボトルのお茶や水を携帯して飲むなど、常に何か飲みものを口にする癖がある方は、過剰な水分が苦手な脾《ひ》（消化系）が弱るだけでなく、胃酸が薄められて食中毒になりやすくなるので気をつけましょう。

2月25日

毎朝、鏡の前で舌チェックをして健康キープ！

健康な舌は薄いピンク色で、白くて薄い苔に覆われおり、適度な引き締まりと潤いがあります。病的な状態になると、ひどく赤くなったり白っぽくなったり、苔が分厚くなり、ときには黄色くなったりもします。

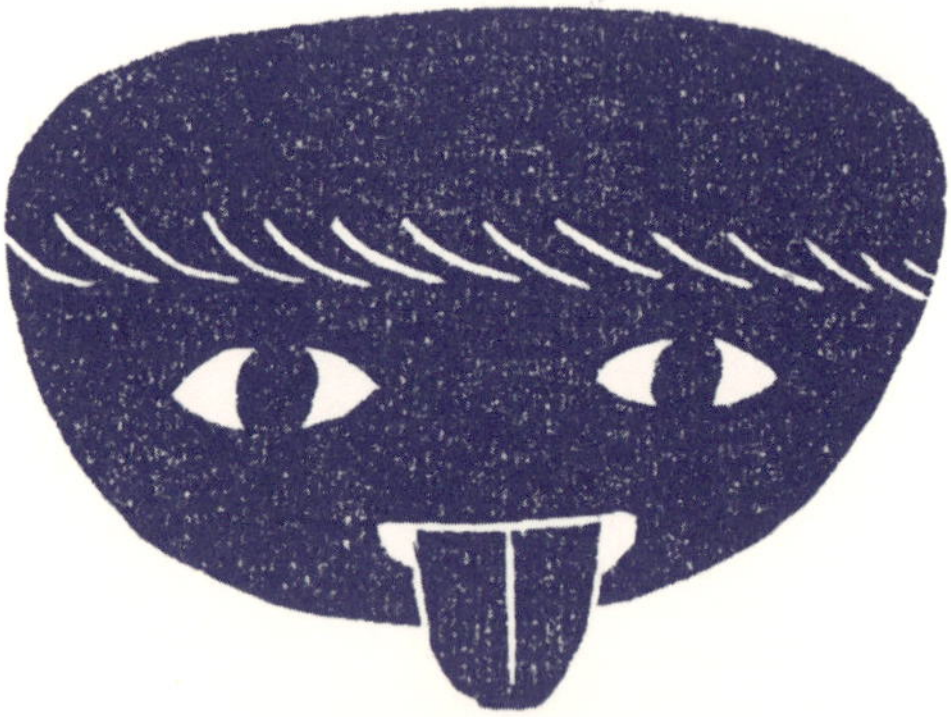

朝起きて歯を磨くとき、舌をべーっと出して観察してみてください。日々同じだと思っていた舌も、前日の食事の内容や体調などで大きく違うことに気付くはずですよ。

ちなみに、子どもは熱が強いので、比較的赤い舌をしています。苔などの堆積がなく（＝不要物が少ない）、歯形などもなくて（＝余分な水分が少ない、またはエネルギーが不足していない）、きれいな舌をしています。

2月26日

春は青、夏は赤、秋は白、冬は黒、季節の間は黄の食材を

春は、青または緑の季節です。この時期は、緑の山菜をしっかり食べましょう。山菜の苦味には、冬の間にため込んだものを排出する力があるほか、高まる陽気を安定させて、のぼせやイライラを軽減します。

夏は赤いものの季節です。夏の赤い食材は、トマトやすいかなど。これらには熱を冷ます力があるので、暑さでこもった熱を適度に冷ましてくれます。ただし、赤唐辛子は赤くても熱を加えるのでご注意を。

秋は白の時期です。松の実、梨、白菜、ゆり根などが白い食材です。これらには潤いを補う力があるとされ、空気の乾燥が呼吸器系や肌に影響する秋に食べてほしい食材です。

冬は黒の時期。黒には、血《けつ》を作る力があるとされ、必要な栄養と潤いを補ってくれます。黒い食材は黒豆、牡蠣、まいたけなどです。

季節の合間を「土用」といいますが、土の季節で黄色の時期です。黄色の食材には、さつまいも、干し柿、オレンジなどがあります。季節の変わり目は、体調を崩しやすく、胃腸の負担が増えて食欲の低下がよく見られます。黄色の食材は消化・吸収を担う脾《ひ》を補い、消化系の不調を整えてくれます。

青、赤、黄、白、黒の5色は、中医学の基礎となる五行説がベースになっています。これらは、この世界を構成している5つの要素（木、火、土、金、水）と、木→青、火→赤、土→黄、金→白、水→黒というように連携しています。中医学では、人間も自然の一部という考えから、元気を保つには、5色の食材を偏りなくとることが大切と考えます。

2月27日

花粉症に備えて冬の間にできること

――その2

外界の変化から身を守る衛気《えき》を含むエネルギーは、飲食のほか、呼吸によっても生まれています。呼吸が関係しているのは肺。ですから、衛気を蓄えるには、肺を守ることも必要です。それには、乾燥を防ぐことが大切。とくに秋から冬にかけての乾燥した冷たい空気は、肺を弱らせます。加湿器を使うなどして、適度な潤いを保ちましょう。

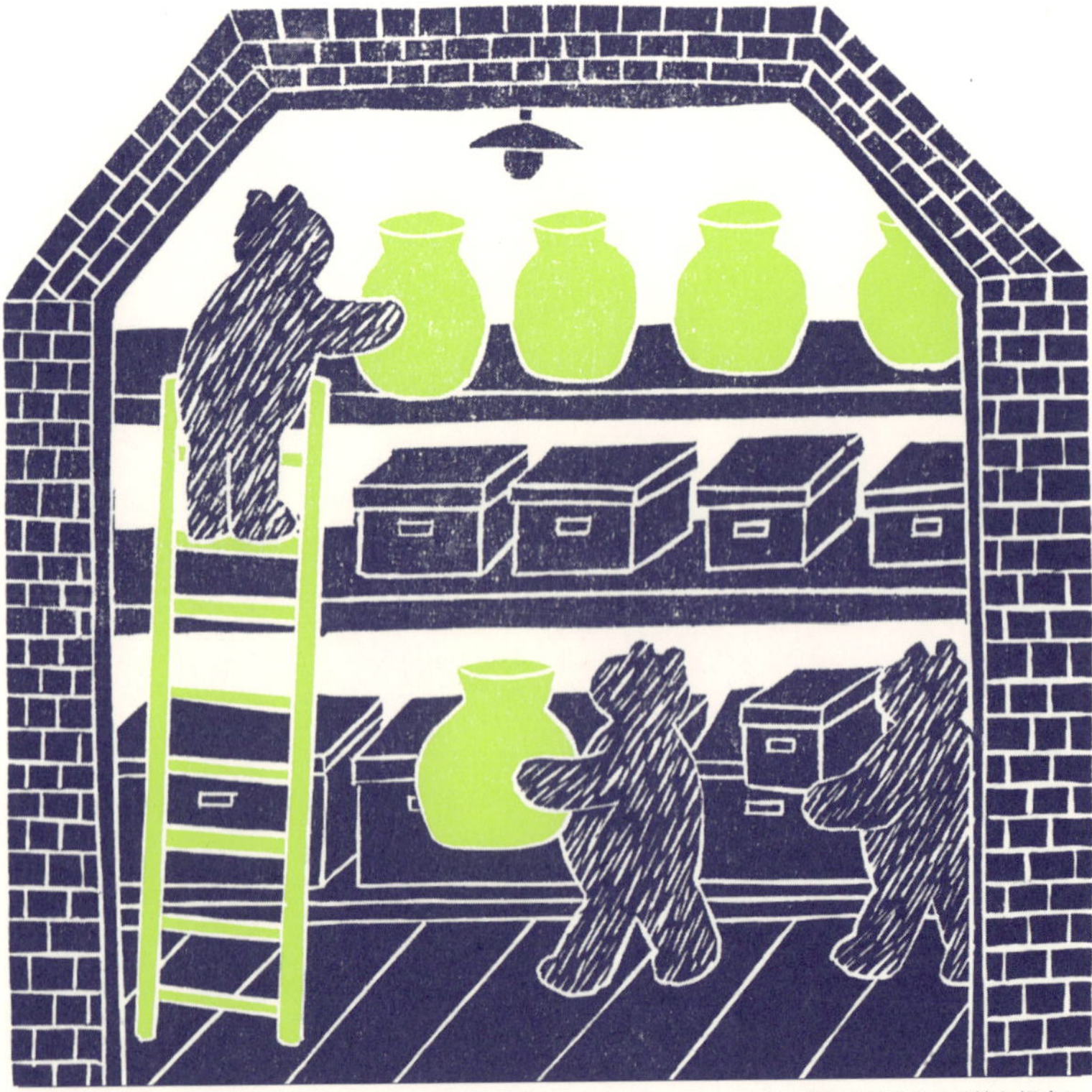

花粉症に備えて冬の間にできることその1（P56）も参考にしてください。そちらでは、胃腸を守るための策を紹介しています。

また、辛いもののとり過ぎも肺を痛めます。何にでも唐辛子を入れる人は呼吸器系のトラブルや便秘を起こしやすいのでご注意ください。

加えて、睡眠不足、暴飲暴食などは体のバランスを崩し、衛気を弱めてしまうので、早く寝る日を1日でも多く確保する、夜遅くに油っこいものや甘いもの、冷たいものを食べないように気をつけてください。

2月28日

その土地にあったものを食べる

郷土料理ってありますね。その土地で長く食べられている食材や調理法を用いた料理です。薬膳的な考えですと、郷土料理というのは、その土地で健康に生きるために編み出された食文化といえます。

たとえば、麻婆豆腐は、湿度が高く、冬は霧が濃い四川省の代表的な料理です。辛味には発汗を促す作用があり、免疫力とつながる肺を強める力があるとされています。四川料理の辛味は、発汗させて余分な水分を排出し、辛さでハーハーさせて肺を強めて健康を維持していると、四川出身の漢方医に教わりました（もちろん四川料理が全部辛いわけではないですけどね）。

食はその土地で健康に暮らすための知識と経験による宝ともいえます。昨今では、物流のスピードが上がって、世界中の食べものがいつでも食べられますが、今住んでいる地域の食文化をもう一度見直すのもいいかもしれません。

3月1日

とにかく寒い！人は、食べもので中から温めて

冷え性の人の中には、とにかく冷えるという方がいます。寒さが厳しい冬には、しもやけになるようなこともあります。そういう方は、もともと体を温める力が弱い人です。

私たちの体には、腎という、体を温めるストーブのようなものが備わっています。腎がストーブで、その種火を「陽気」といいます。

陽気は、日中は体表を巡り、夜間には体内を巡って体を温めているのですが、腎が弱く陽気も弱い人は、どんなときも寒いという症状が見られます。また気血《きけつ》（エネルギーや栄養）の巡りが悪く、熱をすみずみに運ぶことができないので、冷えを悪化させます。このタイプの冷え性の人は、体を温める食べもの*を適度にとることが大切です。

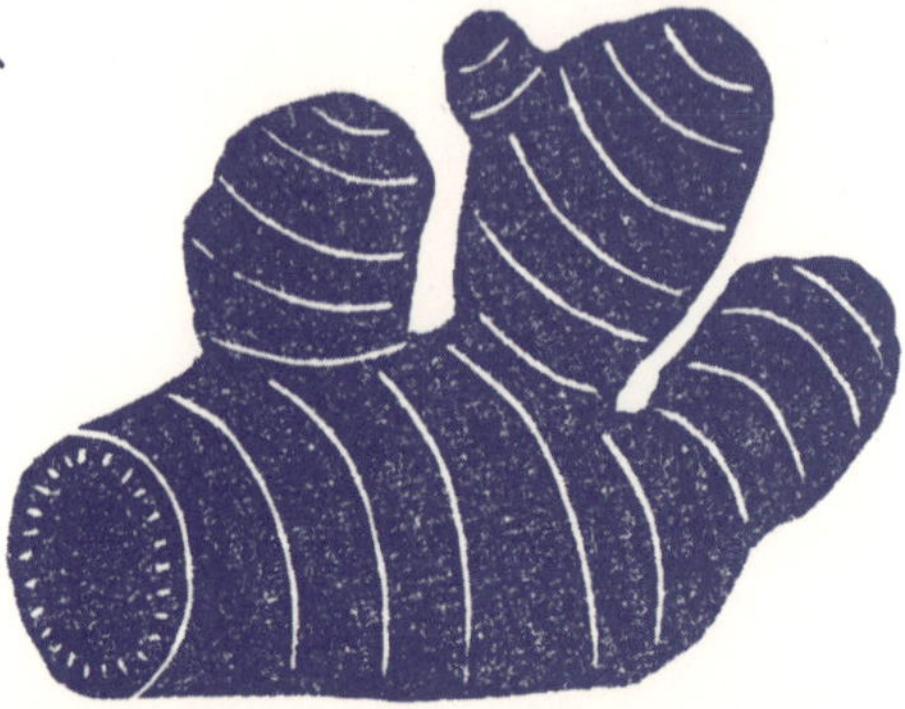

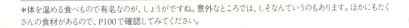

*体を温める食べもので有名なのが、しょうがですね。意外なところでは、しそなんていうのもあります。ほかにもたくさんの食材があるので、P100で確認してみてください。

3月2日

ドロドロ血の原因は、偏食と栄養不足

ドロドロになった血を、中医学では「瘀血《おけつ》」といいます。その原因のひとつが、食べものの偏りです。とくに、油っこいもの、甘いもの、味の濃いもの、生ものや冷たいもの、これらは消化吸収の負担になりやすく、胃腸を弱らせてしまいます。すると、体にとって不要なものを排出する力を低下させ、体内に痰湿《たんしつ》という、ヘドロのようなものを生み出します。これが血に混じると、瘀血になってしまうのです。

意外なようですが、栄養不足も瘀血の原因のひとつです。ここでいう栄養不足とは、偏食や胃腸の機能低下によって、栄養やエネルギーの吸収が悪くなり、エネルギー生成がしにくくなった状態です。こうした状態にあると、作られる血の量が少なくなり、血流に勢いがなくなってしまい、ドロドロと流れにくくなります。

ドロドロ血の原因には、ほかに冷えやストレスもあります。ドロドロ血になっていないか、P136でチェックしてみてください。

3月3日

手作り甘酒は、お粥と麹を混ぜて保温放置するだけ！

健康と美容にいいといわれ、体にいいことずくめの甘酒。我が家の作り方をご紹介しましょう。

1 ご飯（お茶碗半分ぐらい）と水（適量）を火にかけて、ドロドロのおじやを作ります。

2 麹（100g）をほぐして加えます。このとき麹をつぶさないよう、両手を優しくすり合わすようにほぐしながら入れましょう。

3 **2**を60℃くらいに冷まします。温度計がなければ手の甲で触ってみて5秒ぐらいがまんできる熱さが、だいたい60℃です。急いでいるときは少し水を足してもかまいません。

4 保温にした炊飯器に60℃の湯を注ぎ、**3**を入れるための容器を置き、**3**をよくかき混ぜてからその容器に入れます。

5 あとは炊飯器にほこりよけの布巾をかぶせ、保温しながら10時間放置するだけです。発酵させているときは炊飯器の蓋はきっちり閉めないように。

冷えが気になる人は、ちょこっとしょうがを加えてもおいしいですし、甘みがもう少しほしいなら黒砂糖を入れてもよいでしょう。

余った甘酒は保存容器に入れて冷蔵庫へ。1週間は保存できます。それ以上は冷凍庫で、1か月は保存できます。我が家では製氷皿に入れるか、1杯ずつ小分けにして保存容器に入れ、凍らせています。

3月4日

痛みには、場所が明確なものと、ぼんやりしたものがあります

中医学には、「不通則痛《ふつうそくつう》」という言葉があります。これは、「通ぜざればすなわち痛む」という意味で、血流が悪くなることにより痛みが発生することを表しています。このとき、通じていないのは、血《けつ》の場合もありますし、気の場合もあります。血なら刺すような痛み、気なら張るような痛みが特徴です。痛む場所は明確で、触れられるのを嫌がり、患部は紫や黒っぽくなります。わかりやすい例はたんこぶです。はっきり痛む場所がわかるし、さわると痛いですよね。血管からあふれ出た血がそこだけ滞っている状態です。

一方、さすると楽になる痛みや鈍痛というのは不通則痛とは違い、「不栄則痛」という状態です。たとえば、ぼんやりと頭全体が鈍く痛む頭痛なんかがそうですね。これは、血流の悪さではなく、栄養不足によって起こるものです。

このように、痛みには目に見えてわかりやすいものもあれば、体の中で起こっていてわかりづらいものもあります。

3月5日

中医学には、鼻水の色を見てその人の症状を判断するという「望診」という方法があり、黄色く粘り気のある鼻水や鼻づまりのときは、体が熱を帯びている状態とみなします。

その熱をもたらす原因のひとつが、ストレスです。ストレスで熱がこもっている人は、そのほかに、目が血走ったり口の中に苦味を感じたり、イライラしたり、口が渇いたり、おなかにガスがたまりやすかったりします。便秘や下痢をくり返したり、女性では月経前に胸が張って痛んだりもします。

まずは熱を冷ます食材をとり、それからイライラをしずめるオレンジやレモンなどの柑橘類、香味野菜を適量とるようにしましょう。あとは、深呼吸もお忘れなく。

黄色く粘りのある鼻水＋白目が赤くなるなら、ストレス過多

熱を冷ます食材

- 野菜
  …水菜、せり、セロリ、白菜、ほうれん草、れんこん
- 果物
  …梨、柿、りんご、びわ、バナナ、パイナップル、キウイフルーツ、いちじく
- その他
  …豆腐、湯葉、こんにゃく、白ごま、緑茶

3月6日

目の疲れは、こめかみの不具合にもつながります

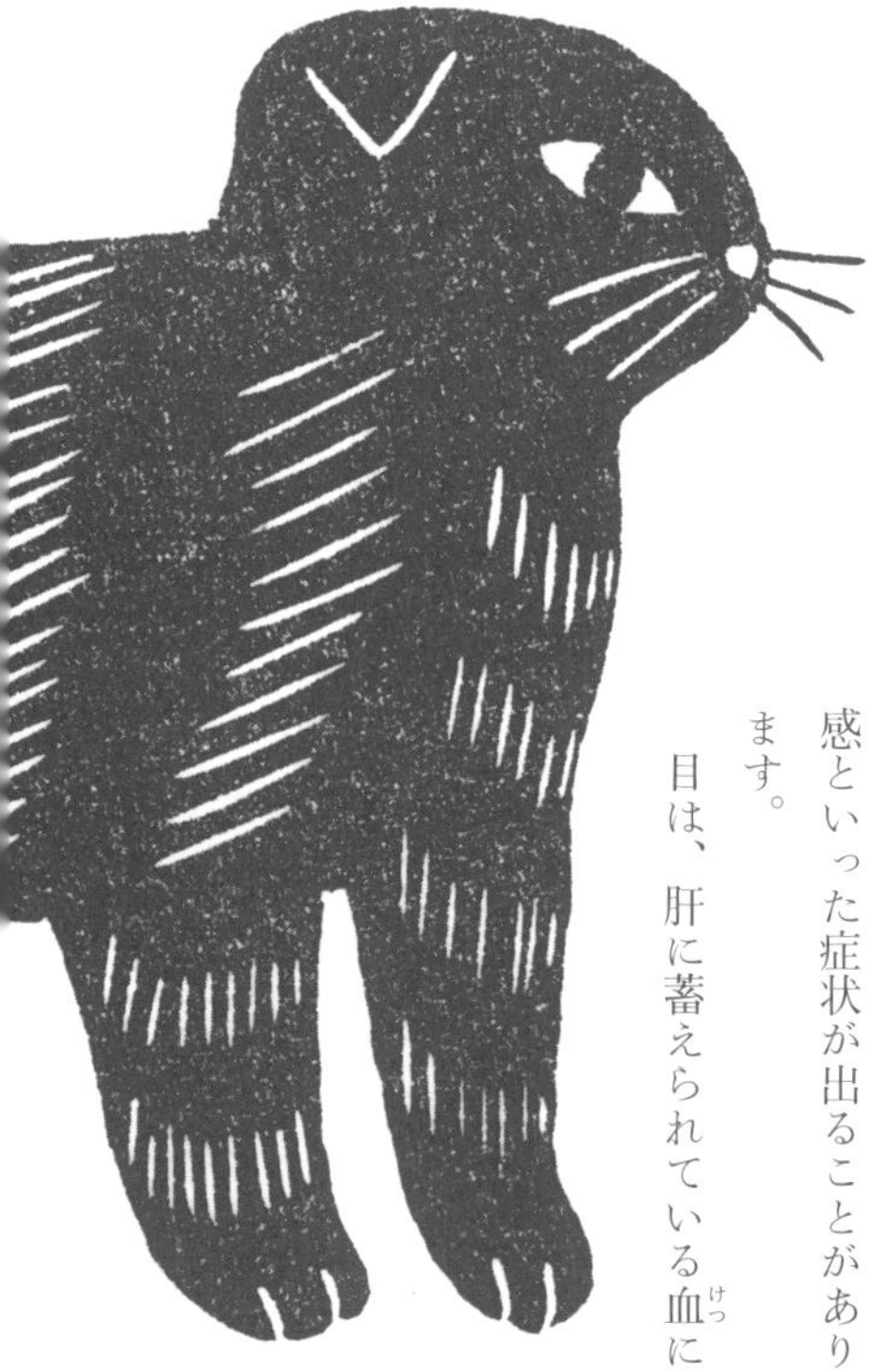

目を使い過ぎると、目だけでなく周囲の筋肉も疲労してしまいます。すると、目や目の周囲の筋肉がこり固まって血行不良となり、栄養や潤いがいきわたらなくなって、こめかみの痛みや張り、違和感といった症状が出ることがあります。

目は、肝に蓄えられている血《けつ》によって栄養とエネルギーが補われ、ものを見ることができていると中医学では考えます。ですから、目を酷使すると血を消耗することになり、肝は栄養不足で弱ってしまいます。

肝に不調があらわれると、経絡《けいらく》（エネルギーである気の通り道）を流れる気の流れがスムーズでなくなります。目と肝は経絡でつながっているので、気の流れが滞ることで張るような目の痛みが生じるのです。

3月7日

肩こり対策の第一歩は深呼吸と肩回し

肩こりを改善するには、それぞれの原因に合わせた対策が必要ですが、まずはしっかり深呼吸して肩を回し、滞った血流をよくしましょう。パソコン作業などのデスクワークでは、たいてい何時間も同じ姿勢でいることが多いので、1時間に1回は立ったり歩いたり屈伸したり、深呼吸したり、肩を回したりして血流を促しましょう。

肩がこったら肩をもんで血流をよくしようとしがちですが、血液が流れている血管はすべてつながっているので、末端の流れが悪くなっていると、いくら肩をもんでも流れません。全身を動かすよう意識してくださいね。

3月8日

口内炎の虚熱タイプは、早寝で潤いをチャージ

人の体は、体を温めるための「熱」と、それを抑制する「水（津液《しんえき》といいます）」が、ちょうど同

熱を冷まして潤いを
補いたいときによい食材

★野菜、きのこ、果物
…白菜、さといも、やまいも、にんじん、アスパラガス、きゅうり、トマト、れんこん、ゆり根、菊花、黒・白きくらげ、すいか、レモン

★肉、魚介
…豚肉、鴨肉、いか、あさり、しじみ、はまぐり

★その他
…豆腐、豆乳、白・黒ごま、クコの実

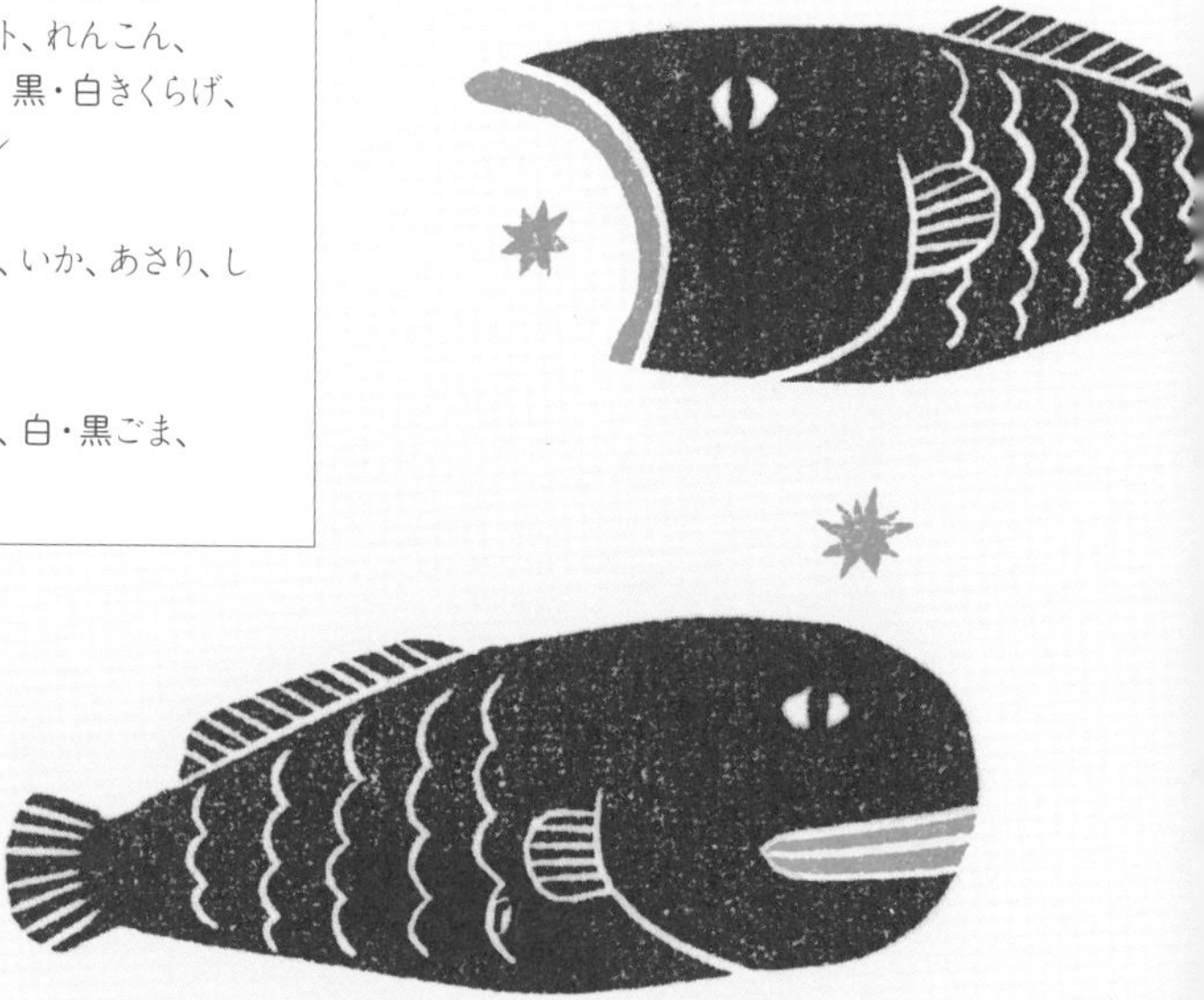

じ量あることで寒熱のバランスが取れている状態になり、これを中医学では理想とします。ところが、水が少ないと熱が相対的に過剰になり、体内の寒熱のバランスが崩れてしまいます。これにより生じるのが、虚熱タイプの口内炎*です。

このタイプの口内炎は、腎に蓄えられた陰（体の水分のもと）が減っている状態です。潤いが減る理由は、夜ふかし、偏食（潤いのもとになる食材が足りていない）など。

そこで、早く寝るように心がけ、熱を制御して潤いを補う食べものや、漢方を使って対策をとります。この潤いは水分をとるだけでは補えないので、「食べて補う」ことを心がけてください。

*虚熱タイプの口内炎は、小さめの口内炎ができ、くり返す慢性的なものが多いのが特徴です。

花粉症はバリアエネルギーの不足が原因

春といえば、春一番に代表される強い風が吹く時期です。このときに気をつけたいのは「風邪《ふうじゃ》」という風の邪気。風邪は冷えや熱、乾燥など、ほかの邪気を連れて体内に入り込み、不調を生み出す原因となります。花粉症も、この風邪が花粉を連れて体を襲った状態として考えます。

ところが、花粉にさらされても花粉症の症状が出る人と出ない人がいますね。中医学では、花粉症のおもな原因はバリアエネルギーの不足と考えます。このバリアエネルギーを「衛気《えき》」といい、これが体表や、皮膚、鼻、口の粘膜を覆い、花粉などの外敵から身を守っているわけです。衛気が十分にある人は花粉にさらされても花粉症の症状が出ませんが、衛気が少ないと花粉などの邪気が体に入り込みやすくなり、鼻水や目のかゆみなど、花粉症の典型的な症状となってあらわれます。

PMSの発端は、月経により肝に血が不足すること

月経前のホルモンバランスの変化が、体に不快な症状を及ぼす、いわゆるPMSの状態を、中医学では「肝血の不足により、体内の気の循環が停滞した状態」と捉えています。どういうことか説明しましょう。

中医学で「気」とは、体を正常に動かすためのエネルギーです。また、外敵から身を守る、体温を維持する、血流や飲食物を動かす、内臓を動かす、血液や汗、尿などが必要以上にもれ出ないようにする、汗を尿に変化させるなども行っています。この気を、体のどの部分に、どのくらいの量を流すか調節しているのは「肝」です。

肝は「血《けつ》(栄養や潤いのこと)の蔵」と呼ばれ、全身の血液倉庫であるとともに、肝自体も血の栄養作用により正常に機能しています。中医学では、月経前は全身の血が子宮に集まる時期と考えるので、ほかの部分では不足しがちになります。よって肝の血も少なくなり、気の巡りを統制する作用が低下し、実にさまざまな不調が見られるようになるのです。どんな症状が起こるかは、P115で紹介します。

3月11日

乾いたカゼには、ゆり根がおすすめです

カゼが長引いたときによく見られ、空咳を伴う「乾いたカゼ」。このタイプのカゼのときは、ゆり根をとりましょう。ゆり根は代表的な潤い補給食材で、生薬として漢方薬にも使われています。呼吸器系を潤すほか、精神を落ち着ける作用もあるので、夜に咳がひどくなって眠れなくなる人にもおすすめです。

おすすめのレシピは「ゆり根粥」。お粥を作り、とろみが出てきたらゆり根を入れて少し煮込み、塩であっさりと味つけして召し上がってください。

3月12日

花粉症になりやすいのは、こんな人

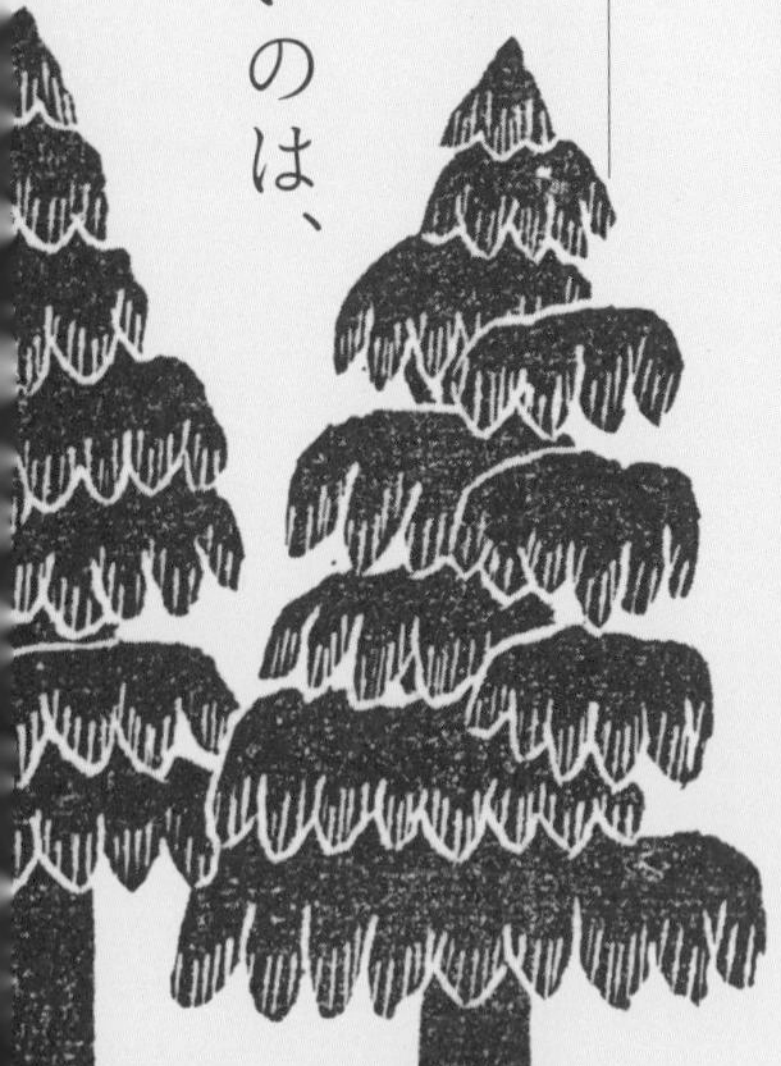

中医学において、花粉症のおもな原因は、外敵から身を守る衛気《えき》の不足と考えます。衛気は、呼吸で取り込む大気のエネルギーと、飲食物から作られるエネルギー、そして親から受け継いだもともと持っているエネルギーで作られています。なので、中医学的に花粉症になりやすいのは、左記のような人です。

1 空気が悪いところで生活しているなどにより、肺が弱っている人。または、呼吸が浅い人。深呼吸ができていない人

2 食事の偏り、暴飲暴食、ストレスなどにより、胃腸での消化吸収力が低下している人。または腸内環境が悪化している人

3 両親から受け継いだエネルギーが弱い虚弱体質の人

どれかひとつだけでなく、すべてに重なる原因を持っている方もいます。

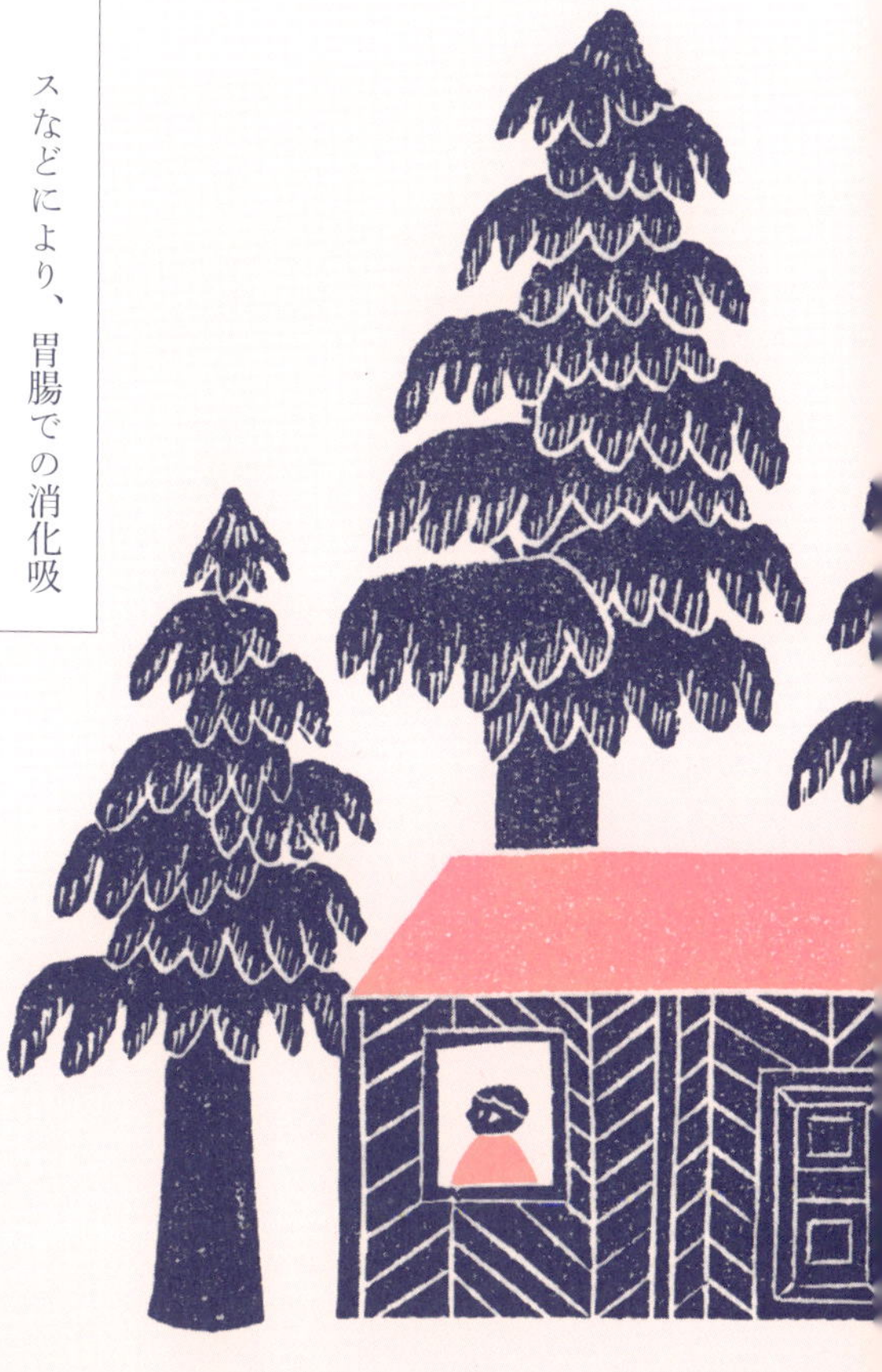

3月13日

なんとなく落ち着かないのは慢性のイライラです

カーッと頭に血が上るような急性的なイライラに対して、慢性的なイライラというものも存在します。これは、急性的なイライラのような思いや悩み、ストレスなど、明らかな原因がないのにも関わらず、イライラが持続する状態です。

カーッとなる激しい感情の爆発はありませんが、落ち着かず、そわそわしたり、ちょっとしたことが気になったりします。

慢性的なイライラは、心火《しんか》や肝火《かんか》*の処置を誤り、慢性化してしまうことがおもな原因です。慢性化した心火や肝火は、体内の潤いを煮詰めてしまい、粘性のドロドロとした物質を生み出し、痰熱《たんねつ》という別の熱を作り出します。この熱が慢性的イライラを引き起こします。特徴的な症状は、イライラや不眠、動悸に加えて、驚きやすい、痰が多い、吐き気、胸苦しい、めまいなどです。対策については、P110で紹介します。

*思いや悩み、恋愛が成就しないとき、欲求が満たされないときなどに起こりやすいイライラのもとが「心火（しんか）」。人間関係やプレッシャーなど精神的なストレスや怒りなどから起こるイライラのもとが「肝火（かんか）」です。

3月14日

春の乾燥に悩む人は、肝を元気にすることが改善への道

肝には「蔵血《ぞうけつ》」といって、血《けつ》を蓄える働きがあります。血は細胞や組織、器官に栄養と潤いを与えているものです。ですから、肝の働きが低下して血が不足すると、栄養が届かず乾いてしまうので、目がしょぼしょぼしたり、筋肉がピクピクしたりつったり、立ちくらみがしたり、不眠になったり、経血の量が減ったり、月経が不定期になったりします。また、皮膚や髪の毛も乾燥しやすくなります。

肝の働きを妨げるものはストレスのほか、過労、睡眠不足、目の使い過ぎです。ですから、春はこうしたことに気をつけて、肝が元気に働けるようにしてあげてください。また、肝の働きを促す酸味をとるのもおすすめです。

3月15日

月経トラブルがある人は、タイプを知っておきましょう

月経のトラブルの原因は人それぞれですが、何がトラブルを引き起こしているかによって、４つのタイプに分けることができます。それぞれのタイプにより、トラブルの症状や緩和する対策が異なるので、自分はどれに当てはまるのかを把握しておくといいですね。

冷えタイプ

- □寒がりでむくみやすい
- □エアコンの風が苦手
- □冬にしもやけになることがある
- □トイレが近く、軟便や下痢もしばしば
- □おりものの量は多いか、サラサラ
- □冷たい飲食物が苦手

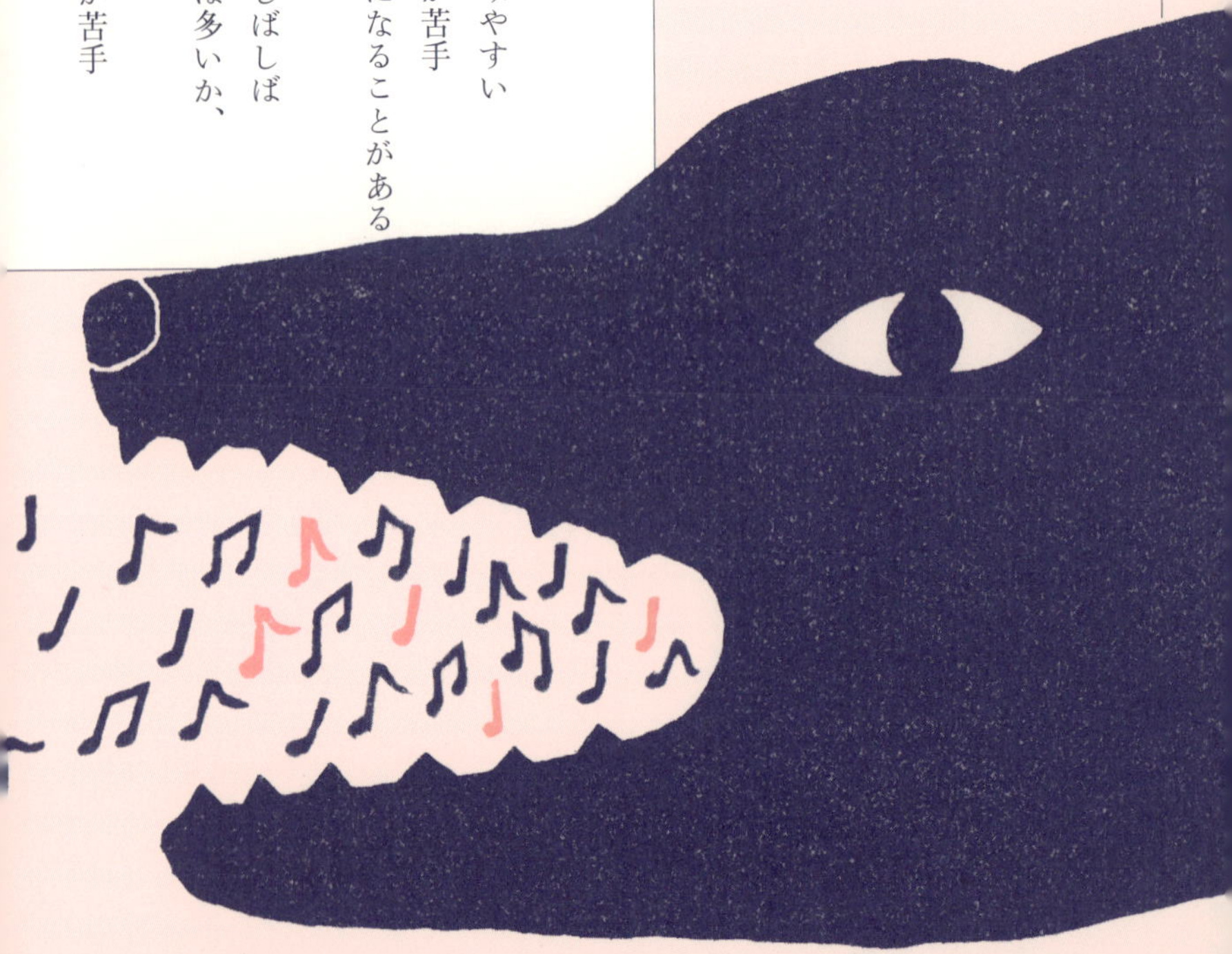

ストレスタイプ

□イライラや憂鬱《ゆううつ》など感情の波が激しく、ため息が多い

□おなかの張りや月経前に胸が張って痛む

□下痢と便秘をくり返す

ドロドロ血タイプ

□足は冷えるのに、頭や上半身はのぼせる

□クマやシミができやすい

□ひどい月経痛に加えて、肩こり、頭痛もある

□唇や歯ぐき、舌の色が紫色や黒っぽい、舌に紫や黒のシミが見られることもある

□痔がある

□子宮内膜症や子宮筋腫がある、または高脂血症や梗塞があると病院で言われたことがある

血《けつ》不足タイプ

□冷え性で乾燥肌

□髪がパサパサで、ツヤがなく枝毛が多い

□貧血がある、なくても月経前後に頭痛やめまい、ふらつきがみられることがある

□階段を上るぐらいで動悸がする

□月経周期が乱れやすい

□爪が弱くあざができやすい

□便秘気味

□不安感が強い

□睡眠の質が悪い

それぞれのタイプの症状の特徴と対策は、別の項で紹介しています。冷えタイプはP142〜143、ストレスタイプはP202〜203、ドロドロ血タイプはP260〜261、血不足タイプはP358〜359をご覧ください。

3月16日

更年期障害はほかの病の引き金になることも

女性の体は、年齢を追うごとに、そして月経や妊娠、出産などを経験するごとにホルモンのバランスが大きく変化します。そうした変化の大きなものに、「閉経」と「更年期」という時期があります。これは女性の一生の中でも、とくに大きな変化のひとつです。この変化にうまく体が順応せず、さまざまな症状が出る方もいます。これがいわゆる「更年期障害」で、40代後半からはじまる不調とよくいわれています。

肩こり、手足のしびれ、気力がないなど不快感が多いのにもかかわらず、検査をしても異常が出ないので、人には理解してもらえないつらい状態ですね。また、それが高じて精神的なトラブルを抱えてしまうケースもあります。さらに高脂血症、肥満、動脈硬化、高血圧、心臓病、糖尿病、骨粗しょう症などを引き起こす要因になるので見過ごせません。

3月17日

花粉症には「冷えタイプ」と「熱タイプ」がある

単に花粉症といっても、症状は人それぞれです。実際に、「私は目がかゆくて我慢ならないが鼻水は出ない。だけど、あの人は鼻水が止まらなくてつらそうだな」などと思った経験もあるのではないでしょうか。実は、花粉症には2つのタイプがあります。

ひとつは、寒気がしたり、だらだらと水っぽい鼻水が出たり、くしゃみを連発したりする「冷えタイプ」。もうひとつは、目のまわりが真っ赤になったり、目や肌がかゆくなったり、のどがイガイガしたり、黄色い鼻水が出たりする「熱タイプ」。そして、両方を併発する混合タイプもあります。

どれも基本は衛気《えき》の不足がもとになっているので、衛気不足の対策をしつつ、それぞれのタイプに合った対策をとるのが大切です。具体策は次の項から紹介します。

3月18日

花粉症の「冷えタイプ」は外と内から体を温めて

寒気がしたり、だらだらと水っぽい鼻水が出たり、くしゃみを連発したりする「冷えタイプ」の花粉症は、防寒保温に努めることと、シャワーで済ませずにできるだけ湯船につかること。

そして、玉ねぎ、ねぎ、しょうがなど体を温めるものをとることを心がけましょう。同じ温めるも

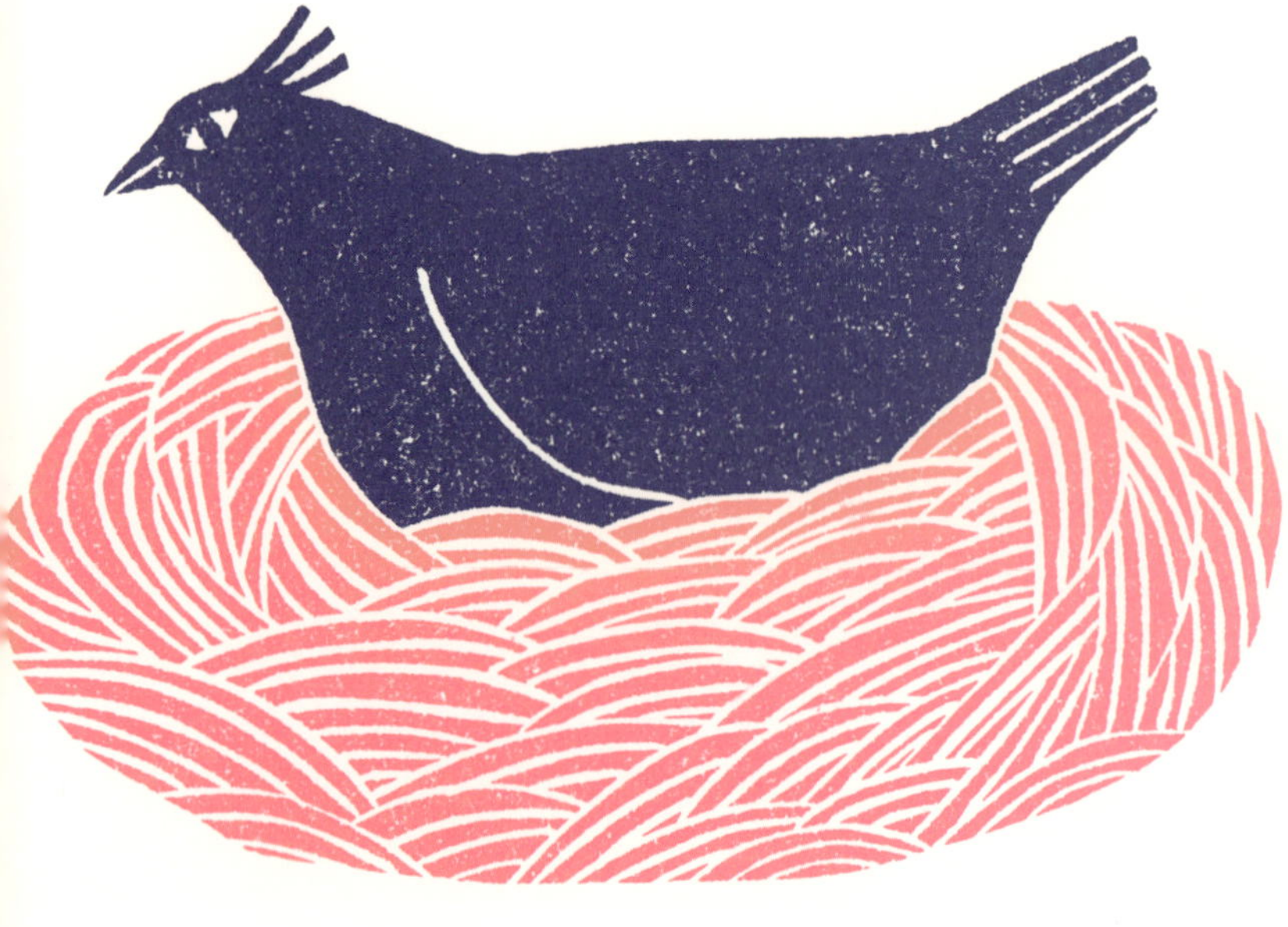

のでも、牛肉や羊肉などは、消化に時間がかかり胃腸の負担になることもあるので、控えるようにしてくださいね。また、一般的に花粉症によいと思われているヨーグルトは、潤いの性質を持っているため、体内に余分な水分を補いすぎて、鼻水などを助長する可能性もあるので、避けましょう。腸内環境を整えるために乳酸菌をとりたいと考えている方は、ぬか漬けやみそなど、日本にある発酵食品をとるといいですね。

3月19日

花粉症の「熱タイプ」は熱を冷ます食べものを

目のまわりが真っ赤になったり、目や肌がかゆくなったり、のどがイガイガしたり、黄色い鼻水が出たりする「熱のタイプ」の花粉症には、熱を冷ますミント、きゅうり、トマト、なす、ごぼう、セロリ、ドクダミなどがよいでしょう。油っこいものや唐辛子、しょうがなどは熱を悪化させるので避けましょう。

ただし、熱をとりたいからと冷たいままや、生のままとるのは、体表を守ってくれている衛気《えき》を作る脾《ひ》（消化系）を弱めます。できるだけ加熱してとるようにしてくださいね。目のかゆみには、煎じ薬としても使われる、菊の花のお茶がおすすめです。

3月20日

心のトラブルを抱えている人を責めてはいけません

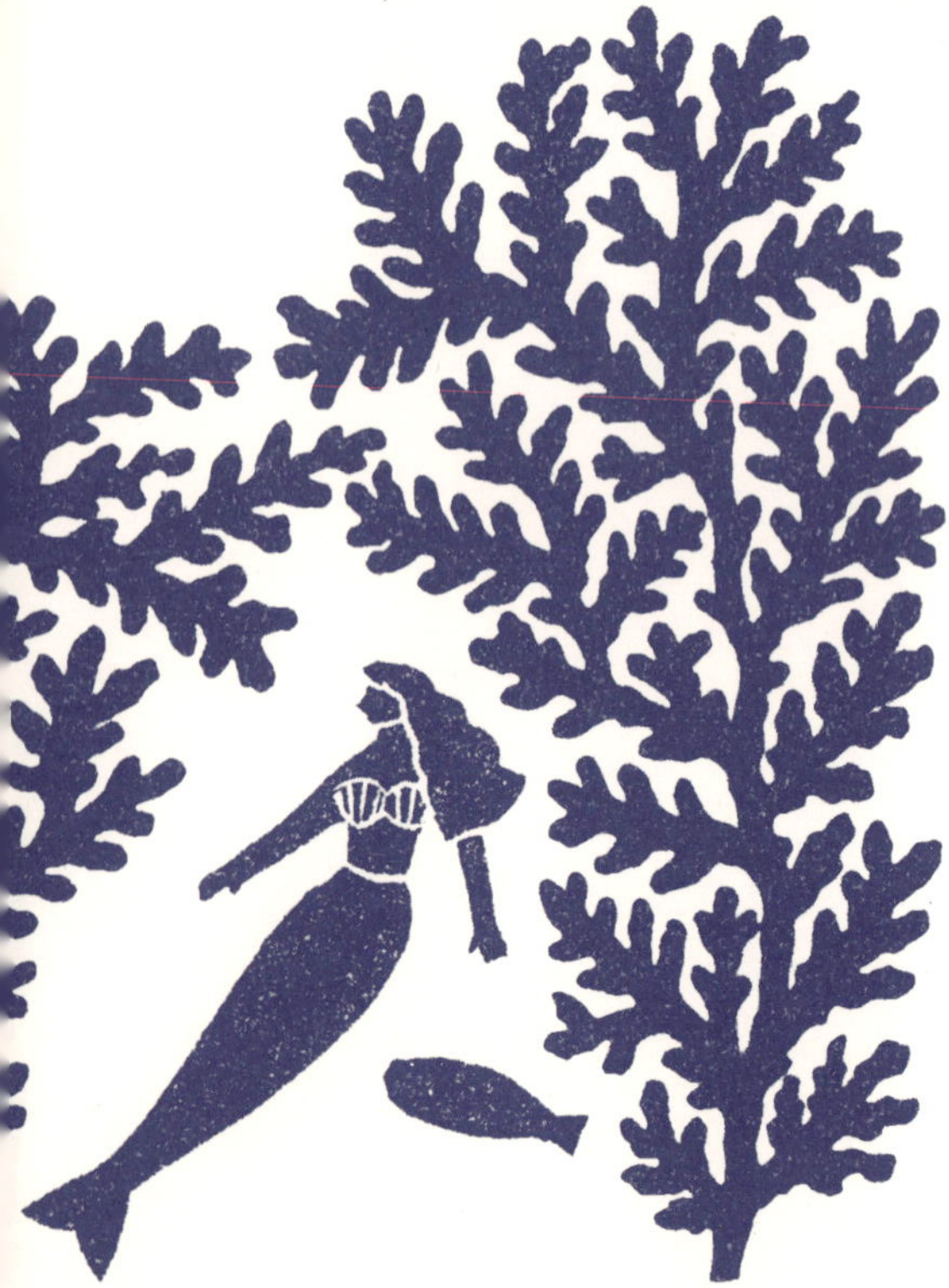

心にもやもやを抱えている人に決してしてはいけないのは、責めること。本人が自分で自分を一番責めています。つい、何かアドバイスを言わなきゃとか、ほめたり励ましたりしなくちゃと思いがちですが、どれもしなくていいです。もうせいいっぱいがんばっていますから。

実は、何もしないで寄り添うのは、とても難しく、もどかしいです。イライラすることもあります。でも、もどかしさもイライラも一番感じているのはその本人だ、ということをたまに思い出して、ただただ寄り添うことです。

3月21日

乾燥が原因の便秘は、熱を冷まし潤いを補う食べものを

便秘を引き起こす乾燥には、2つ原因があります。

ひとつは、辛いもの、油っこいもの、酒など、熱を発生させるもののとり過ぎにより、腸内の潤いが消耗する場合です。これはP52で実秘《じっぴ》①に当てはまった人です。

対策は、まず食生活の改善を心がけ、体の熱を冷まして潤いを保つ、こんにゃく、きゅうり、すいか、バナナなどを食べてくださいね。

もうひとつは、過労や過度の発汗、熱を出したあとの回復期などで体内の潤いが足りなくなって起こるものです。P53では虚秘《きょひ》①に該当した人で、女性や高齢者に多く見られます。*このタイプは、しっかり潤い成分を補給し、足りない血《けつ》を補うこと。体の内側から潤す食材をとることが大切です。血を補う食材は、黒ごま、黒豆、ひじき、ナツメ、プルーン、ぶどうなど。潤いを補う食材は、白ごま、はちみつ、白菜、豆腐、豆乳、白きくらげ、ゆり根、梨などがおすすめです。

*女性は月経、出産、授乳など、血を失う機会が多いため、体のすみずみに潤いを届けている血が不足しがち。だから、この乾燥タイプの便秘を起こしやすいのです。また、加齢や貧血などで体内の血が不足すると、腸の潤いも足りなくなり、便意はあるけれど乾燥して出にくくなります。

3月22日

冷・油・甘のとり過ぎが認知症の引き金に

血流を悪化させる「瘀血《おけつ》」のひとつの要因に「痰湿《たんしつ》」があります。痰湿は生ものや冷たいもの、油っこいもの、甘いもの、そして味が濃い食事などによって体内に発生し、ベタベタとたまっていきます。ちょうど排水口のぬめりのようなものです。この痰湿が、血の中にも混ざり込んで、粘りのあるドロドロ状態にします。これが「瘀血」の要因であり、脳だけでなく全身の血流の悪化を招きます。

認知症予防のためには、痰湿とそこから発生する瘀血をいかに生み出さないかがポイントです。下記に、痰湿がたまると起こりがちな症状をあげたので、チェックしてみてください。

- □吐き気がある
- □食欲不振
- □便がゆるい
- □痰が多い
- □耳の閉塞感がある
- □めまいがする
- □のどや胸につまった感じがする
- □肥満
- □体が重い
- □頭がヘルメットをかぶったように重い
- □舌に厚い苔がべったりとついている

3月23日

湿ったカゼは、風が湿気を連れてきた状態です

湿ったカゼとは、湿った風やジメジメした湿気が湿邪《しつじゃ》となり、風とともに体に入り込んだ状態です。

症状は、胃のむかつき、胃の痛み、食欲不振、嘔吐、腹痛、下痢、鼻水、痰《たん》が多いなどです。

対策は、体内の湿（余分な水分）を取り除きながら、胃腸の働きを整えて治します。

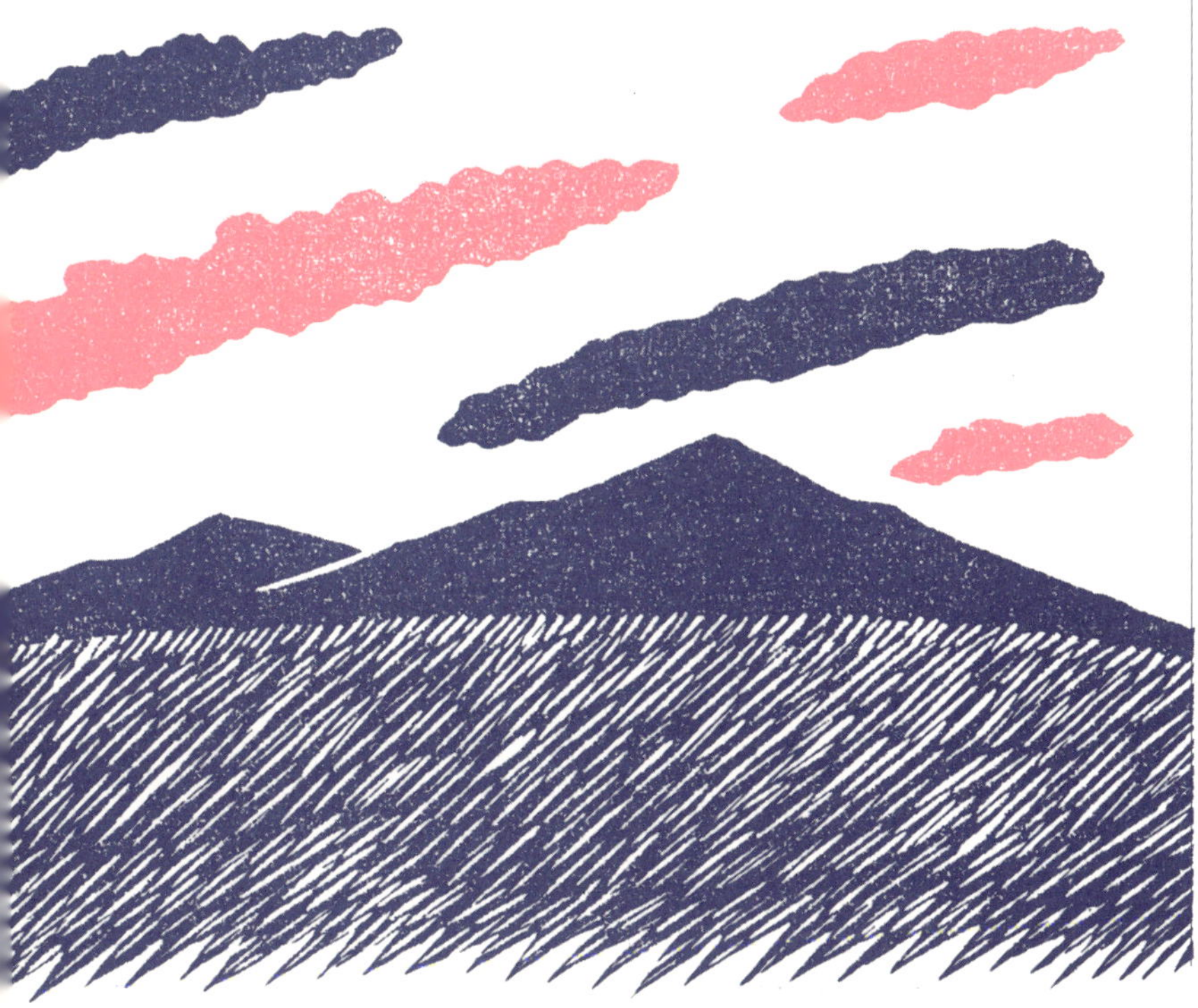

3月24日

もともと胃腸が弱い人にヨーグルトは不向き

もともと脾胃《ひい》（消化系）が弱く、1日2～3回の下痢や、消化不良のような水様便が見られる方は、普段からほかの人が大丈夫でも自分は気をつけるという心がまえが必要ですね。

脾は乾燥と温かいものを好みます。逆に、ドロドロしたものや、冷たいものを嫌います。一般的におなかによいイメージのあるヨーグルトは、中医学から見ると、このタイプでは避けるべきです。また、元気をつけると思われがちなネバネバ系食材や餅なども、ネバネバしていて消化しにくいので、下痢や軟便、食欲不振が見られる人や子ども、高齢者は避けるほうがよい食材とされています。ただし、ネバネバ食材の長いもは、滋養の力もあるので、加熱して食べるようにしてくださいね。

3月25日

不妊は女性だけの問題ではない。男性も自分事に！

不妊の問題は、長らく女性だけがその治療の対象とされていました。昨今になって、ようやく夫婦の共同作業という考え方が広まってきたのではないでしょうか。最近では、精子も卵子と同じく老化することがわかってきています。厳密には女性の場合と意味は違いますが、精子も加齢に伴って妊娠させる能力が低下してきます。男性の妊娠力というのは、卵子までちゃんと到達できる、元気で正常な精子がどれだけいるか、です。

私のところに来る相談者の中にも、妻が一所懸命漢方を飲んでいたのに、精子検査をしたら夫のほうに精子が少なかったなんてこともしばしば。それではいくらがんばっても子宝には恵まれません。「とにかくまず検査」を大事にしてください。精子検査は、不妊クリニックだけでなく、泌尿器科でもできます。

3月26日

イライラや憂鬱《ゆう うつ》で寝つきが悪いときは、熱を取る食材を

中医学でいう不眠症には、2つのタイプがあります。まずはそのひとつ、ストレス過剰タイプをご説明しましょう（もうひとつのタイプはP122で紹介しています）。

イライラすることを「カッとなる」、「頭に血がのぼる」といいますが、ストレスは熱を生み、その熱は体の上部に影響します。寝つきが悪い方の症状を聞いてみると、イライラや憂鬱《ゆううつ》感、体のほてりなどを感じてなかなか寝つけない、考えや不安、悩みが頭の中をぐるぐる回りそれが止まらなくなって眠れなくなる、といった訴えが多いです。ほてりはもちろんですが、こうした止まらない思考なども、中医学では熱の症状として捉えます。

熱は高ぶらせる、動きを早めるといった作用を持ち、逆に寒は抑制させる、鎮静させる、動きを遅くするといった力を持っています。なので、まずは過剰になった熱を冷ますことが大切です。それには、涼性の食材をとることです。*逆に、熱のもとになる辛いものや油っこいものは控えましょう。

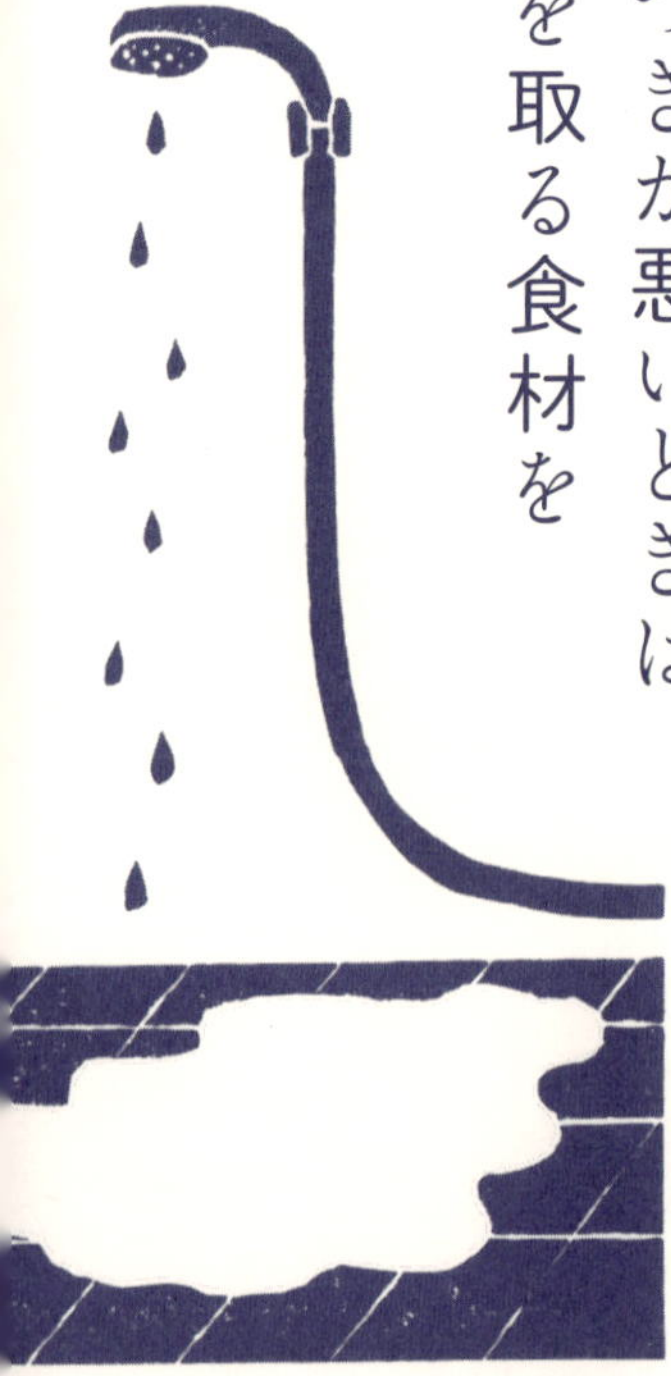

*ふき、れんこん、ゴーヤー、セロリ、たけのこ、レタス、わかめ、海苔、菊花、グレープフルーツなどがおすすめです。

3月27日

体が重だるいときは入浴がおすすめ

湿度が高いときや、むくみがひどいときのほか、舌にある白い苔が舌の色が見えないくらいべったりついているようなときも、入浴して発汗するのがおすすめ。これらの症状は、水分が体内にたまってしまっている状態ですので、汗をかいて余分な水分を追い出しましょう。しかし、過度の発汗は、潤いを消耗してしまいます。何事もやり過ぎはよくないので、じんわり汗をかく程度の時間で入浴してください。

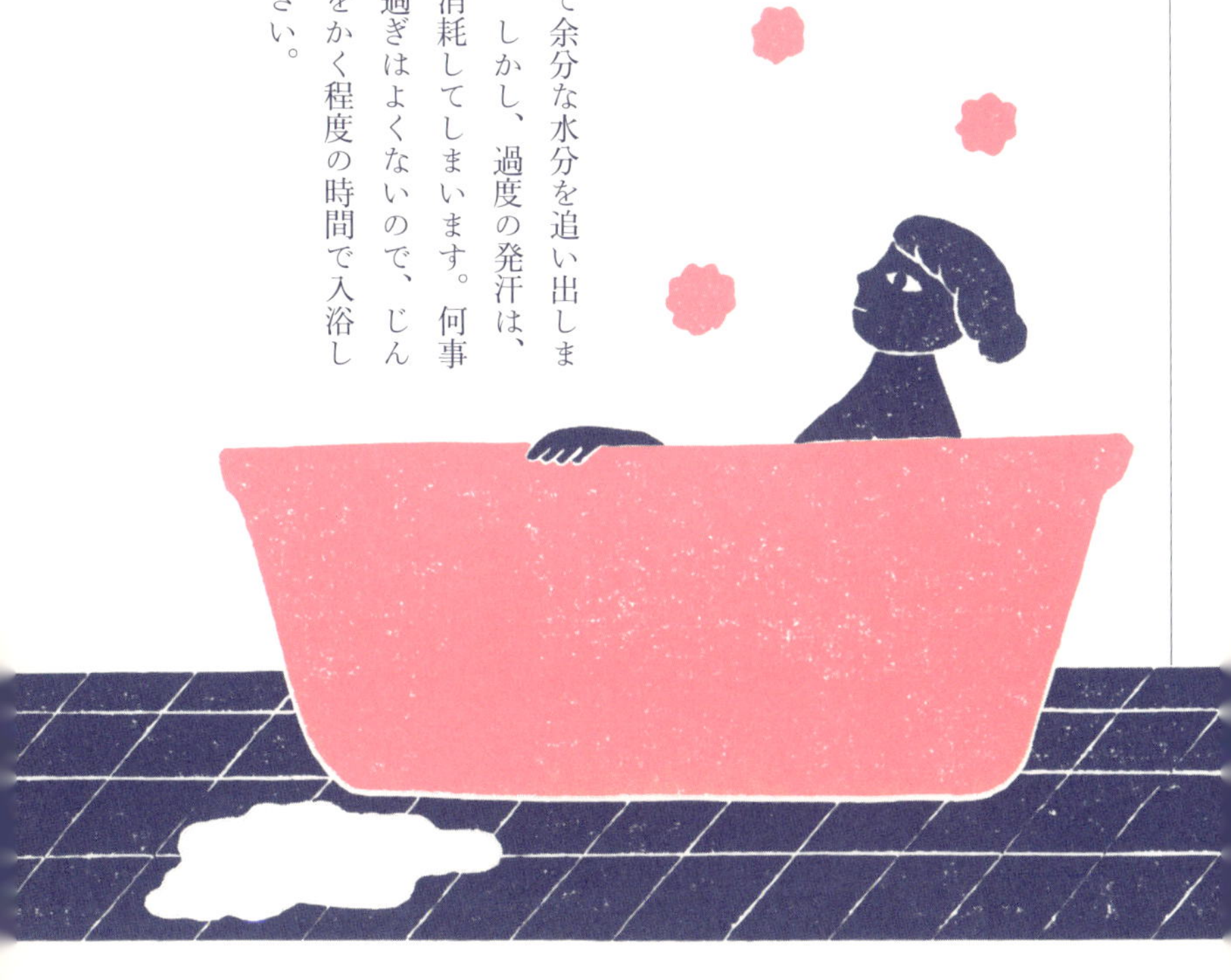

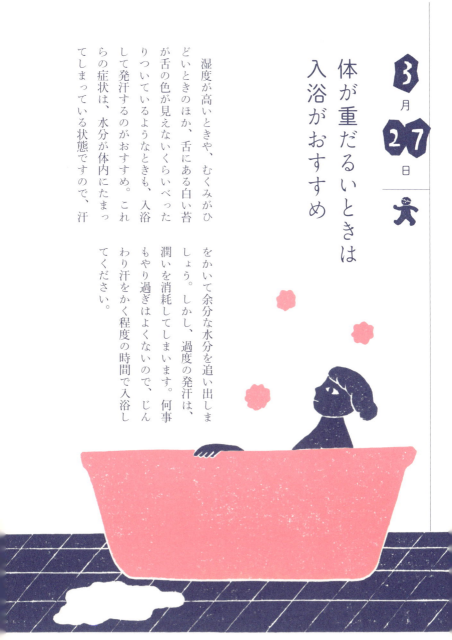

3月28日

陰の食べものは体を潤します

陰とは、リンパ液やだ液、細胞内の水分、関節の潤滑液、消化管の消化液、血《けつ》やホルモンなどを含む体液の総称です。陰が不足すると、のどが渇きやすく冷たいものを欲し、ほてりやすく、のぼせやすいという症状が見られます。急な脱水で不足する場合もありますが、多くは時間をかけて足りなくなります。

陰は体液の総称ではありますが、だからといって、ただただ水を飲めばいいわけではありません。これらの体液は、飲食物を原料に作られるので、陰を補うためには陰に代わる食べものをとる必要があります。

逆に、体に不要な水分がたまってしまうと、体が重く感じられた

陰を補う食材

- 野菜、きのこ、果物
  …トマト、きゅうり、かぶ、やまいも、ゆり根、白きくらげ、すいか、メロン、梨、ライチ、レモン
- 肉、魚介
  …豚肉、鴨肉、いか、牡蠣、はまぐり
- その他
  …豆腐、豆乳、松の実、黒ごま、黒豆、ミントティー、緑茶、菊花茶

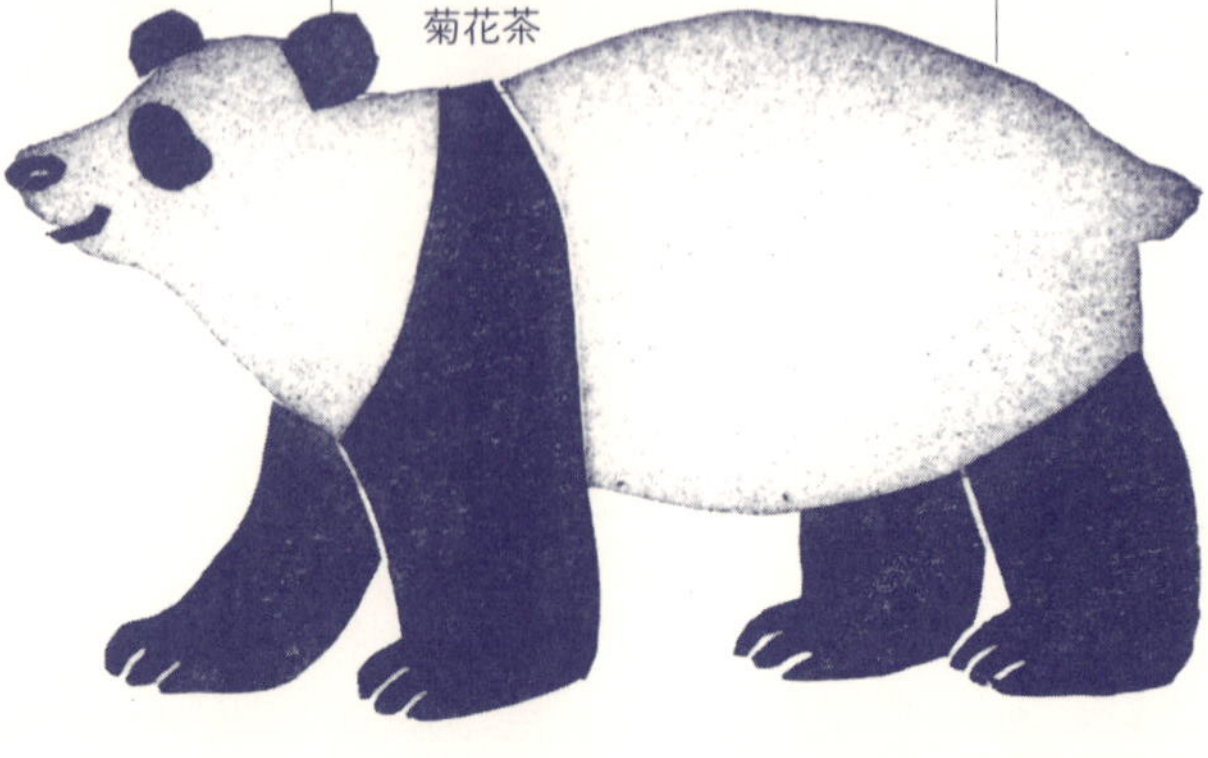

かぶ、やまいも、ゆり根、白きくらげ、いか、豆腐、松の実、梨などの白いものと、黒ごま、黒豆、牡蠣などの黒いものには、潤いを補う働きがあります。

り、頭が重たい感じがしたり、めまいやむかつき、嘔吐、下痢、むくみ、汗が多いなどが見られます。

3月29日

食べものの色は、体調に影響を及ぼします

「五行思想」という言葉を聞いたことがありますか？　これは中医学のベースになっている考え方で、簡単にいうと、自然界に存在する「木、火、土、金、水」の5つの構成要素とその特性のことです。

そして、これら5つの構成要素には、関連する5つの色、青（または緑）、赤、黄、白、黒があります。さらに、木は肝（自律神経、情緒系）、火は心《しん》（循環器系、意思系）、土は脾《ひ》（消化系）、金は肺（呼吸器系、皮膚）、水は腎（内分泌系、水分代謝系）というように五臓とつながっていると考えます。

この思想は、食事にも受け継がれています。和食で大切とされる「五色」（青〈または緑〉、赤、黄、白、黒）も、五行思想がもとになっているんですよ。また、味にも酸味、苦味、甘味、辛味、鹹味《かんみ》（塩からい）の「五味」があります。

五色と五味をまんべんなくとることが、五臓（肝、心、脾、肺、腎）を養うために、言い換えれば心身ともに健康でいるために、重要であると中医学では考えています。

3月30日

春は苦味を楽しむ

春の養生では、苦味を楽しむというのがコツです。というのも、春は自然界の陽気の高まりに沿って、体の中にあるエネルギーである気も上へ、外へと動く季節です。そのおかげで活動的になれるのですが、ともするとのぼせたり、そわそわしたりしがちになります。これはエネルギーの動きがちょっと過剰になった状態です。そんなときは、鎮静させる力を持った苦味をとるようにします。苦味には、体内の不要物を外に出す働きもあるため、苦味をとり、冬の間にため込んだ不要物も外に出すようにするのがいいのです。

春の苦味の代表は、山菜ですね。ただし、元気がない人、もともと抑鬱《よくうつ》が強く、やる気が低下している人は、苦味をあまりとる必要はありません。適度に楽しむ程度にしてください。

3月31日

中医学には、舌の様子でその人の健康状態を診る「舌診《ぜっしん》」という方法があります。

まず、舌の色をチェックして、**1**淡い（白っぽい）、**2**赤い、**3**両側だけ赤い、**4**暗い紫、**5**白いなどを見ます。

舌を見るときは、舌自体の色をチェック！

1の淡い色の舌は、体に栄養と潤いを運ぶ血《けつ》が不足しています。
2の赤い舌は熱がこもった状態です。
3の舌の両側が赤いのは、ストレス状態を表します。
4の舌の色が暗い紫だったり、シミや黒い斑が見られたりするのは、血の流れが悪くなっている状態です。
5の舌自体の色が白い場合は、血が足りなくなっているかもしれません。

このとき注意してほしいのは、舌の色と苔（舌の表面につく苔状のもの）の色を見分けることです。舌の色を見るときは、舌の側面の色を見てください。正面は白くても側面が真っ赤なら、舌の色は赤いとみなし、熱がこもっていると判断します。

緊張は気の巡りの滞りにより生じます

結婚式のスピーチや仕事のプレゼンで人前で話したり、新学期にみんなの前で自己紹介したり。こうしたとき、心臓はバクバク、肩は上がって息も荒くなり、汗をかき、食欲がなくなって、頭が真っ白になる。こんな経験、みなさんはありませんか？　実は私はよくあります。

　このように、緊張はある種の興奮状態で、中医学的には絶えず体内を巡り、さまざまな活動を支えている気の巡りが滞ってしまっている状態です。気の巡りが滞ると、たとえば、考える、胃腸を動かす、発汗を調節するといったさまざまな活動に不調が出てきます。筋肉はリラックスを忘れ、体は力が入った状態になり、肩が上がり、脇腹や胸、おなかが張って痛んだり、こめかみが張るように痛んだりといった不調を感じます。

　では、どうすれば緊張せずに済むのでしょう？　それはＰ３４２で紹介します。

花粉症対策は、しっかり食べて寝て呼吸する！

体表や粘膜を覆い、花粉などの外敵から身を守っている衛気《えき》が不足すると、刺激にやられ、粘膜が腫れ、炎症を起こしてかゆみや痛みになったり、冷えて水っぽい鼻水がだらだら出たり、いわゆる花粉症の症状があらわれます。そのほか、すぐカゼをひいたり、寒暖差に弱くなったりもします。

「しっかり食べてしっかり寝る。そしてしっかり呼吸する」。これが衛気を強める基本です。ただし、疲れているから精をつけようと、焼き肉など消化にエネルギーが必要な食事をくり返したり、冷たいビールなどの飲みものを毎日飲んだり、甘いものをたくさんとったりするのはいけません。飲食物から衛気を作る脾《ひ》（消化系）の力が低下して花粉症を発症、もしくは悪化させますのでご注意を。

4月3日

体を温めたいときにおすすめの食べもの

★肉、魚介
…牛肉、鶏肉、羊肉、あじ、いわし、さば、鮭、あなご、えび

★野菜
…かぼちゃ、玉ねぎ、ねぎ、かぶ、しそ、にんにく、しょうが、らっきょう

★果物
…金柑、さくらんぼ、桃

★種実
…栗、松の実、くるみ

★スパイス
…シナモン、こしょう、唐辛子

★その他
…いんげん豆、もち米、米麹、日本酒、酢

体を温める食べもののうち、なじみのあるものを右記にあげてみました。ただ、注意してほしいのは、とにかく温めればいいわけではないということです。体の中は熱と冷の力の両方があることがと

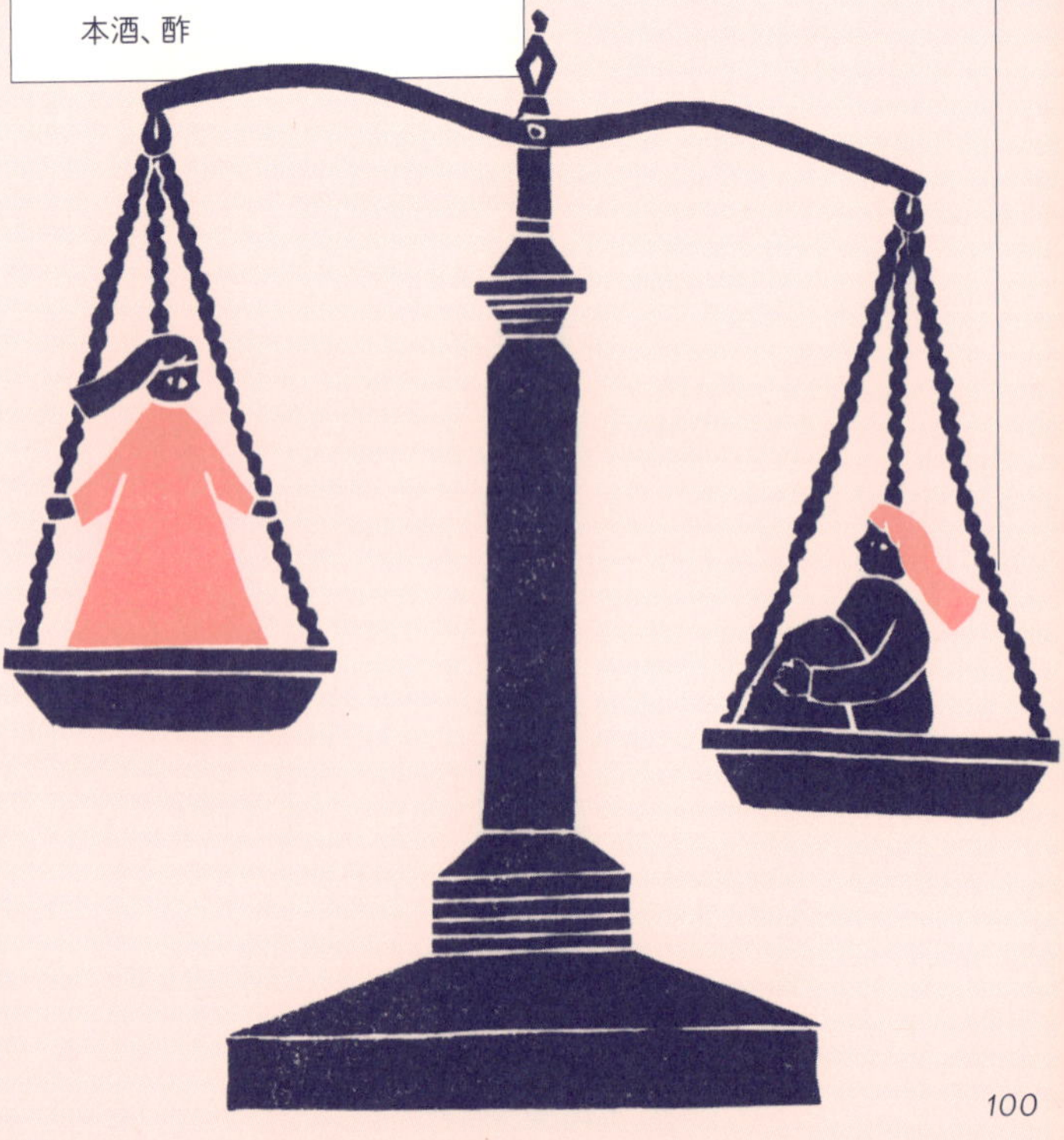

ても大切です。温めるものばかりをとり過ぎてしまうと、のぼせや熱の症状である肌トラブルや粘膜の炎症、イライラが出てくることもあります。何事もやり過ぎは禁物です。

4月4日

冷えやストレスも、ドロドロ血の原因に

中医学において、血《けつ》は油のような特性を持っていると考えられており、冷えると流れにくくなります。冬の寒い時期に、台所の油がビンから出にくいことがあるでしょう？ あんなイメージです。冷え性の人や普段から薄着の人、冷える環境で生活や仕事している人などは要注意。冷えが原因で、瘀《お》血《けつ》（ドロドロ血）が作られてしまいますからね。

また、血の巡りは気の巡りにも影響を受けます。中医学では、血は気というエネルギーによって動かされていると考えるからです。ストレスや疲労などによって呼吸が浅くなったり、正しくリラックスできない日々が続いたりすると、本来はスムーズに全身を巡って体の働きを調節している気の巡りが悪くなります。すると、それにより血の巡りも悪くなってしまうというわけです。

ドロドロ血の原因には、ほかに偏食や栄養不足もあります。ドロドロ血になっていないか、P136でチェックしてみてください。

めまいの原因のひとつは、脳の栄養不足です

めまいは脳が関与しているので、その原因は頭痛とよく似ています。めまいの原因は3つ。ひとつ目は、脳に栄養が行かず、正常に機能しなくなったことで起こるものです。*中医学で脳は、血《けつ》や精《せい》、そして気という栄養物質によって養われ、正常に機能していると考えます。これらの栄養物質が不足すると、脳は正常な機能を失い、めまいにつながるのです。ですから、出血や胃腸の弱りにより栄養やエネルギーがしっかり吸収されなかったり、過労によってエネルギーや栄養を消耗し過ぎていたりすると、目がかすんで、足がだるくなり、頭がフラフラします。栄養不足でめまいがする人は、当然ですが、疲れているときに悪化します。対策は次項で紹介します。

*残りの2つの原因は、ストレスなどでカッとなって起こるもの（P130）。そして偏食によるもの（P163）です。

4月6日

栄養不足や滋養力の低下によるめまいは、まず休息を

めまいの原因が脳の栄養不足の人は、とにかく休むこと。疲労がたまってぐらぐら目が回るときはもちろんですが、日頃から疲れがめまいにつながることを自覚して、休むことも日々の生活の流れに組み込んでください。めまいがするときは、帰宅したら、とりあえず化粧だけを落として寝てしまいましょう。

おすすめの食材は、太刀魚、えび、レバー、羊肉、やまいも、いちご、ナツメ、黒豆、黒ごま、海苔などです。

4月7日

花粉症は、油・甘・冷を控え、加熱野菜をたっぷりと

花粉症のおもな原因は、体を守るエネルギーの衛気《えき》不足です。それを回避するには、疲れているときはとにかく休息し、普段から少しでも早く寝るよう心がけ、食事はシンプルなさっぱり味で温かいものを続けること。たとえば、市販のスープの素を使わない鍋や、生米から作るお粥、湯豆腐などはいいですね。また、下記のような食材は、胃腸を整えてエネルギーを生む働きがあるので、日々の食生活にとり入れましょう。とりわけ現代人の胃腸機能低下による衛気不足は深刻です。花粉症の症状に悩んでいるときは、油っこいも

★野菜、きのこ
…じゃがいも、やまいも、さつまいも、かぼちゃ、キャベツ、しょうが、しそ、パクチー、タイム、しいたけ、しめじ、まいたけ、きくらげ

★穀類
…米、もち米、粟、大麦

★豆類
…ささげ、大豆、豆腐

★肉、魚
…鶏肉、さば、にしん、かつお、鮭、ぶり

★その他
…栗、ナツメ、ハスの実、チンピ

の、甘いもの、冷たいものを避けてください。ベジタリアンとまではいかないものの、できるだけ加熱した野菜をたっぷりとりましょう。それだけでも症状が少し軽くなると思います。

4月8日

食事を見直せば肩こりも改善

偏食や暴飲暴食により体内に不要物がたまると、血がドロドロになって流れにくくなり、痛みになります。

肥満気味の方や、暴飲暴食が続いている方は、食習慣の見直しを。

油っこいもの、甘いもの、味の濃いもの、生もの、体温より冷たいものは、体内に不調なドロドロの痰湿《たんしつ》を作り出す原因となり、結果的に血もドロドロになってしまいます。

食事面では、加熱した野菜やきのこがたっぷりのみそ汁のほか、ドロドロのもとを取り除く力があるハトムギもおすすめです。米に混ぜて炊くこともできますし、ハトムギ茶はより簡単に成分を取り入れられます。ただし、ハトムギの成分がブレンドされたペットボトル飲料ではなく、煮出して作るようにしてくださいね。

4月9日

月経周期が短い❷ 潤い不足で熱がこもったタイプ

月経の正常な周期を、中医学では28日前後と考えていますが、それよりも7日以上早く月経がきて、基礎体温が全体的に高いのがこのタイプです。低温期が36・5℃を超えていたり、高温期が37℃を超えていたりする方は要注意。経血の色が鮮やかな赤で、糸を引くようにネバネバしていている状態が見られることもあります。また、排卵の頃に、おりものが少ないという場合もあります。

このタイプは、栄養に富んだ体液が不足しており、相対的に熱が過剰になった状態です。卵胞の活動が活発になり過ぎて、卵子が十分に発育できないまま排卵されてしまうケースです。のぼせやほてりが見られたり、口の渇きや寝汗が見られたりすることもあります。このタイプは、痩せている方が多いです。対策は次項をご参照ください。

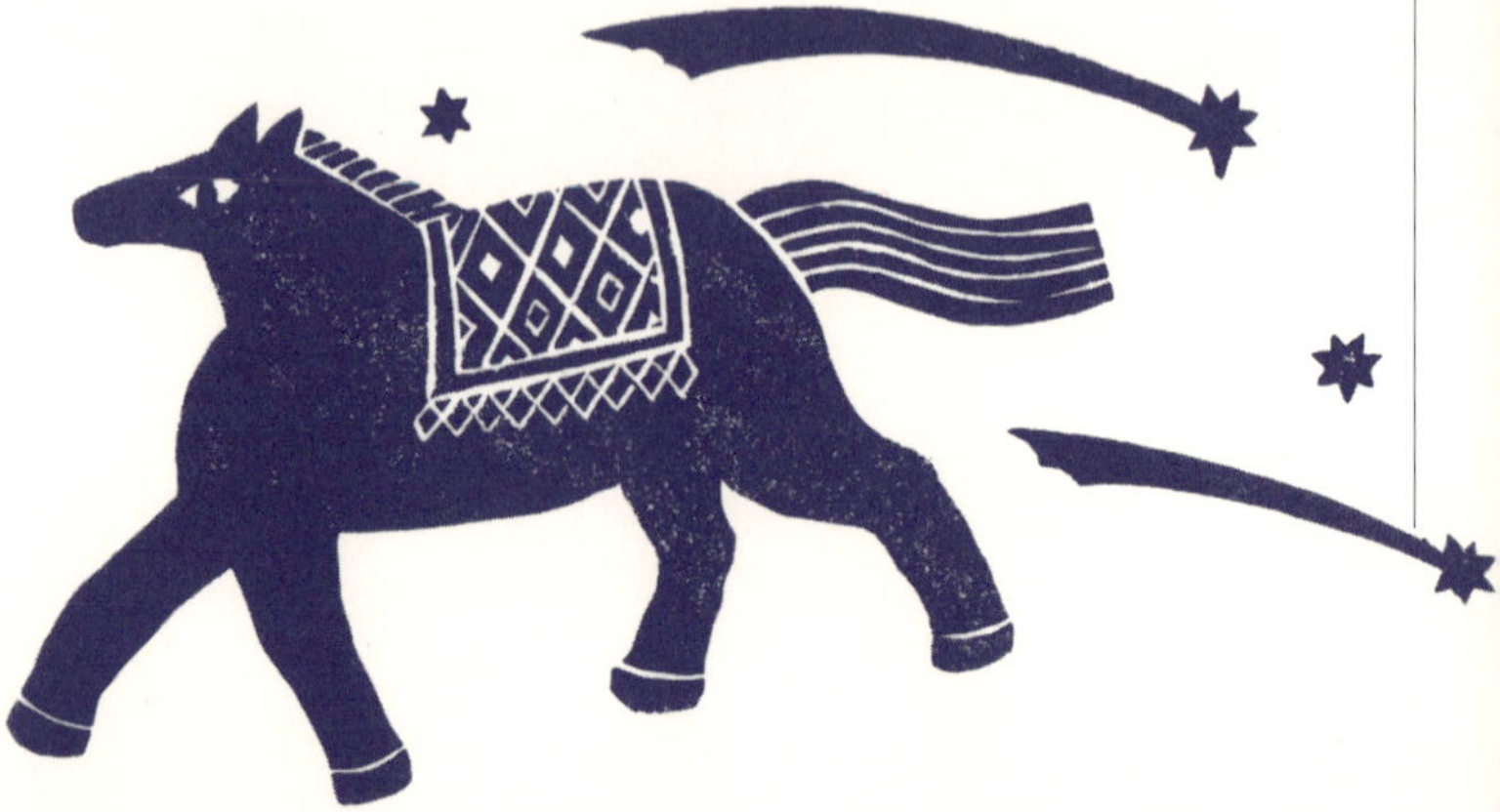

月経周期が短い人には、もうひとつ別のタイプがあります。それは、P20で紹介しています。

4月10日

月経周期が短い②の人は、早く寝ましょう

このタイプは、汗をだらだらかくような激しい運動や長風呂、岩盤浴、ホットヨガなどは禁物です。潤いは夜に作られるので、早く寝るように心がけてください。

食材では、潤いを生む冬瓜、トマト、白菜、ゆり根、梅、すいか、梨、あんず、ぎんなん、緑豆、白きくらげなどを。辛いものや油っこいものは控えてください。

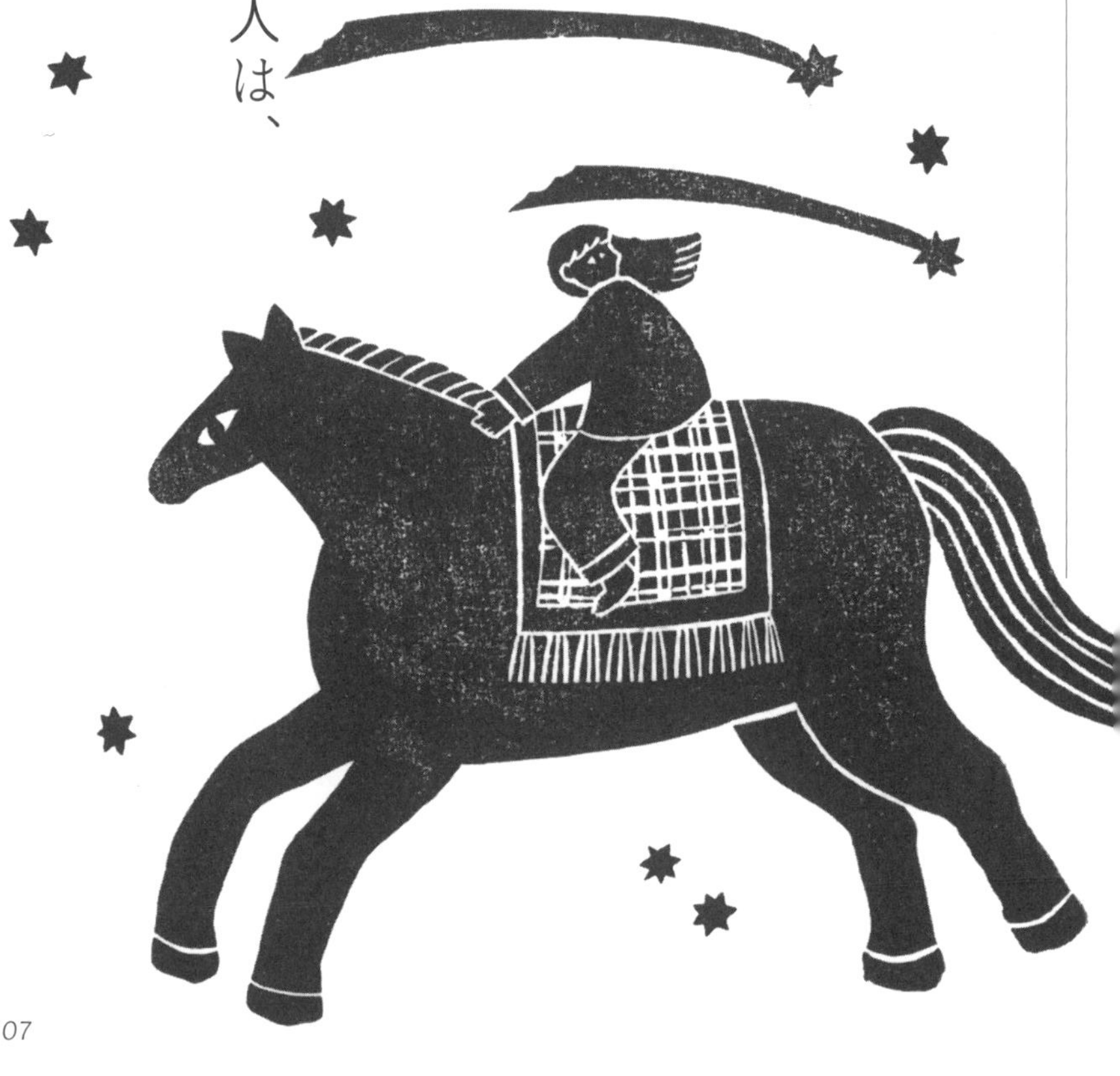

4月11日

こめかみの張りや痛みにはホットタオル

こめかみあたりが張る、または痛む方は、人差し指、中指、薬指の3本で、こめかみから後頭部にかけて流すようにマッサージするのが効果的です。滞ったエネルギーを流すようにするとスッキリしますよ。

また、目に栄養とエネルギーを与えている肝は、その作業を血流量が少なくて済む睡眠中に行っているので、できるだけ日付が変わる前に寝るようにしてください。肝を養うほたて、いか、レバーも適度にとるとよいでしょう。

こり固まった目の筋肉をほぐすには、ぬらしたタオルを軽く絞り、電子レンジで30秒ほど温めたホットタオルを使って目の周囲の筋肉の緊張をやわらげましょう。

4月12日

春の養生について古典をひもとくと、次のように書いてあります。

「立春から立夏まで、この3か月を発陳《はっちん》という。春は草木が芽を出すように、気が徐々に発生しはじめる季節である。冬の寒気が緩み、物事がはじまる予感がし、自然と悦びを感じる時期である。自然の気も活発になり、動植物すべての

春は、枝葉を伸ばす木々のごとく過ごしましょう

ものが息を吹き返したかのように動きはじめる季節でもある。この時期は、人もまた早寝早起きして庭に出て、ゆったりと歩くのがよい。髪の毛をときほぐし、服装もゆったりとして身体を緩めるのがよい。

精神的には、これをやろう、あれもやろうと、やる気を起こすのがよい。心持ちとしては何事も生まれよう、伸ばそうとするのはよいが、制限を加えるのはよろしくない。またやる気を育てようとするのはよいが、やる気が失せるようなことは思うべきではない」

まとめると、

★遅く寝ても早く起きる
★心も行動も言動も、そして服装もゆったりと
★イライラは禁物、受け流すように
★肌荒れ、イライラには春の野草を
★酸味は少なめに、自然な甘味を多めにするのがおすすめ
★伸びやストレッチをしっかりしてほぐす

春はゆるく生きることが大切なんですね。

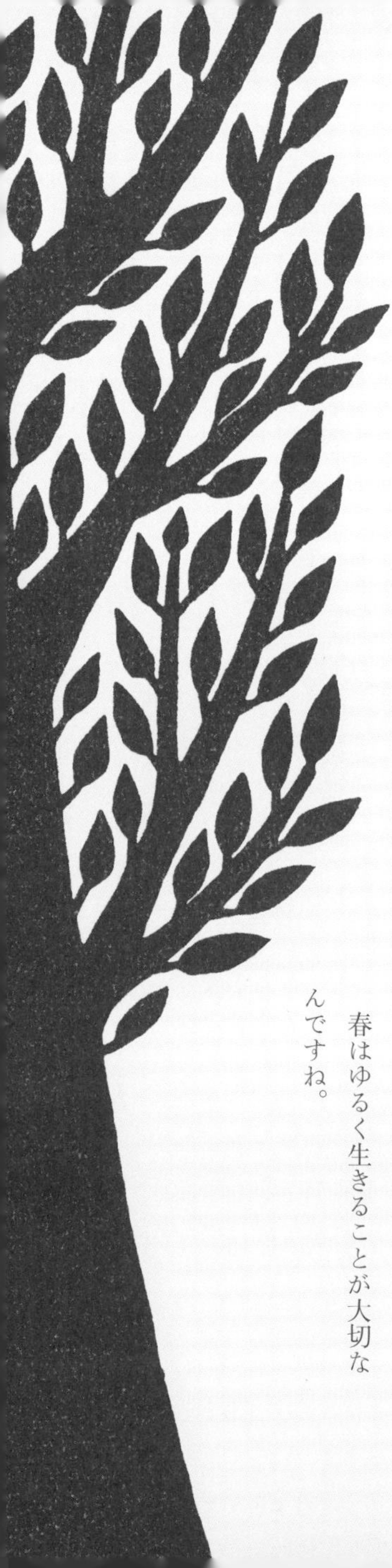

4月13日

常にイライラしているなら、熱を冷ます大根や冬瓜を

痰熱《たんねつ》という熱が原因の慢性的なイライラは、その引き金となる油っこい食べもの、味の濃い食べもの、甘いものやお酒をできるだけ控えるようにしましょう。

そして、熱のもとを減らす力を持った、上記のような食材をとりましょう。その中でも、熱のもとを減らすだけでなく熱自体を取る力もある、大根、冬瓜、海藻、昆布はとくにおすすめです。

★野菜、きのこ
…大根(生)、冬瓜、春菊、マッシュルーム

★果物
…梨、金柑、びわ

★豆類
…ささげ、大豆、豆腐

★魚介類
…えび、はまぐり、くらげ

★その他
…豆乳、ピーナツ、海藻、昆布、海苔、鳥龍茶

4月14日

春を快適に過ごすには、肝の働きをスムーズに

中医学で、春は五臓の「肝」に属する季節です。肝がよく働くときなので、肝の働きがスムーズにいくように生活をすると、快適に過ごせます。逆に、肝の働きを妨げるような生活をすると不調になるとされています。

春は新しい環境で新しい生活がはじまる人も多く、そうした環境変化がストレスとなり、肝に負担がかかると、エネルギーである気の流れが悪くなる「気滞」という状態になります。すると、意思や感情のスムーズな流れが滞り、鬱《うつ》々としたり悶々としたり、イライラしたりするようになります。

気の巡りの停滞は熱をこもらせるので、頭痛やめまい、のどや目の痛み、不眠などの症状も出やすくなります。

さらに、気は体表を覆って外敵から守る役割もあるため、気の巡りが悪くなるとウイルス、冷え、花粉などから身を守る力も低下し、カゼをひきやすくなったり、エアコンの風に弱くなったり、花粉症症状がひどくなります。血流も滞り、痛みやこりが発生したり、飲食物が滞り、胃酸が上がったりおなかにガスがたまったりもします。

まずは、肝の働きを妨げるストレス、過労、睡眠不足、目の使い過ぎなどに気をつけることです。そして、肝の働き促す食べものをとって養い、春を健やかに過ごしましょう。

4月15日

鼻水やくしゃみが止まらないなら、バリア機能が低下

肌・のど・鼻のかゆみ、それに加え、寒暖の差にやられて鼻水やくしゃみが止まらない。こんな症状があるなら、体を外敵から守るバリア機能が低下しているのかもしれません。

このタイプは、ざっくりいうと虚弱体質です。胃腸機能が弱く、胃もたれ、食欲低下、軟便、下痢なども見られます。カゼをひきやすかったり、疲れやすかったり、汗がだらだら止まりにくいなどの症状はありませんか？　そんな人はバリア機能を回復させる対策を取りましょう。P44で紹介している黄色い鼻水、水っぽい鼻水への対策に加えて、胃腸を整えてエネ

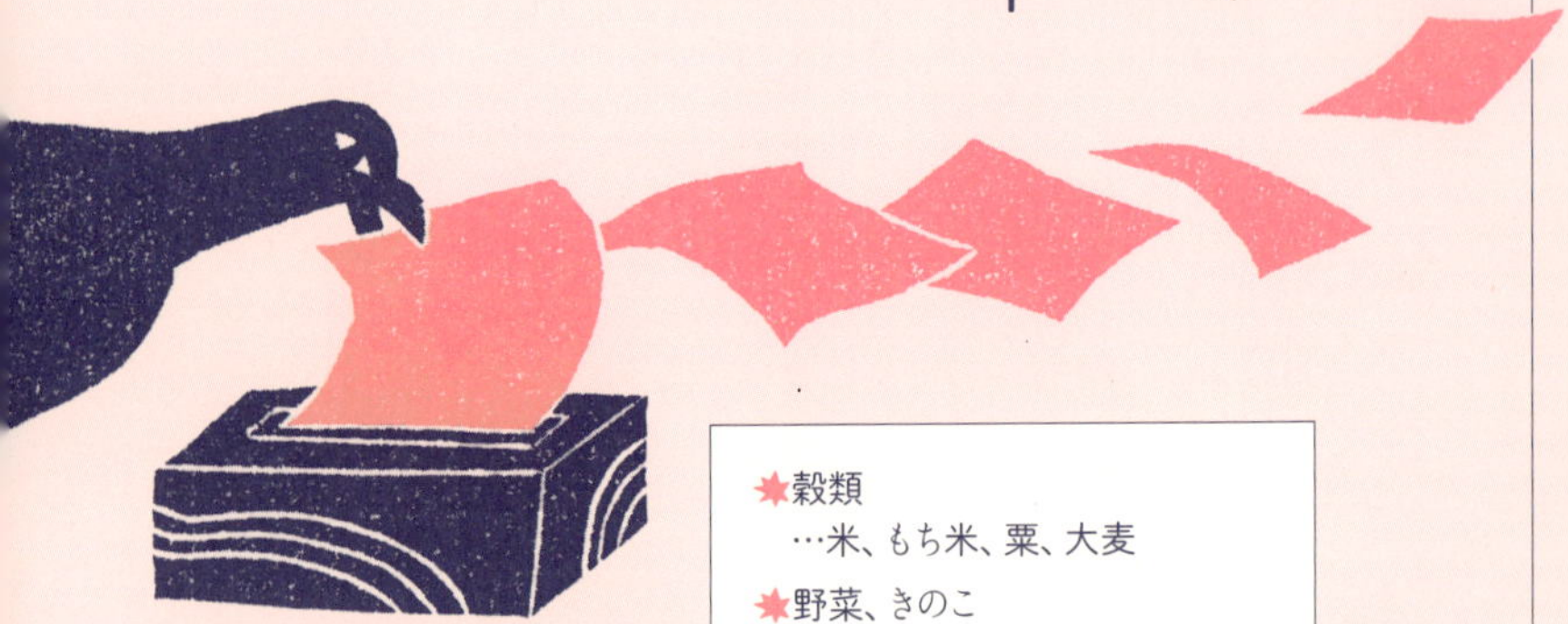

★穀類
…米、もち米、粟、大麦

★野菜、きのこ
…じゃがいも、やまいも、さつまいも、かぼちゃ、キャベツ、しそ、しょうが、パクチー、しいたけ、しめじ、まいたけ、きくらげ

★豆類
…ささげ、大豆、豆腐

★肉、魚介
…鶏肉、さば、にしん、かつお、鮭、ぶり

★その他
…栗、ナツメ、ハスの実、チンピ、タイム

ルギーを生む、右記のような食材を日々の食生活に取り入れてください。

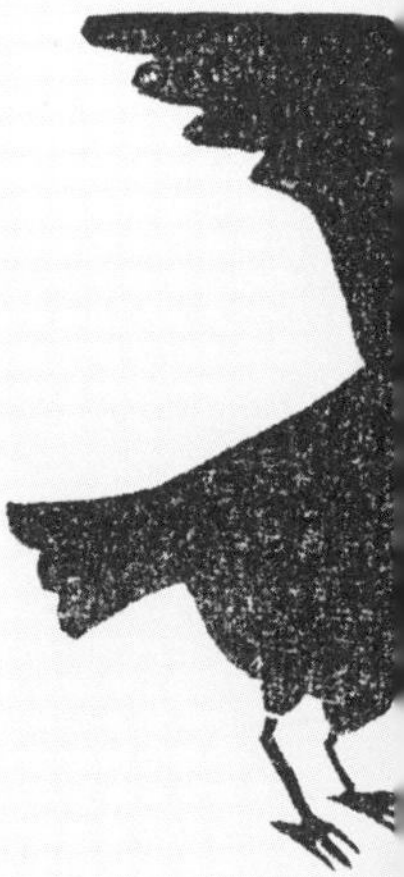

4月16日

春は酸味と甘味を適量

春は苦味のほかに、甘味と酸味を上手にとることも大切です。

中医学において、春は肝に属する季節ですが、肝の働きを促すのが酸味です。鬱《うつ》々とするときや、気分がすぐれない状態のときは、酸味を適度にとるのがおすすめです。春においしい柑橘類などがいいですね。

ただし、肝が働きすぎると、消化を担う脾《ひ》という臓腑の働きを必要以上に押さえつけてしまい、これもまた問題です。食欲不振や下痢、軟便が見られる場合は、逆に酸味は避けるようにして、脾を養う甘味、たとえば、いもや豆、米などを適量とるようにしてください。

4月17日

ストレスは、いい効果をもたらすものと、不快を与えるものの2種

ストレスにはEustress（ユーストレス）とDistress（ディストレス）があります。ユーストレスとは、一般的によいストレスといわれ、適度な緊張感があることで、作業効率が上がるようなものです。職場に怖いけれど頼れる先輩がいるといったところでしょうか。だらだらしがちな環境をピリッとさせ、いい意味で引き締まった空気にしてくれる存在です。一方、ディストレスは、悪いストレスといわれています。暑過ぎる、寒過ぎる、湿度が高過ぎる、乾燥し過ぎる、うるさいなどの外的要因から、辛い、大変だ、悲しいなど内的要因までさまざま、それを嫌と感じる人の数だけ存在します。

最近の研究では、ストレスは必ずしも悪者ではなく、「ストレスが健康を害する悪いものである」と思い込むことがよくない、ということが見出されたそうです。それによると、ストレスは悪と考える人は無害と考える人よりも43％も死亡リスクが上昇していたのだとか。

4月18日

心身ともに不快な症状に見舞われるPMS

ＰＭＳは、月経前にあらわれる不快感。代表的な症状は、イライラする、怒りっぽい、落ち込む、憂鬱《ゆううつ》、集中力がなくなるなどの精神症状です。そして、頭痛、めまい、疲れやすい、不眠などの神経症状。さらに、便秘、胸が張る、むくむ、ニキビができる、食欲が増したり落ちたりするなどの身体的症状があります。

　これらは、気の流れが停滞してしまった状態と考えます。ひどくなると、その停滞は熱を帯びるようになり、カーッとなったりイライラが悪化したり、感情が爆発したり、赤いニキビができるような症状が見られます。もともと胃腸が弱かったり、弱いうえに食べ過ぎてしまったりした場合は、むくみや便秘が見られることもあります。

　対策についてはまた別の項で紹介いたします。

4月19日

ストレスが便秘の理由なら、深呼吸と散歩を

精神的なストレスが過剰になると、胃腸の動きが悪くなって便秘の原因になります。P52では、実《じつ》秘《ぴ》②に該当した人ですね。

このタイプは、環境変化に弱いので、旅行で便秘になるという方も多いです。ストレス発散と気分転換を心がけて、深呼吸と散歩をしてください。「大きな声を出す」のは、体内に気の巡りを作り出し、エネルギーを巡らせるきっかけになるのでいいですよ。カラオケに

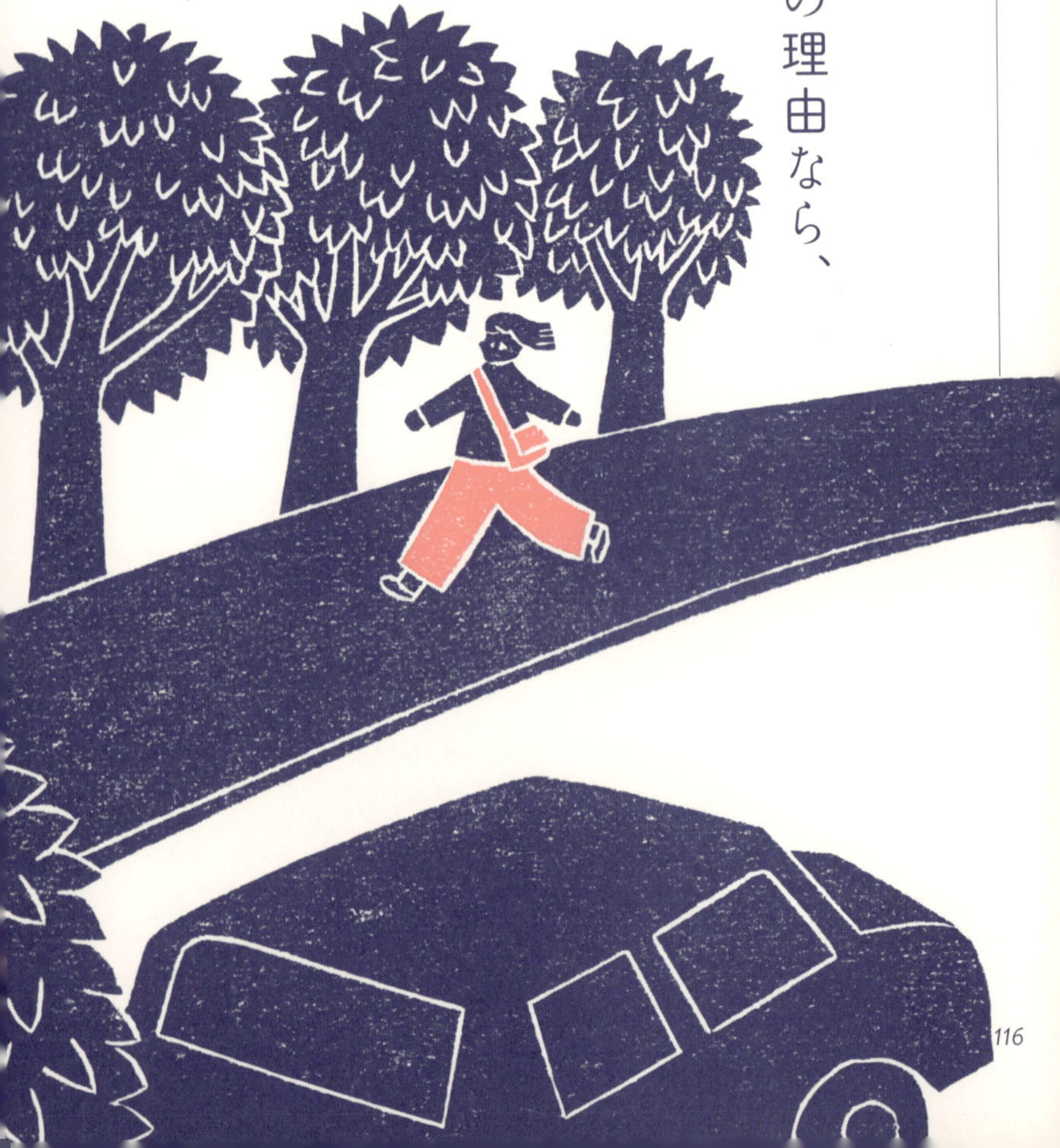

行ったり、車の中で歌ったりするのもいいかもしれませんね。食材では、みょうがなどの香味野菜や柑橘類など、香りのよいものがおすすめです。

4月20日

下痢と便秘をくり返すタイプには深呼吸

下痢には原因によりいくつかタイプがありますが、そのひとつがストレス過剰型。精神的なストレスが重なったことで、消化して栄養を吸収する力が低下し、便秘と下痢をくり返すというものです。しばらく便が出ず、出るときは下痢というのは、ストレスにより胃腸が正常に動けなくなった状態です。

　このタイプの方は、イライラや憂鬱《ゆううつ》など、情緒が不安定で、胃が張る、おなかが張るといった膨満感も見られます。腸を正常に動かすには、ストレスにより巡りの悪くなった気を巡らせることが必要です。気はあらゆるものを動かすエネルギーなので、気が届かないと胃や腸も正しく動けないからです。そんなときはまず、深呼吸して気の巡りをよくし、柑橘類や香りのよい野菜を積極的に取り入れ、辛いものやお酒は避けましょう。

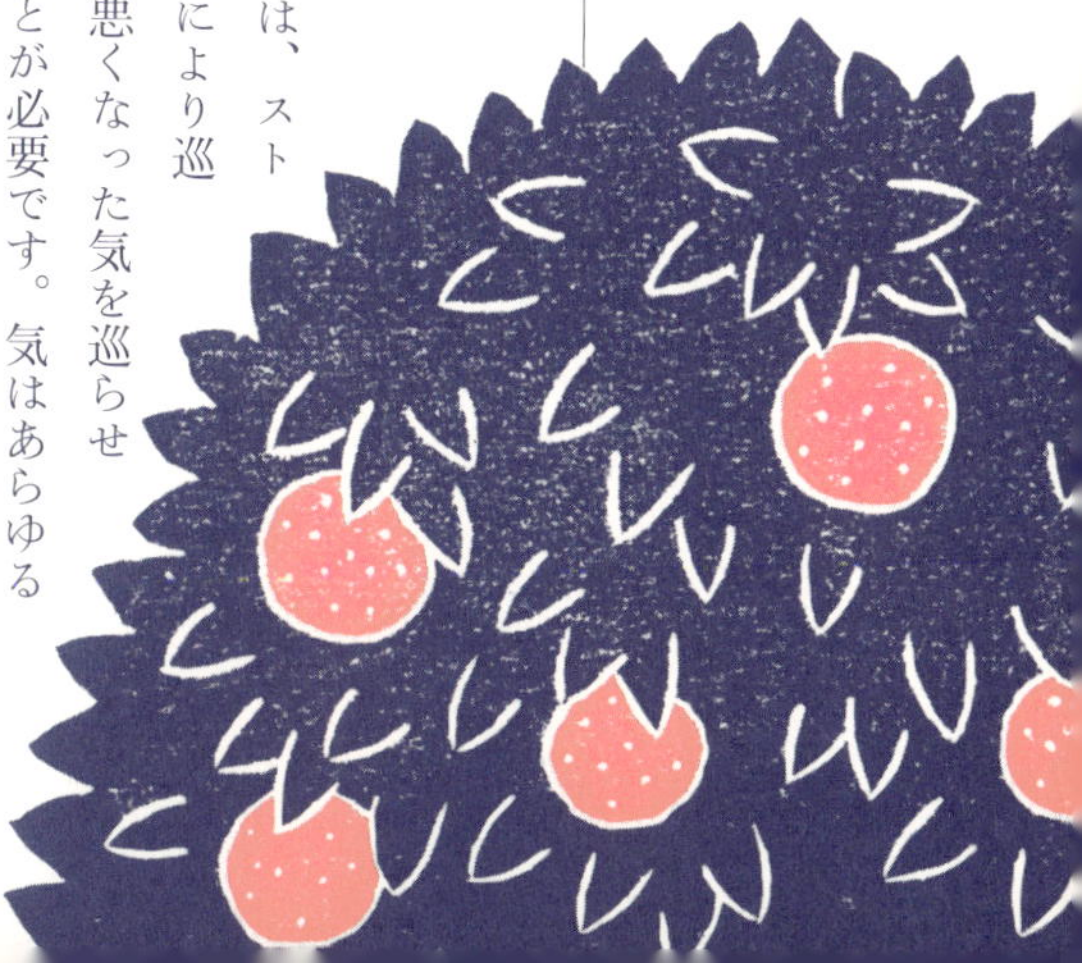

4月21日

産後1か月はゆっくり過ごすのがベスト

出産は命と引き換えになることもあるほど、母体には精神的にも肉体的にも、とてつもない負担がかかる仕事です。これからはじまる子育てを元気に乗りきるためにも、産後はしっかり体も心もケアすることが大切です。

　産後ケアの基本としてはまず2週間、できれば1か月ほど何もせずにゆっくり過ごすのがいいのですが、核家族化が進んだ現代では、なかなかそう簡単には休めないのが現状でしょう。出産の喜びもつかの間、消耗した体にむち打つかのごとく育児がスタートという方も多いのでは。しかし、この時期を大事にすることで、これから長く続く子育てを元気に過ごせるかどうかが決まります。中医学の知恵を活用してできるだけ養生してくださいね。

中国では産後は女性が一生で一番楽ができる時期とされています。上げ膳据え膳で、水も触らせないと聞きます(最近は少なくなってきたようですが)。また血(けつ)を補うスープなどもたっぷりと食べます。

4月22日

更年期は男性にも起こります

更年期というと女性のイメージが強いので、男性は他人事と思っていませんか？　男性にも更年期はやってきます。男性の更年期では、男性ホルモンであるテストステロンの低下により、活力がない、やる気が出ない、排尿トラブル、気分が落ち込む、性欲がわかないなどが見られます。そこから、不安、不眠などにつながるケースもあります。これらは中医学的には、腎の弱りと気の不足として考えることができます。

対策としては、腎を養う木の実（くるみやクコの実）などを定期的にとり、規則正しい生活と食事を心がけ、体調や体質にあった対策を取りましょう。

相談に来る方を見ていると、男女問わず几帳面で責任感が強い人ほど症状が出やすいようです。睡眠をしっかりとる、普段から趣味に没頭する時間を作る、適度な運動をするなど、気分の発散を心がけてください。気になる場合は漢方の専門家にご相談くださいね。

4月23日

認知症予防のために、血の滞りをチェック!

認知症予防の要は、瘀血《おけつ》(ドロドロ血)を生み出さないこと。瘀血の三大症状は、**1**黒ずむ、**2**固まる(しこりができる)、**3**痛む(痛む場所がいつも同じで、刺すような痛みがある)です。シミやそばかすなどの黒ずみも瘀血のひとつですし、子宮筋腫や内膜症、そして癌なども瘀血として捉えます。

たとえ認知症の自覚症状がなくても、下記の「瘀血のサイン」に2つ以上当てはまる人は、予防を意識しておくことが大切です。

- □ 歯ぐきや唇、舌の色が紫色、または暗い色をしている
- □ 足の静脈が浮き出ている
- □ 痔がある
- □ 舌の裏側の静脈が暗い紫色で、腫れている
- □ 経血にレバー状のかたまりが混じる
- □ 月経痛がある
- □ 顔色が暗くくすんでいる、目の下のクマが消えない、またはシミやそばかすが多い
- □ 皮膚がザラザラした鮫肌
- □ 手足のしびれか、関節痛がある
- □ 首や肩のこりがある、または頭痛がある
- □ 手首や足首から先が冷える
- □ もの忘れしやすい

認知症予防の具体策は、P155、181、212で紹介しています。

湿ったカゼには、しそが効果的です

しそには、胃腸を整えて動きをよくし、解毒するという働きがあります。食欲不振、下痢といった胃腸トラブルや、痰《たん》や鼻水が特徴の湿気のカゼにおすすめです。

おすすめのレシピは「しそ湯」です。作り方はとても簡単なので、ご紹介しましょう。

しその葉5g（乾燥したものでもよい）とチンピ（乾燥したみかんの皮）3gを細かく切ったもの、しょうが3gをお茶パックに入れ、水300㎖とともに半量になるまで煮出します。

チンピとしょうがには、胃腸を整えて吐き気を解消する働きがあるため、合わせ技で体の中に入り込んで、悪さをしている湿邪《しつじゃ》を追い出しましょう。

4月25日

血《けつ》が足りないタイプの不眠症は、慢性化した人に多い

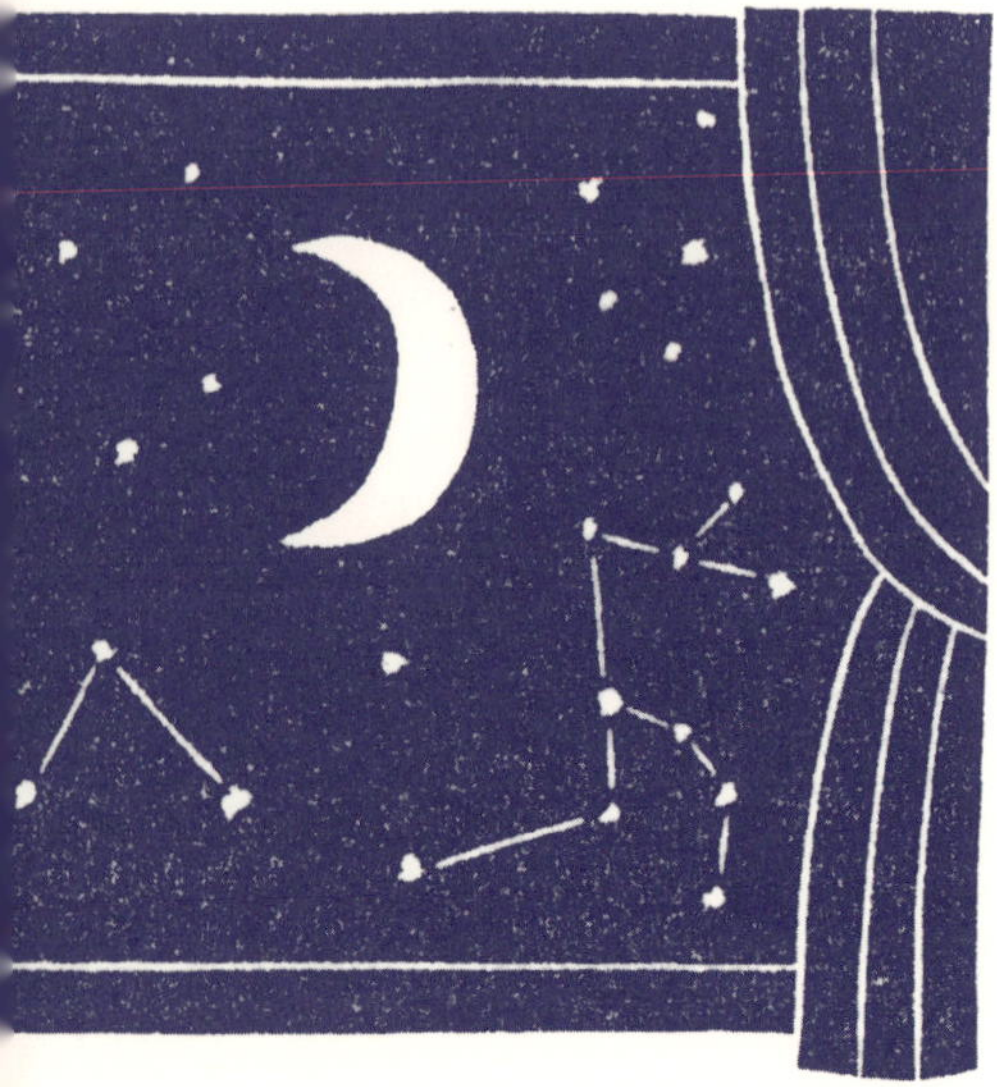

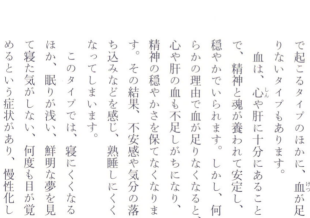

不眠には過剰なストレスが原因で起こるタイプのほかに、血《けつ》が足りないタイプもあります。

血は、心《しん》や肝に十分にあることで、精神と魂が養われて安定し、穏やかでいられます。しかし、何らかの理由で血が足りなくなると、心や肝の血も不足しがちになり、精神の穏やかさを保てなくなります。その結果、不安感や気分の落ち込みなどを感じ、熟睡しにくくなってしまいます。

このタイプでは、寝にくくなるほか、眠りが浅い、鮮明な夢を見て寝た気がしない、何度も目が覚めるという症状があり、慢性化し

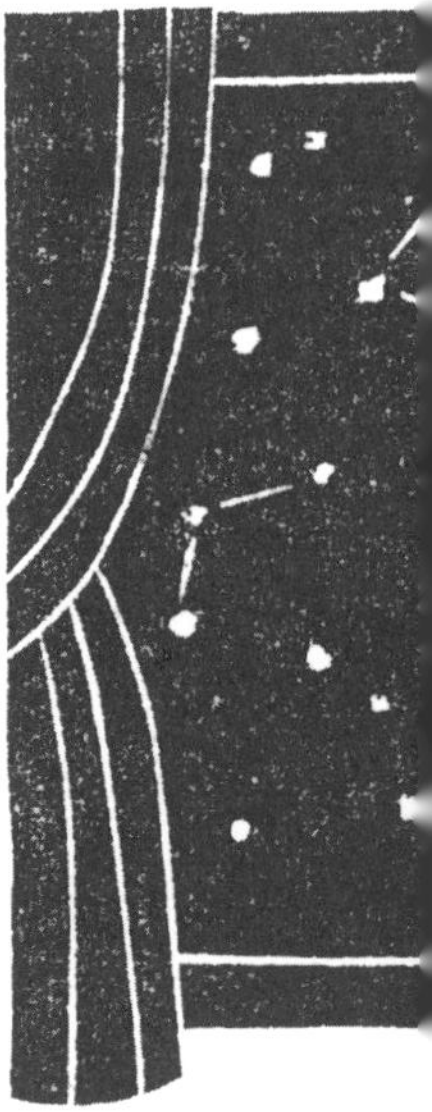

た不眠症に多いです。体を養う血が不足しているので、体調を崩しやすく、普段からほかの不調（不安、動悸、めまい、もの忘れ、冷えなど）を抱えている場合あります。対策はP149をご覧ください。

4月26日

舌の色が淡い人は血《けつ》の量を増やす食べものを

鏡の前で舌を見たときに淡い人（P97の**1**）は、立ちくらみや動悸、息切れなどはありませんか？

血《けつ》を補う黒いもの、たとえば黒豆や黒ごま、黒きくらげなどを意識してとりましょう。レバーやほうれん草、貝類もいいですね。

また体を温める力が弱っている場合も舌の色が白っぽくなります。胃腸に負担をかけないようにさっぱり味の食事を選んだうえで、さといも、やまいもなど、ネバネバのいも類を加熱して食べましょう。

4月27日

陽の食べものは体を温め元気にします

陽とは、おもに体内のエネルギーの総称です。激しく運動し、外へ向かい、上昇し、温熱的で、明るいといった特徴があります。陽が不足すると、疲れやすく、カゼをひきやすく、声が小さくなったり、胃腸が弱まって軟便になったりします。また、動悸や息切れがするほか、冷え、汗かき、めまいなどが見られるようになります。

陽を補うには上記のようなものをとるといいでしょう。

★魚介
…うなぎ、えび、たら、かつお、ほたて、さざえ、いわし、あじ、鮭、にしん、ます、まぐろ

★野菜、きのこ、果物
…ねぎ、にんにく、やまいも、ひらたけ、まいたけ、マッシュルーム、ライチ、さくらんぼ

★その他
…米、もち米、牛肉、卵、豆類、くるみ、黒糖、水あめ、紅茶、カカオ、甘酒

4月28日

いつまでも若々しくいるには黒い食べものを

★黒い食べもの
…黒きくらげ、黒ごま、黒豆、黒米、ひじき、のり、牡蠣、黒砂糖、黒酢

黒い食べものは、腎を養う力があります。腎は、成長と発育と生殖を司り、人体の根本的な生命力をためる場所です。腎が弱ると体が弱り、思考力も衰えるため、腎の弱りは老化と同義です。いつまでも若々しくいるためには、黒いものをしっかり食べることが必要です。

また、腎は髪ともつながっているので、白髪が増えた、髪が細いと感じている人も、積極的に黒いものを食べましょう。

ちなみに、「甘いものの過食は腎を弱らせ、髪をボロボロにする」と、今から二千年以上前に書かれた古典に載っています。当時の甘いものは果物などを指していたと思いますが、現代の砂糖たっぷりの飲みものや菓子は、当時考えられていた以上のダメージがありそうです。

4月29日

目の下のクマは単なる寝不足ではありません

目の下のクマは睡眠不足や疲労の象徴とされますが、中医学ではさらに深刻な状態として捉えています。クマができてしまう、または消えないおもな原因は、血行障害と腎の衰えです。

血行障害は、貧血や冷え、睡眠不足、運動不足、暴飲暴食、喫煙、精神的なストレス過多、過労などがもとになっています。腎の衰えもまた、寝不足や過労、ストレス過多、運動不足、冷えなどが影響します。

クマを改善するには、血《けつ》をいきいきと流す活血《かっけつ》という対策と、腎を補う対策をしていきます。そこでおすすめなのは「黒い」「ぬるぬる」「赤い」食材。* これらには、よい血を補い、血をしっかり巡らせ、腎の働きを補う力があるとされます。

＊黒い食材は、黒豆、黒米、黒ごま、黒きくらげなど。ぬるぬるとした食材は、やまいも、ナマコなど。赤い食材は、トマト、鮭、まぐろ、いちごなどです。そのほか、玉ねぎやねぎ、らっきょうもおすすめです。

4月30日

食べものには、温めたり冷ましたりする性質がある

「きゅうりは熱を冷ますから夏に食べよう」、「しょうがを食べて体を温めよう」といったことを、どこかで一度は耳にしたことがあるでしょう。薬膳では、食べものには温めたり冷ましたりする性質があることが知られています。これらは、長い歴史のなかで経験によってわかってきたことです。

この、温めたり冷ましたりする性質を、「五性」と呼びます。五性とは、「寒、涼、温、熱、平」といった、食べものが持つ5つの性質で、食べたときに、体内で体を温めるか、冷ますか、または寒熱の偏りが起こらないかで分類したものです。

中医学には、「薬食同源」という言葉があり、こうした食べものの性質を、季節の変化や、暑い寒いなどの気候の変動、そして、ほてりや冷えなど体調の変化に対応するために用いています。

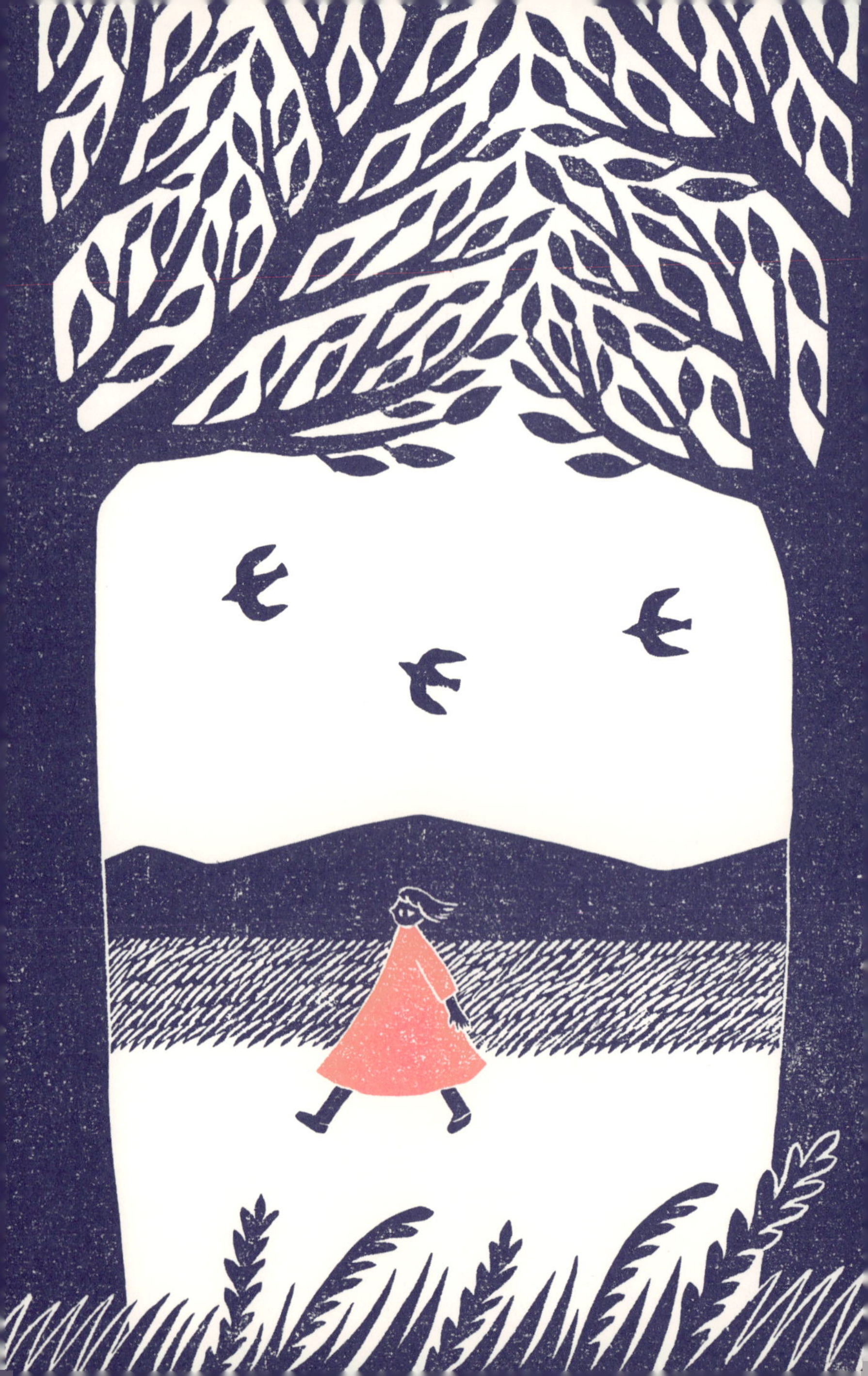

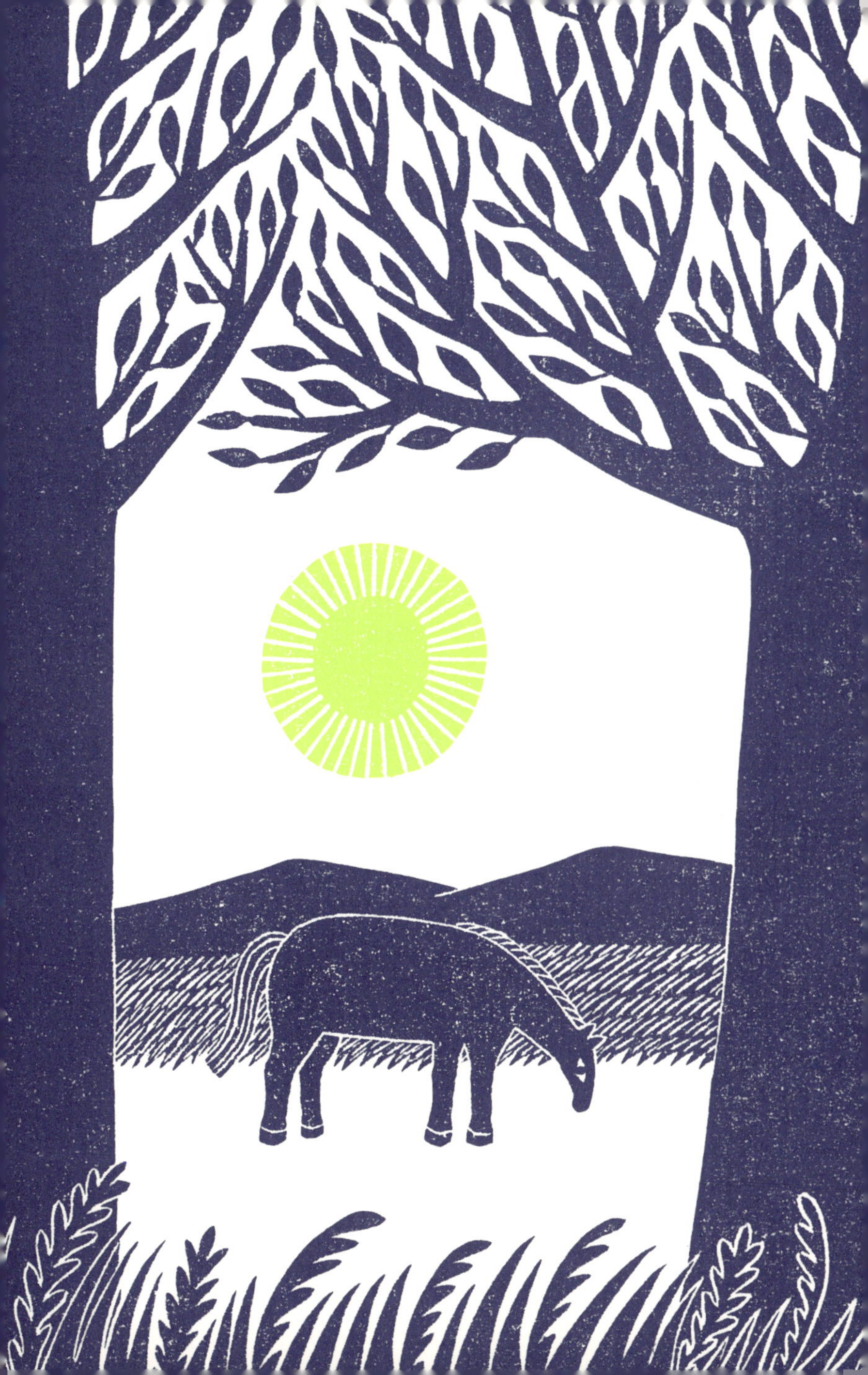

5月1日

カーッとしやすい人はめまいに注意

もともと熱がこもりやすい人は、怒りでカッとなってめまいを起こすことがあります。怒りは熱に変わりやすく、その熱が火というダメージを与えるものに変化することで、頭部を襲い、めまいにつながると中医学では考えます。

怒りやストレスでのめまいには、香りがおすすめです。中医学において、ストレス状態にあることは、イコール気が巡らなくなった状態

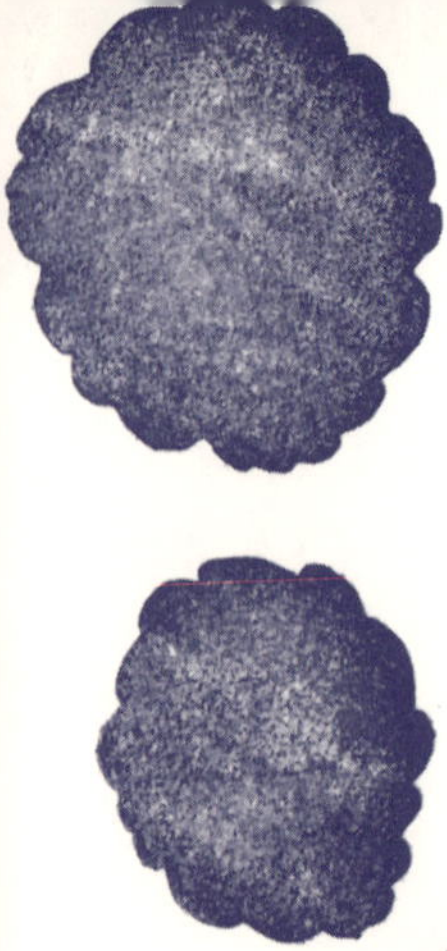

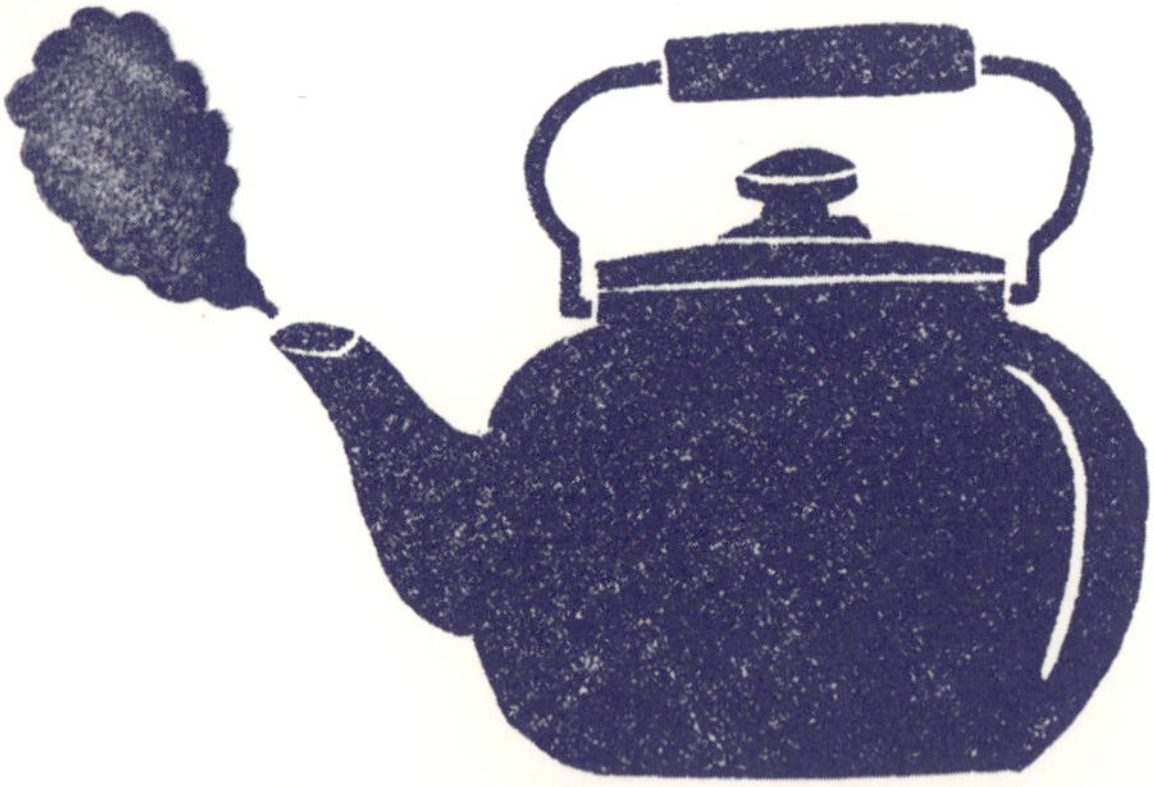

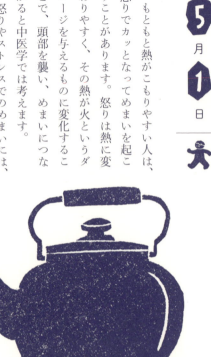

ですので、香りを使って気をしっかり巡らせるというわけです。

香りのよい香味野菜、柑橘類のほか、ハーブなどもおすすめです。また、日頃から深呼吸するというのも、体内によい気の流れを作るので大事です。

5月2日

腰痛の原因は、生命の源が詰まった「腎」の弱り

中医学では、「腰は腎の器」といわれ、腎の弱りは、腰痛を引き起こす要因となります。中医学が指す腎とは、単に尿を作るだけでなく、生命力の源が詰まっている場所です。ここが弱ると、慢性的な痛みが続くようになります。

腎が弱る要因は、加齢のほか、過労、長時間同じ姿勢でいる、睡眠不足、セックス過多、冷たいもののとり過ぎ、腎を養う養分の不足などです。加齢が原因のひとつではありますが、昨今、若者にも腎の機能低下がよく見られます。コンビニ食や冷凍食品、甘いお菓子の摂取増加によって腎を養う養分が不足していること、どこでも冷たいものが手に入ること、歩く機会が少なくなっていることなどが災いしているのでしょう。

5月3日

人の体は、体を温めるためのエネルギーである「陽」と、それを冷まして制御する体液である「陰」が、ちょうど同じ量あることで、寒熱のバランスがとれている状態になります。暑くも寒くもなく、乾燥でも水分過多でもない「中庸《ちゅうよう》」という状態で、これを中医学では理想とします。

体に不調が起こったとき、中医学ではその発生源が何によるものなのかを考えます。外部からもたらされた過剰な熱によるものなのか（これを「実熱《じつねつ》」といいます）、それとも潤い不足による熱の相対的な過剰状態なのか（これを「実熱」に対して「虚熱《きょねつ》」と呼びます）。そして、それに応じて対策を打つわけです。

実熱状態では熱をなくす力がある食材や漢方を使うことでバランスを戻し、虚熱状態では潤いを補って熱を制御する食材や漢方を使って中庸に近づけるというように。

具体的な食材についてはP43とP73で紹介したので、ここでは、実熱と虚熱の症状の傾向をあげました。

実熱はこんな症状が見られます

- □発熱
- □のどの渇き（冷たいものを欲する）
- □目の充血
- □イライラ
- □尿の色が濃く量が少ない
- □舌が真っ赤、舌の苔が黄色い

虚熱はこんな症状が見られます

- □手足のほてりや顔ののぼせがある
- □午後になると微熱が出る
- □ほお骨の周辺が赤くなる

中庸《ちゅうよう》が理想の状態。実熱は熱が過剰。虚熱は潤い不足

口やのどが乾燥する
寝汗をかく
舌が赤い、ひび割れてる
舌の苔が少ない、またはない

5月4日

冷え性の人は要注意！体を冷やす意外な食べもの

アイスやかき氷はもちろんですが、中医学的には、体温より低い温度のものはすべて冷たいものと考えます。中国でもとくに年配の方は、冷めたお弁当でさえも嫌がることが多いです。また、「根菜は体を温める」と思われがちですが、そうとは限りません。たとえば大根は「微涼性」といって若干冷やす傾向にありますし、ごぼうも寒性といって冷やす根菜です。また、根菜ではありませんが、こんにゃくや豆腐なども冷やす食材なので、食べるときは温めるしょうがやにんにく、にら、唐辛子などといっしょにとることをおすすめします。

5月5日

鉄を含むたんぱく質の不足が貧血を招きます

貧血は、血液の赤色を作っているヘモグロビンという鉄を含むたんぱく質が不足した状態です。病院で検査をすれば、はっきりとわかるのが特徴です。

貧血では、動悸や息切れが起き、爪の色も白っぽくなります。また、めまいや頭痛、全身の倦怠感、疲れが取れにくいなど、さまざまな症状があらわれます。

おもな原因は、月経や出産、手術やケガによって血を失うことですが、それ以上に偏った食べ方や、いきすぎたダイエットによって鉄分やたんぱく質が不足することも影響しています。

対策は別の項で紹介いたします。

昨今では、通常の検査ではわからない、隠れ貧血（潜在性鉄欠乏症）と呼ばれる、貯蔵鉄（フェリチン）の不足も問題視されています。

5月6日

色が薄く白い痰《たん》が出るのなら年のせい

鼻水、鼻づまりには、加齢に伴って見られる、エネルギー不足によるものもあります。色の薄い白い痰《たん》が多く、加えて耳鳴り、もの忘れ、冷え、多尿、すぐ座りたくなる、つまずくことが多いといった症状はありませんか？　このタイプは、加齢に伴い、五臓の「腎」が弱った状態です。

冷えや熱に対する鼻水対策に加えて、体の根本的なエネルギーをためる腎を強化する対策をとりましょう。くるみや松の実、クコの実、ハスの実、ぎんなん、黒ごまといった種実類は、すぐに取り入れられていいですね。ほかにも、牛肉、羊肉、鶏肉、えび、牡蠣、長いも、もち米、海苔、昆布、黒豆、黒きくらげなどもおすすめですよ。

5月7日

あなたは大丈夫？ドロドロ血をセルフチェック！

血《けつ》がドロドロになって流れにくくなると、目の下にクマができたり、唇や歯ぐきの色が暗くなったり、シミやそばかすが増えたり、頭痛や肩こり、月経痛などが出たりします。こうした症状に悩んでいる方で、冷える環境・服装・食事、偏食、疲労、ストレスなどに心当たりがある方は、もしかしたらドロドロ血になっているかもしれません。タイプ別にチェック項目をあげたので確認してみてください。1個でも当てはまるならば注意が必要で、3個以上の人はP162とP195の対策をとりましょう。

冷えタイプ

- □寒がり
- □顔色が白っぽい
- □むくみやすい
- □夏でも寒い
- □寒い日やクーラーに当たると体調不良になる
- □トイレが近い
- □おりものの量が多く透明
- □冷たい飲みものや食べものが苦手
- □下痢や軟便が多い
- □舌がむくんで大きくなり、歯形がつく

ストレスタイプ

- □不安や憂鬱《ゆううつ》感がある
- □おなかが張りやすい
- □よくため息をつく
- □ゲップがよく出る
- □イライラして怒りっぽい
- □PMS（P48）がつらい
- □下痢と便秘をくり返す

血（栄養）の不足タイプ

- □冷え性
- □乾燥肌
- □眠りが浅い
- □髪の毛のツヤがない、または枝毛になりやすい
- □貧血がある
- □貧血はないが月経前後でめまいやふらつきがある
- □月経周期が乱れやすい
- □便秘気味
- □爪が薄くて割れやすい
- □血圧が低い
- □気持ちが不安定になりやすい

瘀血《おけつ》（ドロドロ血）タイプ

- □動悸や不整脈がある
- □体が冷えたりのぼせたりする
- □クマやシミができやすい
- □頭痛、肩こり、月経痛などがとてもつらい
- □皮膚がザラザラしている
- □唇や舌が紫っぽく暗い色をしている
- □痔がある
- □子宮内膜症や筋腫がある

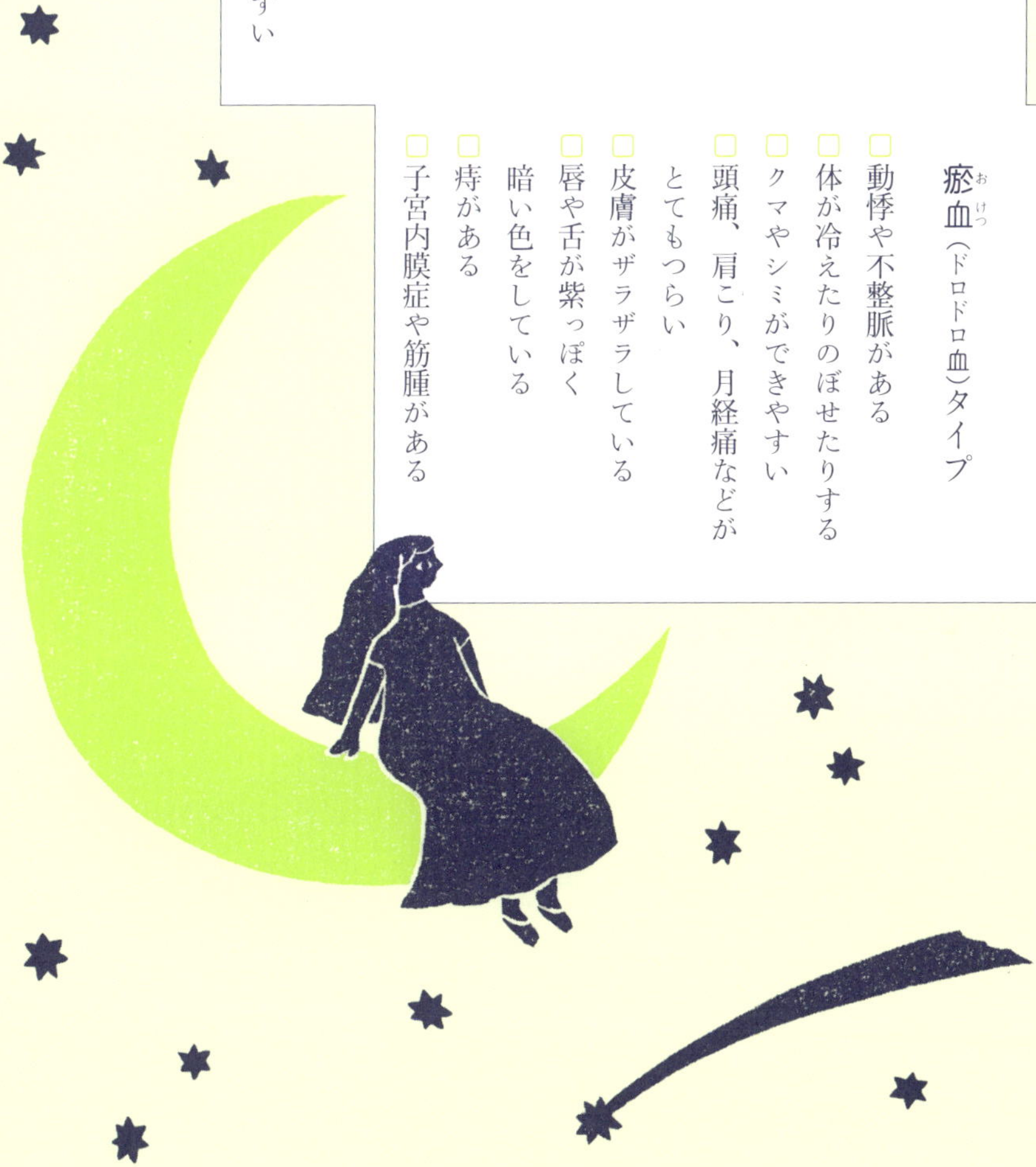

5月8日

ストレスは更年期障害にも関係している⁉

悪いストレスを受け続けると、集中力が低下し、仕事や勉強の能率が落ち、睡眠や休息もままならず、疲れだけがたまっていきます。さらに、食欲が落ち、眠れなくなったり、ひどいときには動悸や過呼吸になったりと、日常生活を送るうえで大変不都合な状況を作り出します。

おおらかな人ほど更年期障害も少ないといわれていますが、そのためには、日頃の生活でうまく発散しておくことが大切です。

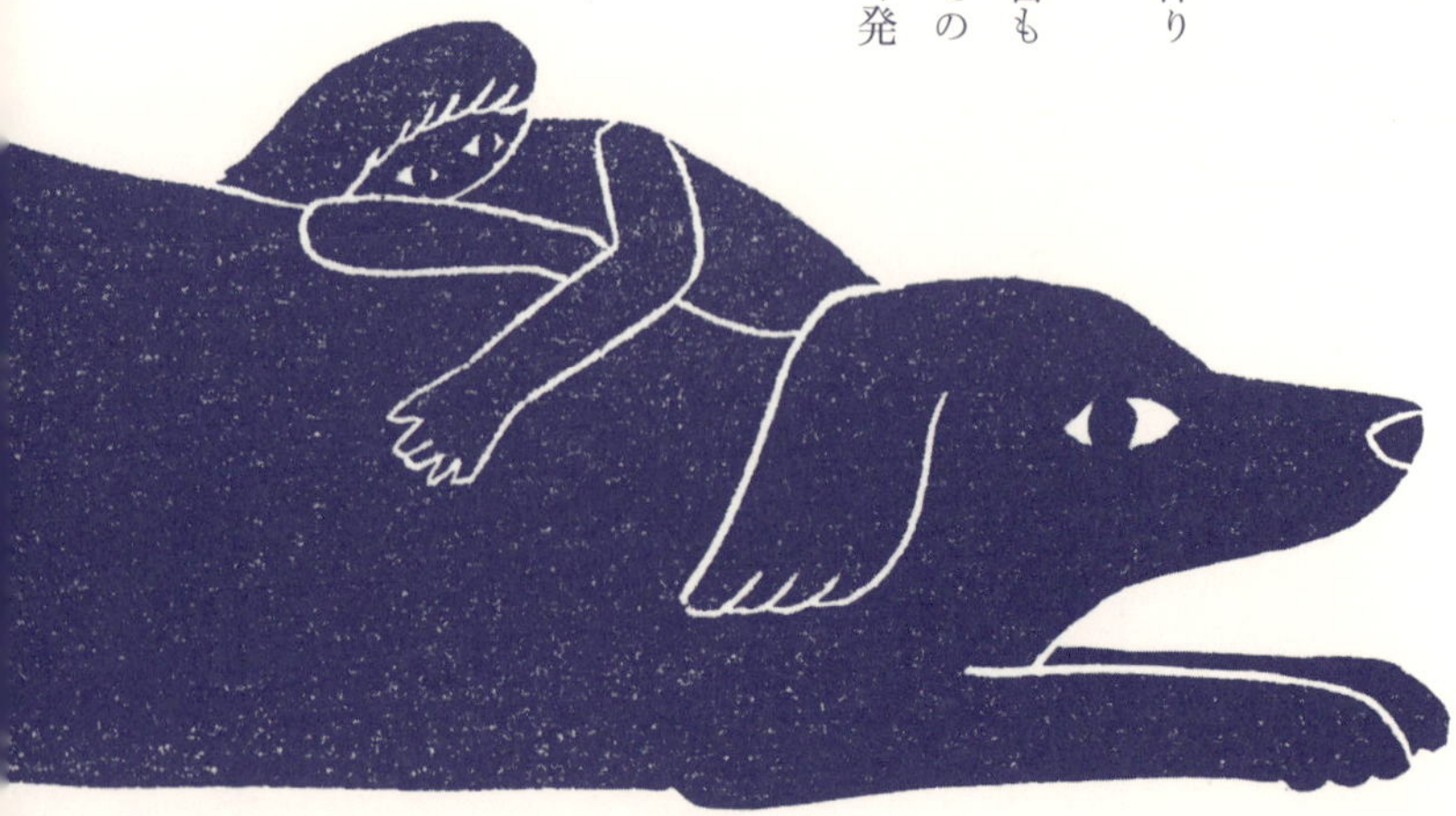

5月9日

胃腸の疲労が便秘の原因なら、体を温めて

胃腸は冷えに弱く、疲労時や病後、加齢や冷えなどにより、胃腸を正常に動かすエネルギーが不足すると、働きが弱くなり、便が出にくくなります。これは、P53の虚秘《きょひ》②に該当する人です。

まずは胃腸や足腰を冷やさないようにして、防寒保温を心がけましょう。スカートや丈の短いパンツをはいて素足を出すことは、夏でも避けてください。腰を露出するような服装もよくありません。湯船につかり、冬は湯たんぽを用意して寝ましょう。

食事面では、温める力を補うくるみや松の実、しょうがや山椒、そして加熱したやまいも類、いも類、米などをとりましょう。

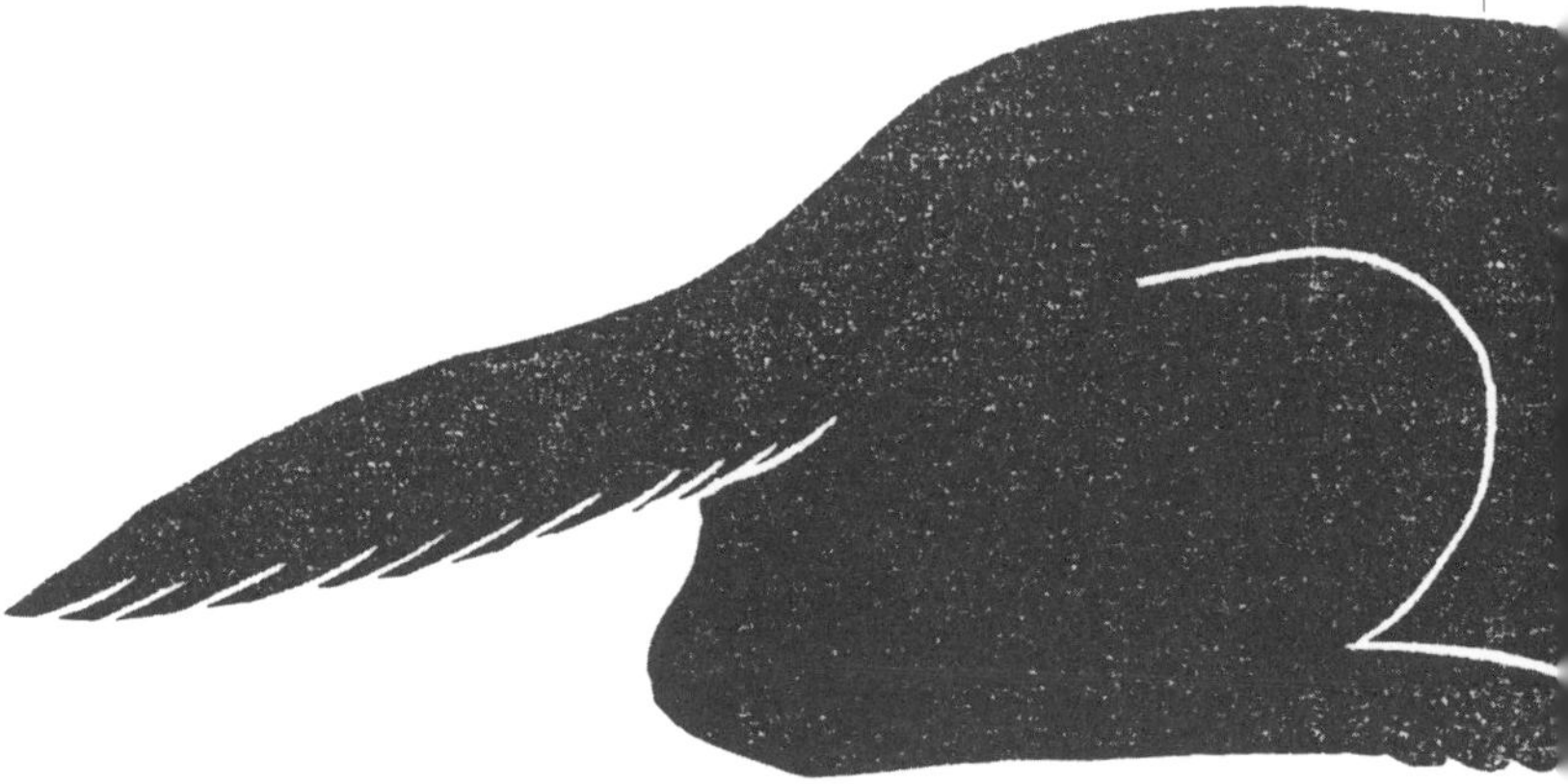

5月10日

歯ぐきの腫れや痛みは、体の不調をあらわすサイン

歯ぐきの腫れや痛み、歯ぐきの出血といった、歯ぐきに関するトラブル。中医学では、こうした症状は、全体の不調からくる症状の一部として考えます。

歯ぐきなどの粘膜は、血《けつ》によって栄養が補われ、体液によって潤いが保たれています。これらが不足すると歯ぐきがやせ細ったり、乾燥したりします。また、歯ぐきに元気がなくなり、腫れたり炎症を起こしたりし、歯がぐらぐらするようになります。

血や潤いが足りなくなる原因は、使い過ぎか足りないかです。中医学では、潤いは夜に補われ、目を使うと血を消耗すると考えるので、夜ふかし、パソコンやスマホ、テレビの見過ぎに注意しましょう。加えて、潤いが不足しているときの多量の発汗は禁物。激しい運動や長風呂、岩盤浴も避けるほうがいいでしょう。潤いを消耗する寝不足にも気をつけ、ストレス対策を積極的に行うことも大切です。

また、血や潤いのもとになる飲食物が足りていないと、粘膜や細胞が乾燥し、炎症が起きやすくなります。潤いを補う食材のレバー、豚肉、ほうれん草、白菜、れんこんなどを適度にとり、さっぱりした味つけの食事にしましょう。

5月11日

月経のトラブルは「仕方ない」ではいけません！

月経のときに、

痛みがある

かたまりがある

量が多い

（日中でも夜用ナプキン、またはタンポンを併用しないと不安）

少ない

（ナプキン交換が1日1～2回で済む）

周期が短過ぎる、長過ぎる、

不定期

などの場合は、何らかのトラブルが体の中で起こっている可能性があります。

月経のトラブルは、何らかの影響で、体の中を流れるエネルギーや栄養である血《けつ》の働きがおかしくなったことによるものなので、体質や体調、そして生活習慣、食習慣などから根本的に見直すことが大切です。

月経痛は誰しもにあるものと考えている方も多いですが、きちんと対処することで改善ができます。たとえ鎮痛剤でやわらぐ月経痛であっても、積極的に対処していきましょう。ただし、月経痛は体のトラブルサインということも忘れずに、一度は病院で診てもらうことも大切ですよ。

5月12日

冷えタイプの月経痛は、体が冷えると痛みが悪化

月経痛の原因が冷えによる冷えタイプ（P80）は、月経初日から痛みがあり、絞るような痛みだったり、冷えを伴う持続性の弱い痛みだったりします。また、体が冷えると悪化し、下腹部を温めるとやわらぎます。「寒いと痛いのはなぜ？」と思うかもしれませんね。それは、次のように考えてください。寒いときに外に出ると体を縮こめたくなりますね。冷えは組織をぎゅっと収縮させる作用があるので、冷えてしまうと全身の血流が悪くなります。子宮周辺の血流も悪くなるので、けいれんのような症状を伴って、下腹部が痛むというわけです。そして、冷えタイプの人の経血は、薄い赤色もしくは暗い赤色をしています。

対策は次項をご覧ください。

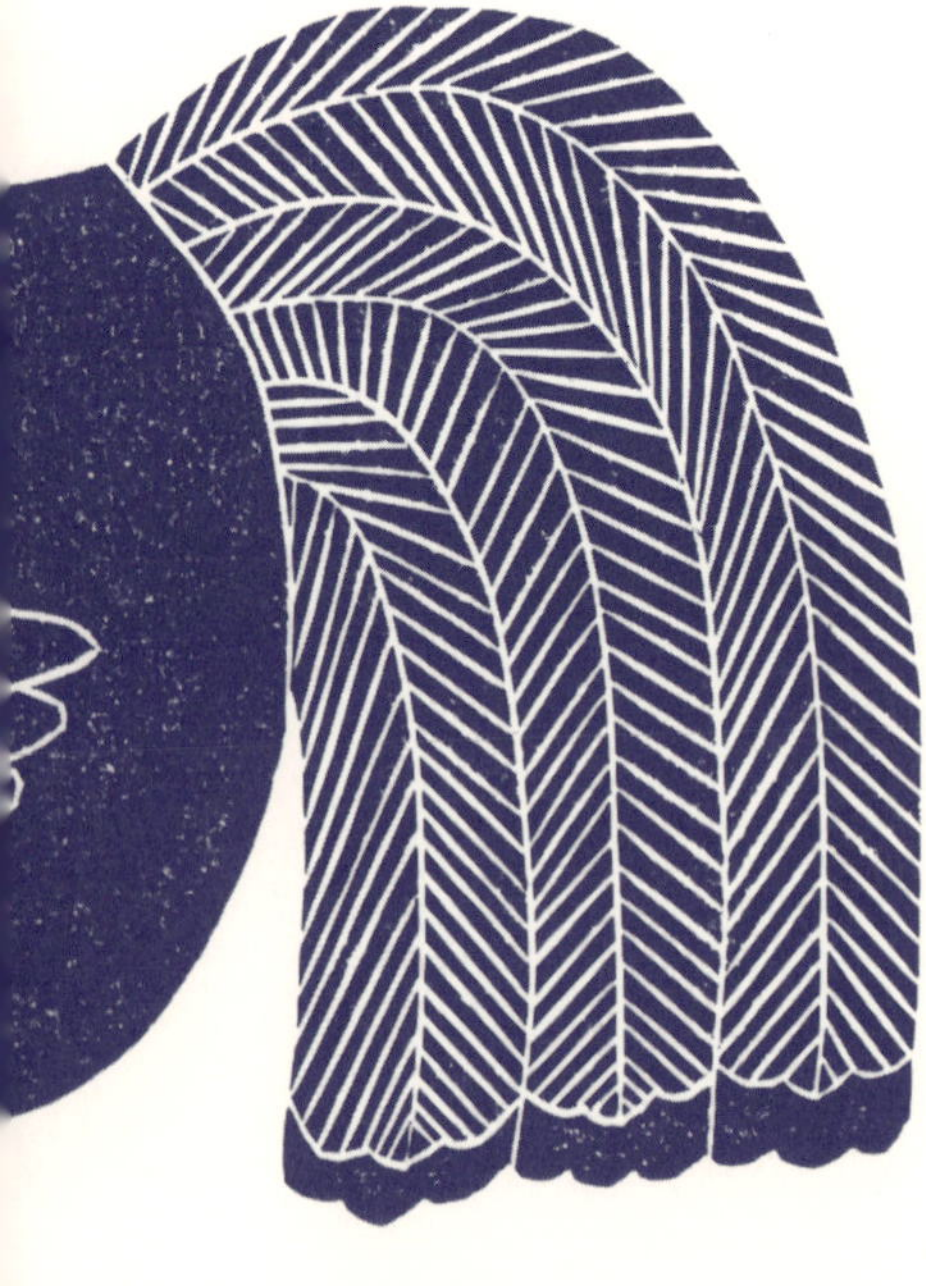

冷えタイプの月経痛に該当した人がまずすべきことは、温かい服装をすることです。ファッション重視で寒い服装をするのは不健康のもと。かわいくて温かいかっこうを目指してくださいね。そして、体温より冷たい飲食は避けてください。外食でも水の氷は必ず抜いてもらいましょう。月経期間中は、とくに冷えに注意。間違ってもアイスを食べたり、プールに入ったりしないでください。できるだけ湯船につかることもお忘れなく。食生活では、しょうが、ねぎ、玉ねぎ、にんにく、鮭、羊肉、牛肉、鶏肉、りんご、ごま、シナモン、こしょうなど、温めるものを積極的にとりましょう。

月経痛の冷えタイプは、体を温めることが第一です

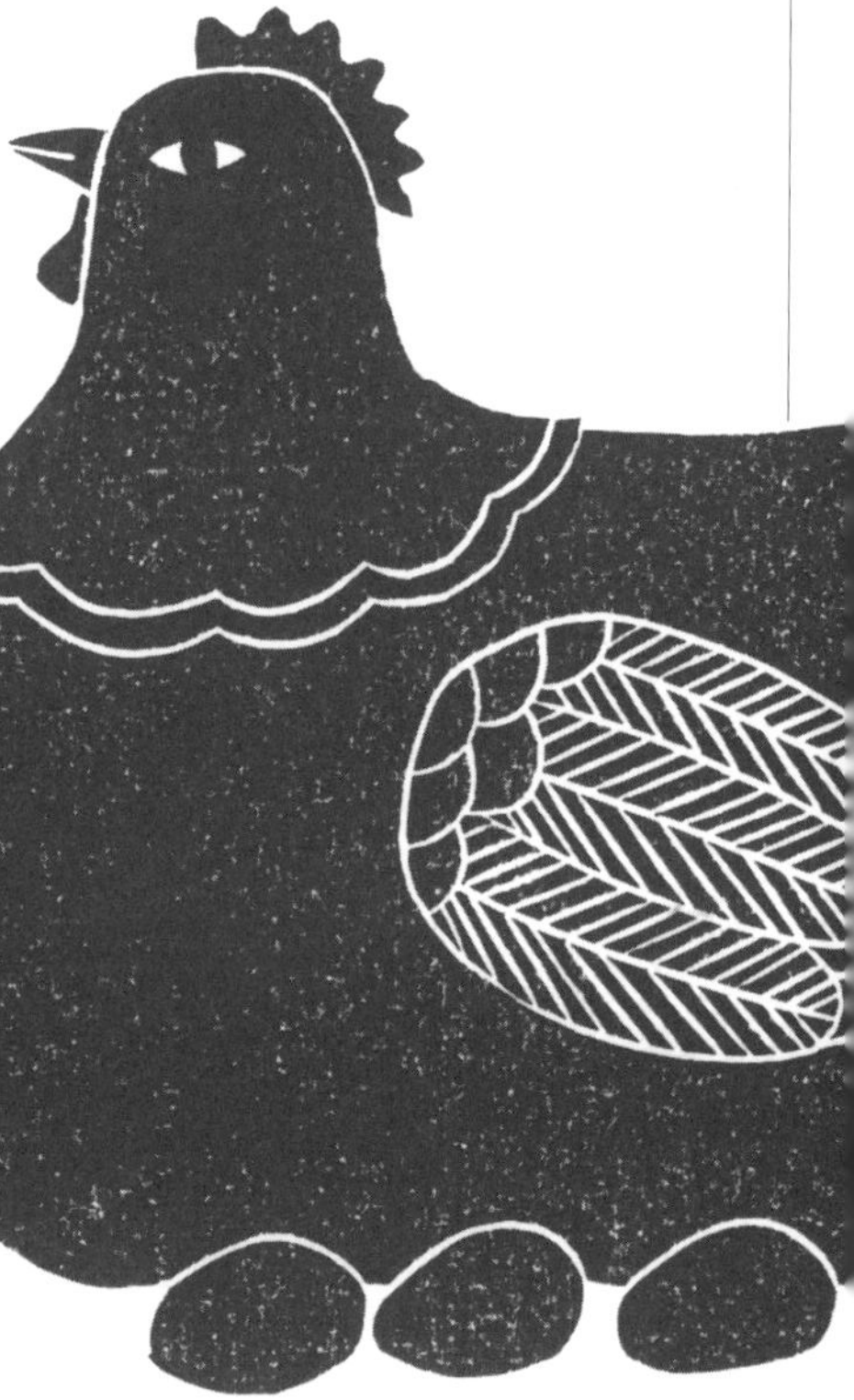

私のところに来る相談者から「生理でも学校のプールの授業を休めなくて困る」という声を多く聞きます。月経中はとくに冷やすとよくないという知識が、学校の先生方にももっと広がるといいなと思います。

5月14日

血《けつ》を補い、気を巡らせる食材で、PMSを緩和

中医学では、PMS（月経前に見られる、イライラや胸の張り、むくみなどの不快な症状）を、肝の機能低下、血《けつ》の不足、気の停滞などが原因と考えます。ですから、肝を養うもの、血を補うもの、気を巡らせるものをとることで、症状の軽減をはかります。それぞれ具体的な食材例を下記にあげたので、取り入れてみてください。

★肝を養うもの
…貝類、いか、たこ、かに、すっぽん、まぐろ、いわし、菜の花、セロリ、春菊、三つ葉、にんじん

★血を補うもの
…レバー、豚肉、地鶏、うずらの卵、牡蠣、黒豆、にんじん、トマト、ほうれん草、プルーン、ナツメ、ほうじ茶、紅茶、黒糖

★気を巡らせるもの
…春菊、三つ葉、せり、セロリ、パクチー、パセリ、せり、柑橘類、ジャスミン、カモミール、ラベンダー、菊花、黒酢

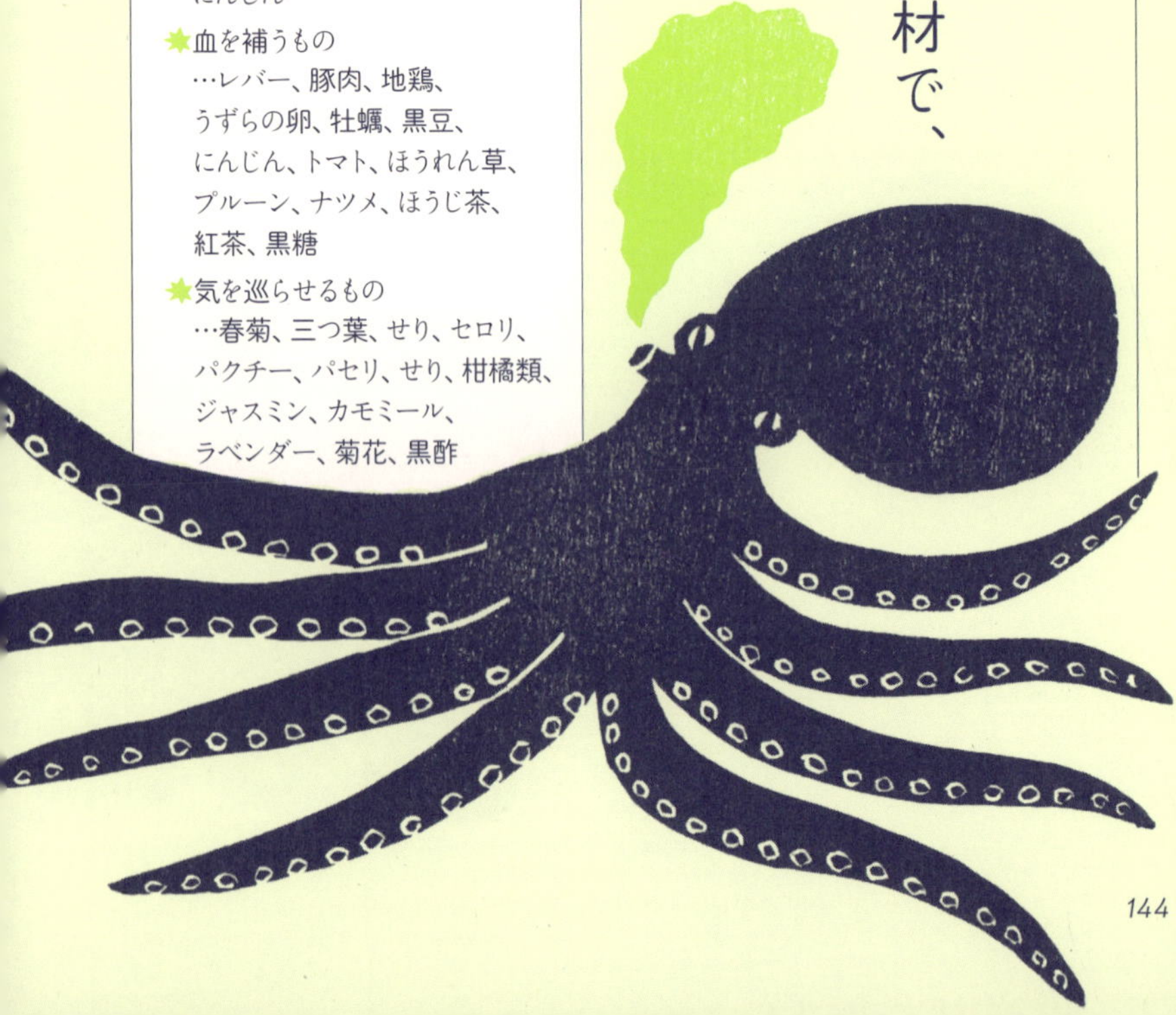

5月15日

常にイライラ＋のぼせるなら、潤いを補う食材を

イライラの原因のひとつが体内に発生した過剰な熱ですが、それ以外に潤い不足もあります。これは、心火《しんか》や肝火《かんか》、痰熱《たんねつ》*による影響のほか、長期間の病気、老化、セックス過多、大量の発汗などにより潤いが消耗し、熱の抑制ができなくなった状態です。

特徴的な症状は、イライラや焦りに加えて、のぼせ、ほてり、口の渇き、寝汗などです。こうしたときは、潤いを補ってくれる上記のような食材を食べましょう。とくに、なす、レモン、みかん、りんごには、潤いを生むと同時に、熱を取る力もあるとされるので、イライラしたときに食べるとよいでしょう。

野菜、きのこ
…なす、白菜、アスパラガス、やまいも、白・黒きくらげ

果物
…レモン、みかん、りんご、梨、ぶどう

肉、魚介類
…豚肉、あゆ、いか、牡蠣、あさり

その他
…黒米、もち米、卵、黒豆

*心火は、思いや悩み、恋愛が成就しないときや欲求が満たされないときなどに起こる熱。肝火は、人間関係やプレッシャーなど精神的なストレスや怒りなどから起こる熱。そして、痰熱は、この2つの処置を誤ることで作り出された熱で、慢性的イライラの原因のひとつ。

5月16日

胃腸の元気不足による下痢は、体を冷やさない生活を

もともと胃腸が弱いタイプと間違えやすいですが、胃腸の元気がないことが下痢を起こしている場合もあります。

先天的に胃腸が弱いタイプは1日に2、3回の下痢ですが、胃腸の元気不足によるものは1日に4回以上、何度もトイレにかけ込むのというのが違いです。ひどい場合には脱肛することもあります。食べたらすぐ便意をもよおしてトイレにかけ込むこともしばしば。あるいは夜明け頃に急に便意をもよおして下痢になるという症状が見られることもあります。

やせ型で顔は黒っぽく、下半身や腰が冷えて力が入りづらい、寒がりなどの特徴があります。このタイプは、過労を避ける、加齢に伴った飲食をする、体を徹底的に冷やさないのがポイントです。P139の便秘と対策が重なる点が多いので、そちらも参考にしてください。

5月17日

産後は、軽く体を動かして気の巡りを回復させて

産後は、出産により、体を動かす体力である気や栄養を運ぶ血《けつ》の不足、ホルモンなど生殖に関連する腎の弱りが見られる状態です。

気は体を動かし、温め、元気を保っています。不足すると、体力の回復が遅れるだけでなく、悪露《おろ》（産後に子宮や膣から出る分泌物）が長引き、おなかの皮膚も伸びたまま戻りにくくなります。また、ストレスなどで気の巡りが悪くなると、イライラや不眠が見られ、胸が張って母乳がうまく出なくなることもあります。

そこで、エネルギー補給に加えて、産後1か月ほどたったらストレス対策のための軽い運動も大切です。気の消耗を防ぐために激しい運動は禁物ですが、ストレッチや深呼吸などで体を軽く動かすようにして、気の巡りを回復させましょう。

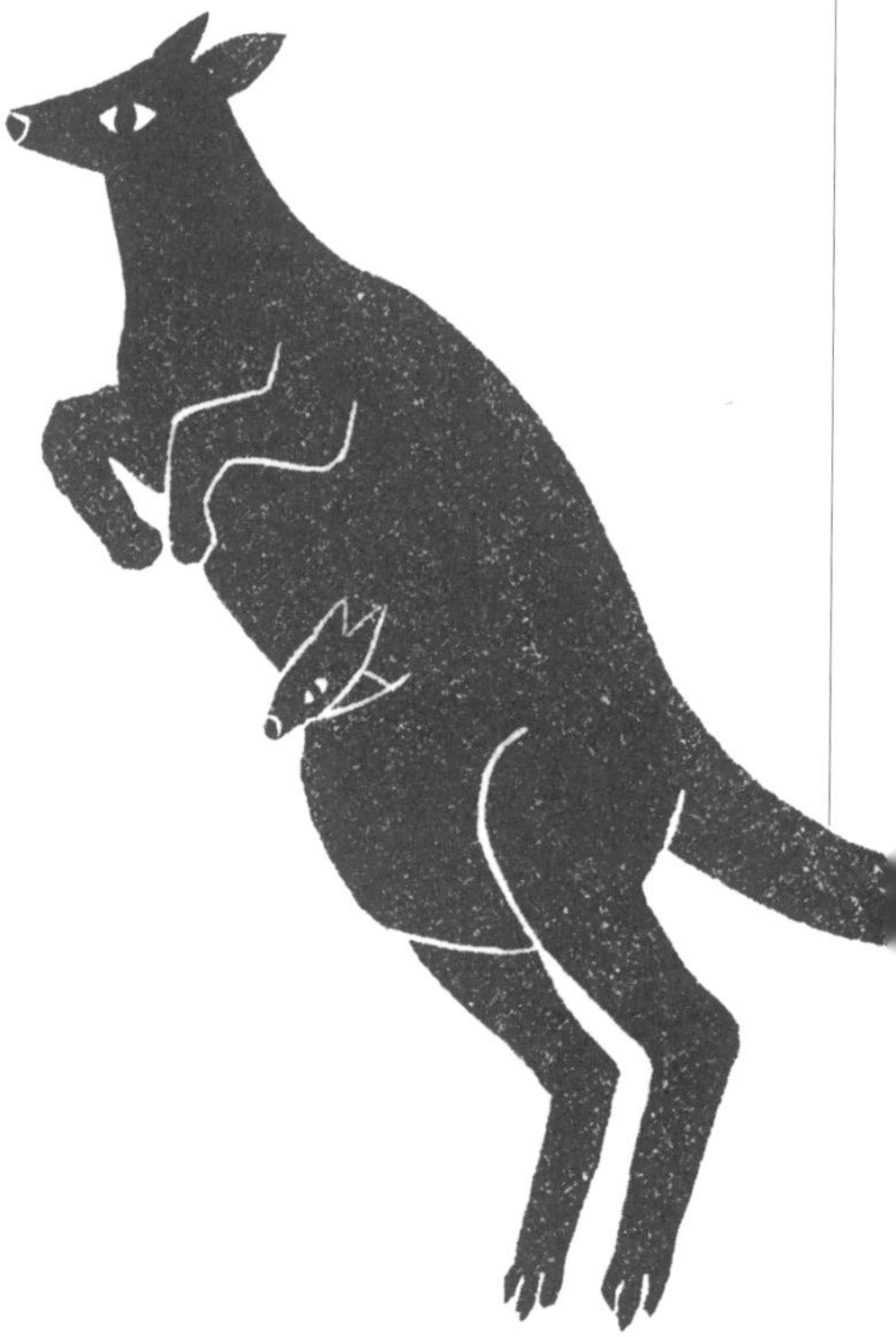

5月18日

葛根湯《かっこんとう》は、カゼの万能薬ではありません！

葛根湯《かっこんとう》がはじめて記載された古典『傷寒論《しょうかんろん》』を見てみると、「太陽病、項背強《こうはいこわばる》こと几几《きき》汗なく悪《お》風《ふう》するもの葛根湯之《これ》を主《つかさど》る」と記載されています。これは、「背中や肩が机の板ように硬くなり、汗が出なくて風に当たると寒気がするときは、太陽病だから葛根湯で治療しなさい」という意味です。太陽病とは、人体に悪影響を及ぼす邪気《じゃき》がまだ体の浅いところにいて、病気の初期といえる状態です。葛根湯は体を温めて治す薬なので、寒気がして、肩や首にこわばりがあり、汗をかいていないといった青いカゼ（P306）の初期に適しています。それ以外の、たとえばのどが痛いとか、汗をかいているとか、咳が出るといった場合は、違う漢方を必要とします。

5月19日

しっかり食べて血《けつ》を補うのが、不眠症の一番の策

中医学でいう不眠症には、2つのタイプがあります。ひとつはストレス過剰タイプ。もうひとつが血《けつ》不足タイプです。血が足りなくなる原因には、出血や手術、妊娠や出産など実際に血を失うことのほか、慢性病や偏食、胃腸機能低下などもあります。

対策は、血の原料になる食材を食べること。薬膳では植物性のものよりも動物性のもののほうがより効果的に血を補えると考えていますが、それを吸収するための脾《ひ》胃《い》（消化系）が弱っている場合は、植物性のもののほうが負担が少なく、結果として効果的です。食欲があまりなかったり、軟便だったりする方は、血を増やす野菜や果物などを中心にとりましょう。血を補う食材は下記の通りです。

肉、魚介
…牛肉、牛すじ、鴨肉、羊肉、レバー、ぶり、鮭、たら、かつお、たちうお、いか、貝類
野菜、果物
…ほうれん草、さといも、じゃがいも、れんこん、ぶどう、ライチ
その他
…卵、うずらの卵、豆類、黒ごま、ナツメ、ピーナツ、黒砂糖

5月20日

精神が不安定のときは青の食べものを

★青（緑）の食べもの
…アスパラガス、うど、オクラ、キャベツ、春菊、せり、セロリ、菜の花、にら、ブロッコリー、水菜、よもぎ

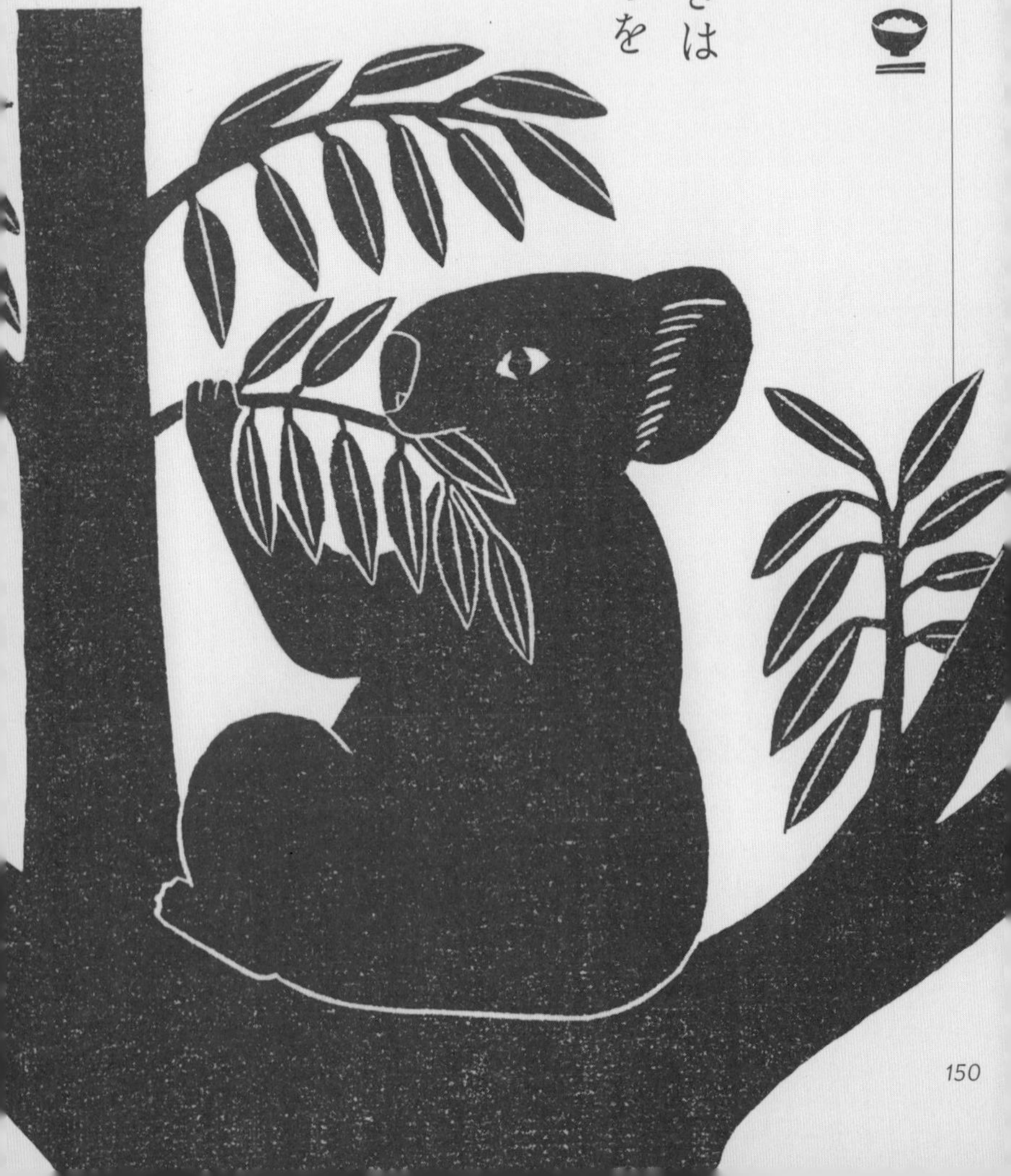

青（または緑）の食べものは、肝の働きを整えます。
中医学が指す肝は、血を貯蔵し、自律神経系を介して血流量の調整をし、精神情緒の安定を担っています。肝が弱るとイライラしたり落ち込んだり、おなかが張りやすくなったり、胸や脇が張って痛んだり、偏頭痛があったり、下痢や便秘をくり返したりするようになります。肝を養う青い食材には、右記のようなものがあります。

5月21日

爪の割れ、表面の凸凹は、血《けつ》不足

爪が割れやすい、二枚爪になりやすい、爪の表面が凸凹になっているなど、爪のトラブルの一番の原因は、貧血やその他の栄養不足。いわば、爪が乾燥肌のような状態になっているのです。
中医学で爪の原料は血《けつ》です。中医学において血は、人体を構成し、生命活動を維持する基本物質とされ、五臓の肝によって栄養を与えられ、解毒され、浄化されていると考えます。ですから、爪が弱いというのは、肝に蓄えられている血が不足した状態、もしくは、肝の機能自体が低下して血への栄養供給がままならなくなり、血が体内を巡れず、爪の先端まで栄養が十分にいきわたらなくなっている状態です。

健康な爪にする方法は、P192をご覧ください。

5月22日

舌が赤い人は熱を冷ますものを

舌をチェックして赤ければ（P97の2）、熱が体内にこもっている状態です。水を飲んでも渇きが癒やされないほどのどが渇いたり、寝汗をかいたり、ほてりやのぼせを感じたりはしていませんか？　頭痛やイライラが強い人も多いかもしれません。熱のもとになるような唐辛子やしょうがなどを控えて、こもった熱を体の外に出す働きのあるきゅうり、なす、れんこん、豆腐、すいか、梨、ミントなどをとりましょう。

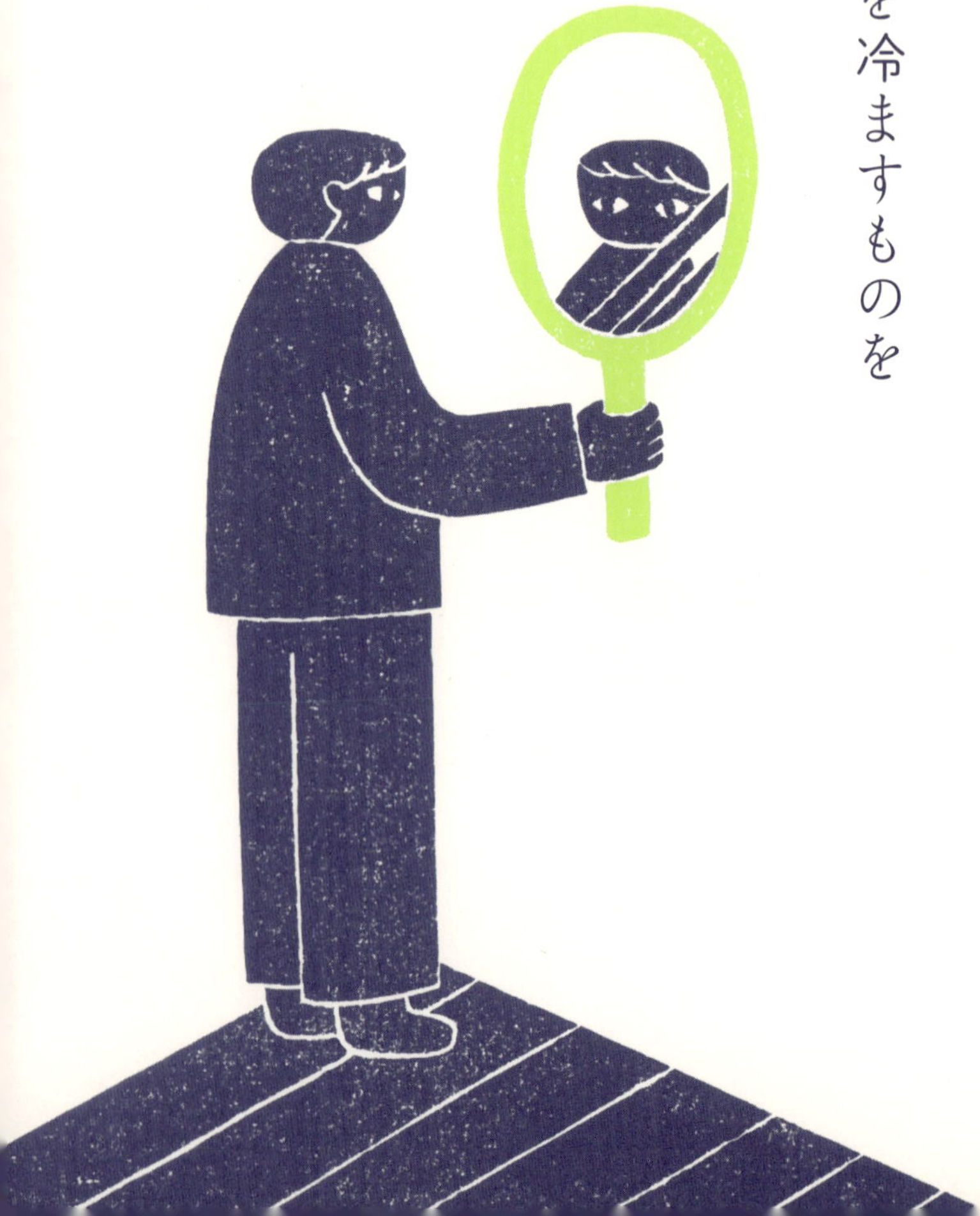

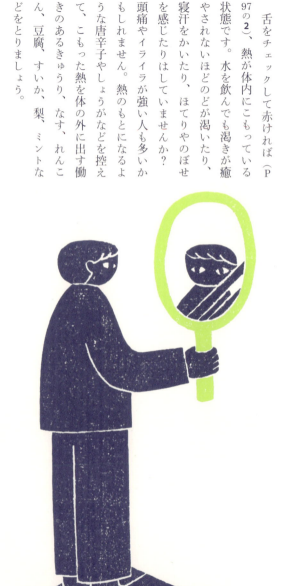

5月23日

クコの実は「ひとつかみ食べろ」と言われます

クコの実は、枸杞子《くこし》という生薬で、五臓の肝と腎を養い、目をすっきりさせて、呼吸器系を潤すとされています。

肝はストレスのクッションとなる場所で、弱るとイライラしたり落ち込んだり情緒が不安定になります。またその影響から、胃腸の動きが悪くなり、食欲が低下しておなかが張るようになります。

腎は成長・発育・生殖を司り、人体の生命エネルギーを蓄えるタンクです。腎が弱ると、足腰が弱り、骨が弱り、耳が遠くなり、生殖能力が低下して、集中力や記憶力が低下し、元気がなくなります。老化を中医学では、腎が弱っていくこととして捉えます。

こうして見てみると、クコの実は、体と心（情緒）の両方をケアする食べものということがわかりますね。

ところで、クコの実の話をすると、「どのくらい食べたらいいですか？」とよく聞かれます。生薬辞典で見てみると、1回の使用量は5～15gとあるので、大体ひとつかみというところでしょうか。1粒2粒では意味がなく、ある程度の量を続けることが大事です。

5月24日

寒も熱もないのが、平性の食べものです

食べものが体を温めたり冷ましたりする性質を、「五性」と呼びます。五性の「寒、涼、温、熱、平」のうち、上から4つは想像がつくでしょうが、「平」とは何でしょう？　これはどちらにも属さないもの、つまり寒や熱のないもので、「へい」と読みます。

通常、長期間食べるものは、体を温めたり冷ましたりしないほうがよいので、平性の食材が好まれます。しかし平性ばかりだと、たとえば暑いときや熱がこもっているときなどに冷ませない、寒い時期に温められないなどの不具合が出てしまうので、こればかりをとれば万全というわけではありません。それぞれの性質の食べものを、体質や環境に合わせてうまく食べることが大切です。平性の食材には右記のようなものがあります。

★野菜、きのこ
…やまいも、じゃがいも、さつまいも、さといも、キャベツ、しいたけ、きくらげ

★果物
…梅、いちご、ぶどう、りんご、すもも、いちじく

★その他
…うるち米、大豆、卵、黒ごま、クコの実、ピーナツ

5月25日

認知症の食事対策は、ドロドロ血を作らないこと

認知症の予防には、これと決まった食材があるわけではなく、要因となる痰湿《たんしつ》*をためないことと、瘀血《おけつ》（ドロドロ血）を生み出さないことが大切です。

私のところに相談にくる方に話を聞くと、サラダや冷たいもののとり過ぎ、ジュースの飲み過ぎが見受けられます。カフェでの甘いドリンクの飲み過ぎも、気になるところです。こうしたことが原因で、痰湿がたまっている方が多いですね。

痰湿を減らすためにおすすめの食材は、体内の余分な水分を排出する力がある、下記のような食材です。

なお、痰湿は瘀血の一要因ですが、別々に存在することもありますし、どちらだけという場合もあります。そこで、瘀血を改善するための、血流をよくする食材も紹介しておきます。

痰湿を減らす食材

- 野菜、きのこ
  …大根、きゅうり、ゴーヤー、きのこ、緑豆もやし
- その他
  …海藻、春雨、ハトムギ、ハーブティー

瘀血を改善する食材

- 野菜、きのこ、果物
  …小松菜、にら、らっきょう、パセリ、桃、ブルーベリー
- 魚介
  …鮭、たら、うなぎ
- その他
  …黒米、黒大豆、納豆、栗、くるみ、黒砂糖、さとうきび、酢、酒粕

*痰湿とは、ドロドロとした病理産物。排水口にたまったぬめりのようなもので、食べものなどのカスと思ってもらえばいいでしょう。

5月26日

30歳を過ぎたら、更年期障害予防の意識を

更年期障害を仕方のないものと諦めている方も多いかもしれませんが、ある程度予防することはできます。

穏やかな更年期を迎えるためには、食生活に気を配り、漢方を上手に使うことにより血液や腎を補い養っておくこと。そして、女性は若いときから月経に関心を持ち、規則正しい月経がくるように気をつけること。そのためには、冷やさない、食事に気を配る（加熱した野菜の多い、さっぱり味の和食を腹八分目）、適度な運動でストレス発散することが、つきなみですがとても大切です。

中医学では、更年期障害の原因を、栄養を運び情緒を安定させる血《けつ》の不足、ホルモンや水分代謝などをコントロールする腎の弱りとして捉えています。漢方では、体にあった腎を補う薬を使い、血液サラサラを意識して、胃腸を元気に保つものを適度に使います。

腎の機能低下は、30歳を超えたらはじまると中医学では考えているので、30歳を過ぎたら男女ともに腎を守る対策を意識しましょう。

5月27日

不調の相談に行くときはネイルを落として

弱い爪を保護するためにネイルをしている人も多いことでしょう。「ネイルをすると爪が息をできないからよくない？」と考える方もいるかもしれませんが、中医学的に見て、ネイルがよいか悪いかというのはとくにありません。しかし、ネイルをしていると本来の爪の色が見えず、爪の成長状態や、爪が作られる根元の白い部分（爪半月）の状態がわからなくなってしまいます。そうすると、せっかくの体の情報を見落とすことになるので、できれば、漢方の相談に行くときは、ネイルはしていないほうがいいですよ。

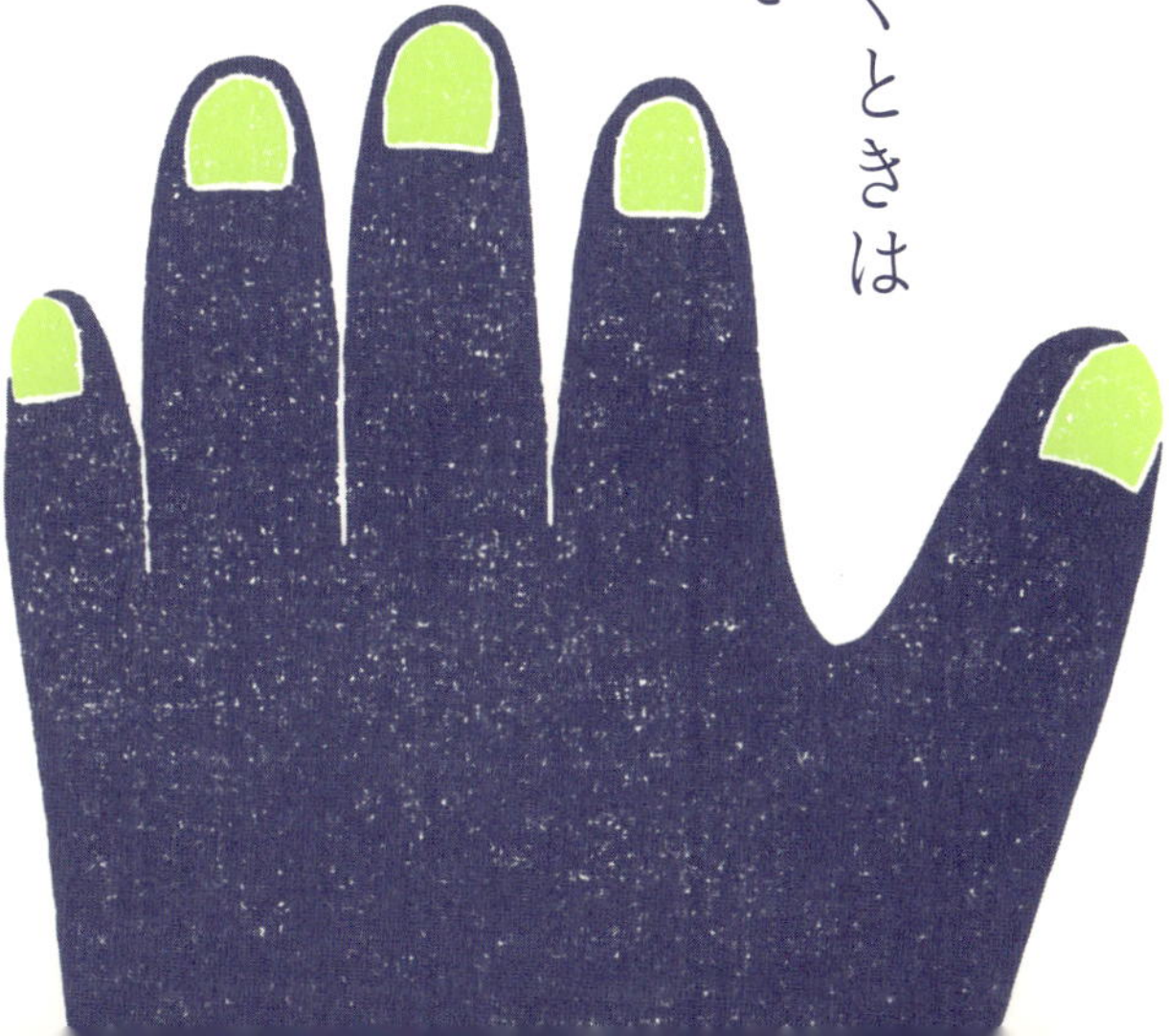

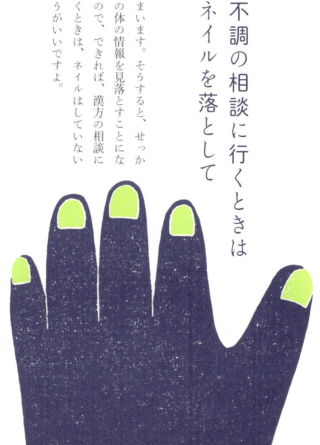

5月28日

肝はほかの臓腑のスムーズな働きをサポート

五臓の「肝」は、血を貯蔵し、血流量をコントロールし、ほかの臓腑の生理機能がスムーズに行えるよう調節しています。その影響は自律神経系にも及ぶので、肝の変調は体温の変調やめまい、イライラや不安、落ち込みなどにつながり、下痢や便秘、ガスがたまるなどの症状となって出てきます。

そして、情緒面では怒りやすくなります。また、肝が病んでいる者はよくしゃべるという特徴も見られます。あなたのまわりに常にイライラしたり落ち込んだりして、よくしゃべる方はいませんか？そんな人は肝が弱っているかもしれません。

肝を元気にする食材
あさり、しじみ、牡蠣、いか、レバー、セロリ、せり、トマト、菊花、クコの実

五性と食材のつながりは、ひとつずつ覚えて

五性とは、食べものが持つ「寒、涼、温、熱、平」の5つの性質のことです。「暑い夏には何を食べたらいいんだろう」、「体が冷えたから温めてくれるものを食べたいな」というように、自分の体調や気候に応じて、適した食材を取り入れたいと思う人はきっと多いですよね。そこで、たとえば「熱の食材は赤い色をしていることが多い」といったような法則性があれば、覚えやすいだろうと思います。実は、こうした質問をよく受けるんですが、残念ながら法則性はありません。その食材がとれる場所の気候などが関係する場合もありますが、それも確実ではありません。覚えるしかないのです。私もよく使うもの以外は覚えきれないので、文献で確認しますよ。

5月30日

消化系の弱まりは、肌のたるみにつながります

中医学では、脾《ひ》（消化系）で作られるエネルギーには、内臓や筋肉を重力に逆らって上に引っ張り、正しい位置に収めるという働きがあると考えます。

胃もたれ、下痢、または軟便が続いている、吹き出ものが多い、食欲がないという人は、脾が弱っているサインです。そういった症状のある人は、重力に逆らう力が弱まっているわけですから、肌がたるむリスクが高まるといえるでしょう。

脾は、油っこいもの、味の濃いもの、体温より冷たいもの、生もの、砂糖たっぷりの甘いもの、過

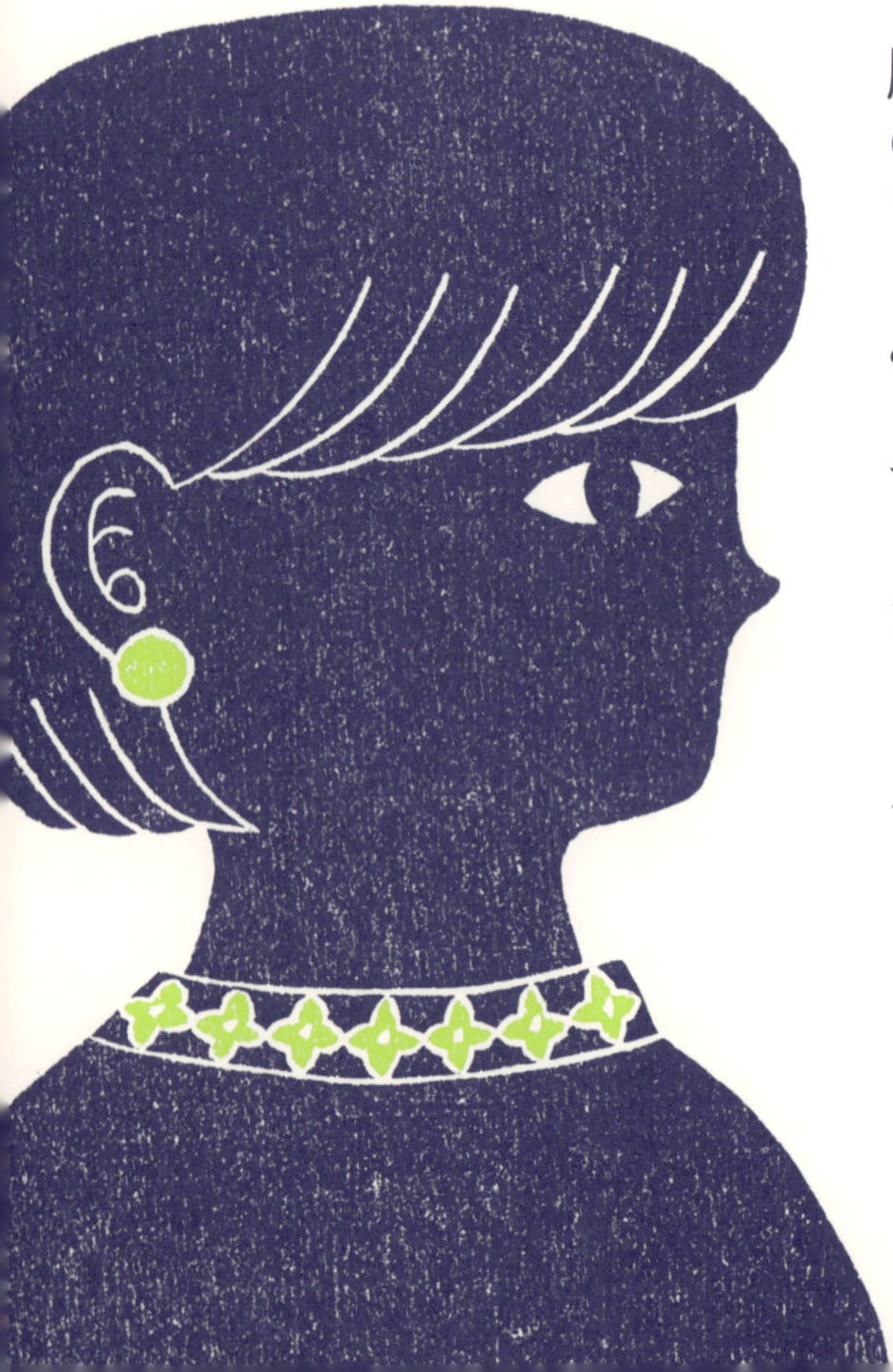

剰な水分で弱るので、それらの摂取が多い人はご注意くださいね。

5月31日

冷え性の人、こんな生活を送っていませんか？

冷え性の人を見ていると、その生活スタイルにも原因があると感じることがあります。第一に、冷えやすい服装。ファッション性を重視するあまり、冷たい風が吹きはじめているのに薄着の人、冬なのに短いソックスをはいている人、ストッキングをはかない人を実によく見かけます。冷えの悪影響を考えると、余計なお世話と思いつつも、その方々の健康が心配でなりません。

また、暑いからといって冷たいものを毎日食べるのも、体を中から冷やします。氷入りの飲みものやアイスだけでなく、体温より低いものはすべて「冷たいもの」なのでご注意ください。

熱は動くことで発生するので、あまり動かない人にも冷えは多いですね。シャワーだけの人も冷えます。昨今はどこへ行っても夏は冷房がガンガンに効いているので、そんな1日の冷えをとるのには、シャワーだけでは不十分ですよ。

野菜たっぷり さっぱりごはんで、目指せ！ サラサラ血

血のサラサラ対策は、「肥甘厚味」と「生冷食」を避け、加熱した野菜をたっぷり使ったさっぱり味の食事を心がけること。とくに不足しがちな葉もの野菜は加熱してたくさん食べましょう。肥甘厚味とは、油っこいもの、甘いもの、味の濃いものです。これらは消化吸収の負担になりやすく、脾《ひ》（消化系）に負担をかけて弱らせてしまいます。加えて、生ものや冷たいものは脾を弱らせ、不要なものを排出する力や、よいエネルギーや血《けつ》を作る力を低下させます。

あとは、とにかく冷やす原因を排除すること。まずは肌の露出を避けましょう。外出時は、はおるものを必ず1枚持ち歩いてください。家の中にいても靴下をはくようにしてください。お風呂もシャワーではなく湯船につかりましょう。また、冷える食事をとっている人もリスクが上がるので気をつけてください。

6月2日

胃腸の弱りによるめまいは、偏食をなくすこと

油っこいものや甘いものを過食すると、不要物が体内にたまり、それが頭に流れ着くと、もやもやしためまいになることがあります。このように、めまいは脾《ひ》（消化系）が弱って不要物がたまることでも起こります。

こればかりは、偏食を直すしか策はありません。きのこ類、海藻類、葉もの野菜を日々心がけて食べ、体内に不要物をためないようにしてください。これらは生のままではなく火を通してたっぷりと、味つけはさっぱりにしましょう。

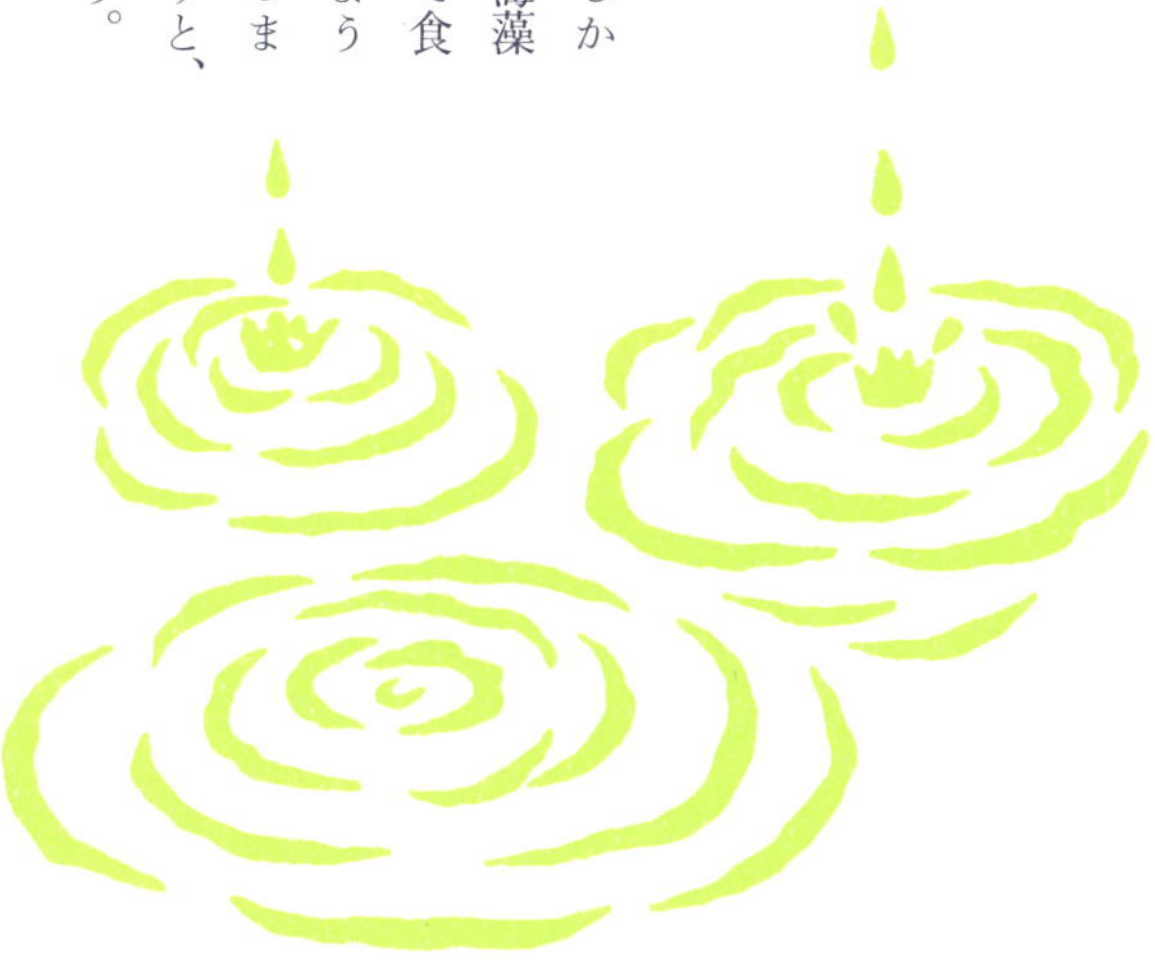

6月3日

腰痛は血行不良によっても起こります

腰痛が起こる原因に、血行不良によるものがあります。

血行不良は、ストレスや偏食、冷えや過労、目の使い過ぎなどが原因となって起こります。そのほか、事故や打撲、過剰な運動、姿勢の悪さなども血流を悪化させ、腰の痛みの原因となります。

このように、血行不良による腰痛の要因はさまざまですが、もし秋から冬にかけて痛みが増す、湯船につかったりカイロで腰を温めたりすると痛みがやわらぐ、といった腰痛ならば、それは冷えが原因です。冷えにより、筋肉や組織が収縮し、血行不良を招いてしまっているのです。

この場合は、腰回りや下半身をじんわり温めましょう。

6月4日

「寒、涼」の食べものは、暑さや余分な熱を冷まします

のぼせがちの方や興奮しやすい方は、寒性や涼性の食材が不足している可能性があります。なぜなら、寒と涼には、夏場の暑いときに体を冷やしたりこもってしまった余分な熱を冷ましたりする働きのほか、興奮を落ち着けたり鎮静したり、抑制したりする働きもあるからです。

寒性の食材は、熱を冷ます力があります。炎症の肌トラブルや熱がこもる人、イライラしたりカッカしたりする人は、ぜひとってほしいですね。

涼性は冷やすというより、湯冷ましのように熱を落ち着けるイメージです。

それぞれのおもな食材は下記の通りです。

寒性の食材

- 魚介類
  …しじみ、はまぐり、かに
- 野菜、果物
  …きゅうり、水菜、ゴーヤー、ズッキーニ、なす、トマト、れんこん、ごぼう、みょうが、すいか、グレープフルーツ、キウイ
- その他
  …昆布、緑豆

涼性の食材

- 野菜、きのこ、果物
  …トマト、オクラ、ほうれん草、レタス、セロリ、三つ葉、クレソン、冬瓜、ゆり根、しめじ、マンゴー、オレンジ、ゆず
- その他
  …そば、わかめ、もずく、緑茶

6月5日

貧血は、血の原料を食事で補うのが先決！

貧血の対策は、とにかくしっかり鉄分をとることが何よりも大切です。鉄分を多く含む食材には、レバー、ハツ、うなぎの肝、あゆ、いわし、ホッキ貝、しじみ、卵黄、ほうれん草、小松菜、枝豆、パセリなどがあります。また、鉄のフライパンや鍋を使う、鉄瓶で沸かした湯で茶をいれるのも鉄分の補給につながるので、おすすめです。鉄製の調理器具は正しく手入れをすれば一生使えるので、一度見てみるのもいいですよ。

6月6日

むくみは、体の水分コントロールの不具合

仕事が終わったら足が痛いぐらいパンパンになっている、足首のくびれがなくなって象の足のようになっているといった、病気が原因で起こるものとは違う、日常的なむくみの相談はとても多いです。むくみは、体の中の水分調節をする機能が低下している状態です。

　むくみを訴える人は、下記のような症状も見られることがよくあり、いずれも水分調整機能の不具合によるものです。余分な水分がたまっていると、湿度の影響も受けやすく、湿度が上がる夏場や梅雨の時期、秋頃の台風の時期に、体や頭が重い、だるい、めまいがする、胃腸の不快感などの症状が出やすくなります。対策は別の項で紹介します。

こんな症状はない？

- □食欲不振、胃もたれがする
- □体や手足が重だるい、頭が重い、頭痛がする、関節が痛む
- □便がべっとりしてすっきり出ない
- □口の中がべたつく、口臭がある
- □月経の量が多い、またはだらだら続く、おりものが多い
- □痰《たん》が多い、鼻水が多い
- □皮膚の色が黄色っぽい
- □舌の苔が白、または黄色い
- □舌自体の色が見えないほど苔が厚い
- □舌自体が大きくふくらんでいる、縁に歯形がついている

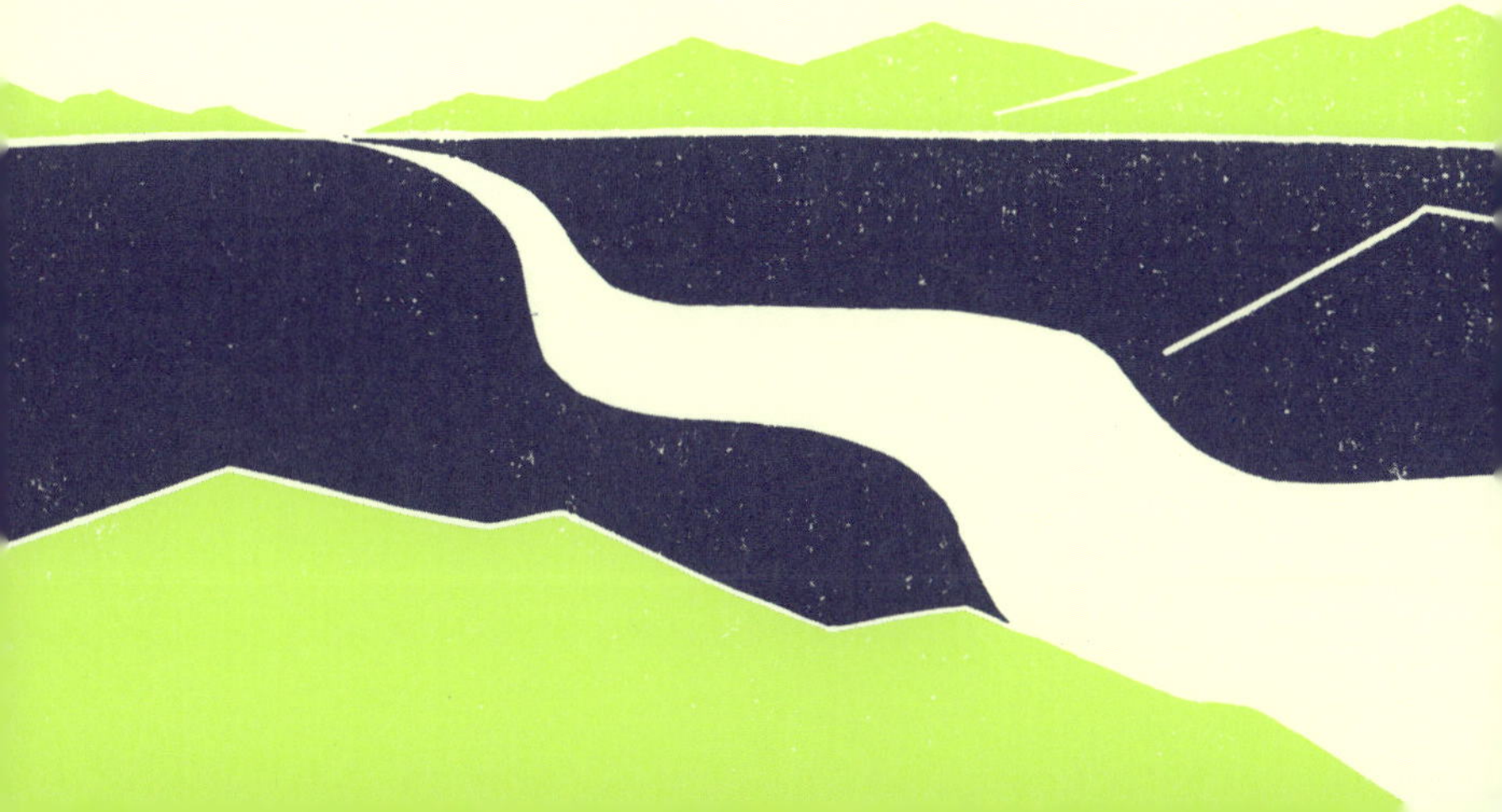

歯がぐらぐらするのは、腎が弱っているから

年齢を重ねていくと歯が弱って抜けてしまうことがあるのは、腎が弱っていっているからです。* 中医学で腎は、生命活動の源である「精」というエネルギーをためる場所で、成長と発育、生殖をコントロールしています。ですから腎が弱ると、歯や骨、髪の毛に影響が見られるようになります。

腎にためられている精は、両親から受け継いだ先天的なものと、飲食物から作り出される後天的なものがあります。両親が虚弱だった場合、先天的に精が少ないため、そうでない人に比べて早く歯が弱ることが考えられます。飲食の偏りや食の乱れ、ストレスなどで胃腸機能が弱り、精を作り出す力が低下すると、これもまた歯が弱る原因となります。

対策は精を補い、腎を弱らせないようにすること。腎を養うとされている豆類やくるみ、松の実、クコの実などを食べましょう。加えて、忙しくても休む時間を確保し、性欲をつつしみ、10分でも早く寝るよう普段から心がけ、しっかり歩くようにすること。腎は冷えに弱いので、下半身が冷えないように防寒と保温にも気を配りましょう。

＊腎は加齢のほか、過労、睡眠不足、そして運動不足やセックス過多でも弱ると考えられています。

6月8日

梅雨の時期は、多すぎる湿気が体の不調のもとに

梅雨はジメジメとした高い湿度と長雨が続く季節ですね。適度な雨が降ることで、夏場の貯水もできるわけですが、中医学では、多過ぎる湿気は体に害をもたらす「湿邪《しつじゃ》」となり、健康を損ねるものになるとして注意を促しています。

中医学では、風、寒、暑、湿、燥、火といって、自然界に存在する気象変化（六気《ろっき》といいます）が、異常・過剰な状態になったとき、人体にとって害になる「邪気」となり、体を襲うと考えます。自然界にある邪気は、風邪《ふうじゃ》、寒邪《かんじゃ》、暑邪《しょじゃ》、湿邪、燥邪《そうじゃ》、火邪《かじゃ》の6つ。これらは口や鼻、そして毛穴などから体の中に入り込むことで体内のバランスを崩し、さまざまな病気の症状を発生させます。

6月9日

月経周期が長い❶
栄養を運ぶ血《けつ》不足タイプ

中医学では、月経の正常な周期を28日前後と考えており、それよりも7日以上長い場合、月経周期が長いと判断します。

月経周期が長いというのは、卵胞の発育に時間がかかっていて、無排卵になっている可能性が考えられます。このタイプでは、低温期が長く（14日以上）、高温期が短い（10日未満）というケースが多いです。また、経血の色は薄いピンク色で、量が少なく、日数も少なく、月経後に疲れやすいといった特徴が見られます。

このタイプは、栄養を運ぶ血《けつ》が少なく、卵子が育ちにくい状態で、子宮や卵巣の働きが低下し、月経が遅れます。立ちくらみを起こしやすく、不眠がちでよく夢を見て、落ち込みやすく、月経前後に頭痛があるという方も多いです。対策は次項をご参照ください。

6月10日

月経周期が長い1の人は、目を休めましょう

このタイプは、目の使い過ぎにご注意ください。仕事でどうしても細かい字を見続けていたり、パソコン作業が多かったりする方は、家に帰ってテレビをつけたりスマホを見るという習慣を変えることからはじめてみましょう。寝る前や通勤時間中は、あえて機内モードにして受信を制限し、周囲に見ないようにしていることを伝えて「スマホ断ち」をするのもおすすめです。

食材では、血のもとになる鶏肉、レバー、卵、ほうれん草、にんじん、黒きくらげ、ひじき、黒砂糖、黒豆、ナツメ、プルーン、レーズン、クコの実、黒ごま、ピーナッツ、松の実などを。食事はあまり淡泊になりすぎないよう注意し、適度に肉類を食べましょう。

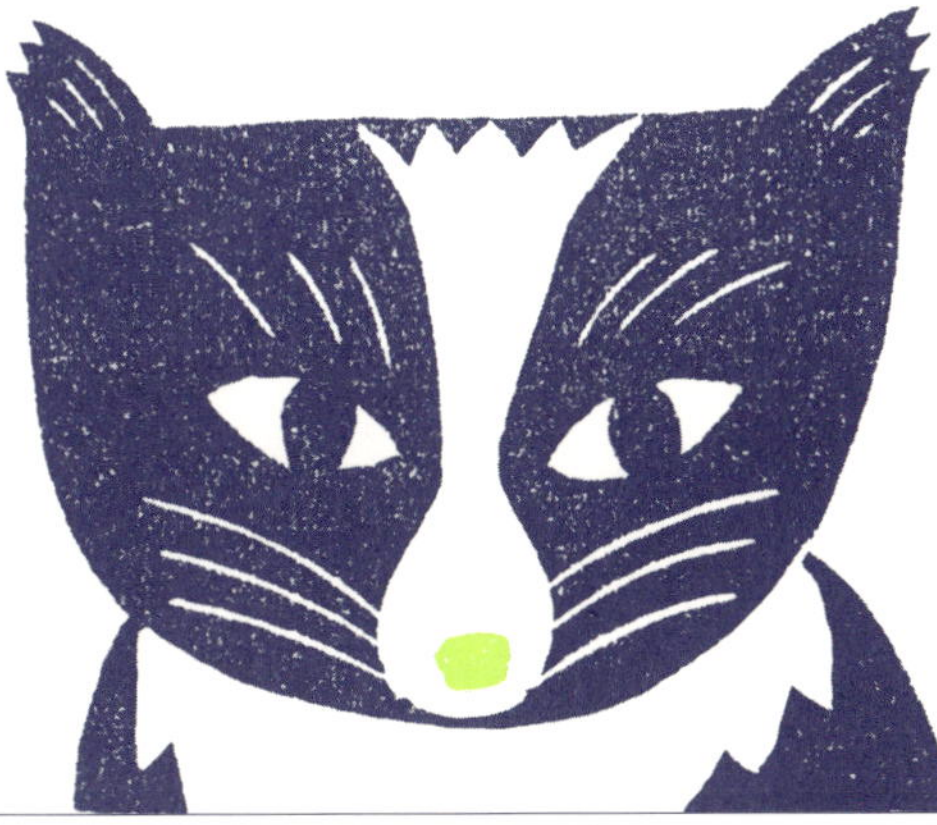

月経周期が長い人には、もうひとつ別のタイプがあります。それは、P234で紹介しています。

6月11日

PMSは、自然に触れてリラックス

月経前の時期は、肝を弱らせること、血《けつ》を消耗すること、気を詰まらせること、この3つを避けることが大事です。

早寝早起きを心がけ、散歩をして自然に触れるようにしましょう。大自然でなくても、水や風、木や草など、自然のものならば何でもいいです。そして、お酒を控え、スマホやテレビ、パソコン、本をできるだけ見ないようにして目を休めましょう。気を巡らせるためには、呼吸法を意識したストレッチやヨガ、太極拳などの運動を取り入れるほか、頭部のブラッシングやマッサージをするのもいいでしょう。とくにこめかみから後頭部にかけて念入りに。こめかみにある太陽、手首内側にある内関、内くるぶしの上にある三陰交というツボをマッサージするのもおすすめです。* 香りのよい花茶（ジャスミン茶や菊花茶）で気を巡らせて、気分をすっきりさせるのもいいですよ。

*ツボは経絡（けいらく）という気の流れ道の途中にある駅のようなスポットなので、流れをよくするように押しながら、絞り出すイメージでこすりましょう。太陽はこめかみから後頭部へ、内関は手首から中指の先へ、三陰交は膝へ向かってマッサージしてください。

6月12日

普段からできるイライラ防止策は、気をそらすこと

イライラしないためには、普段からさっぱりしたもの、熱のこもらない食事を心がけ、思い悩み過ぎたり執着し過ぎたりせず、心をやわらかく、穏やかに保つことが大切です。そうはいっても、それが簡単ではないから、みんなイライラするんですけれどね。

それでも、できるだけ普段から穏やかな気持ちを持ち、怒りを感じたら深呼吸してほかのことを考えるなど、自分に合った気をまぎらわす方法を探してみてください。

心理学者のガイ・ウィンチは心の応急手当として、「嫌なことがあったら2分間違うことをする・考える」という方法を提唱しています。私たちは嫌なことがあったり言われたりすると、得てしてそれを心の中で反復しがちですが、それは傷口をさらに広げているようなものです。まずは「気をそらす」ことを2分間してみてくださいね。

6月13日

食事で気を補い、香りで気を巡らせ、ストレスを緩和

中医学でストレスは「気滞」という、気の巡りが悪くなった状態を指します。気をつかい、気を配り、気疲れして、気が減ってしまい、体内を巡り体の調子を整えてくれている「気」が停滞しているので、気滞です。これを解消するためには、気を補い、気を巡らせます。

気を補うには、おいしくて消化吸収のよい食事、とくに野菜たっぷりの和食を食べて、しっかり眠ることです。いも類や米類などには、気を補う力があるとされているので、食事に取り入れましょう。

気を巡らせるには、香りが効果的です。アロマキャンドルをつけてゆっくり入浴するのもいいでしょう。入浴後は香りのよいボディーローションを使い、リラックスします。ストレスで荒れた肌にも効果的で一石二鳥ですね。寝る1時間ぐらい前のカモミールやラベンダー、ミントなどのハーブティーもいいでしょう。もちろん、よい香りは男性にもおすすめです。

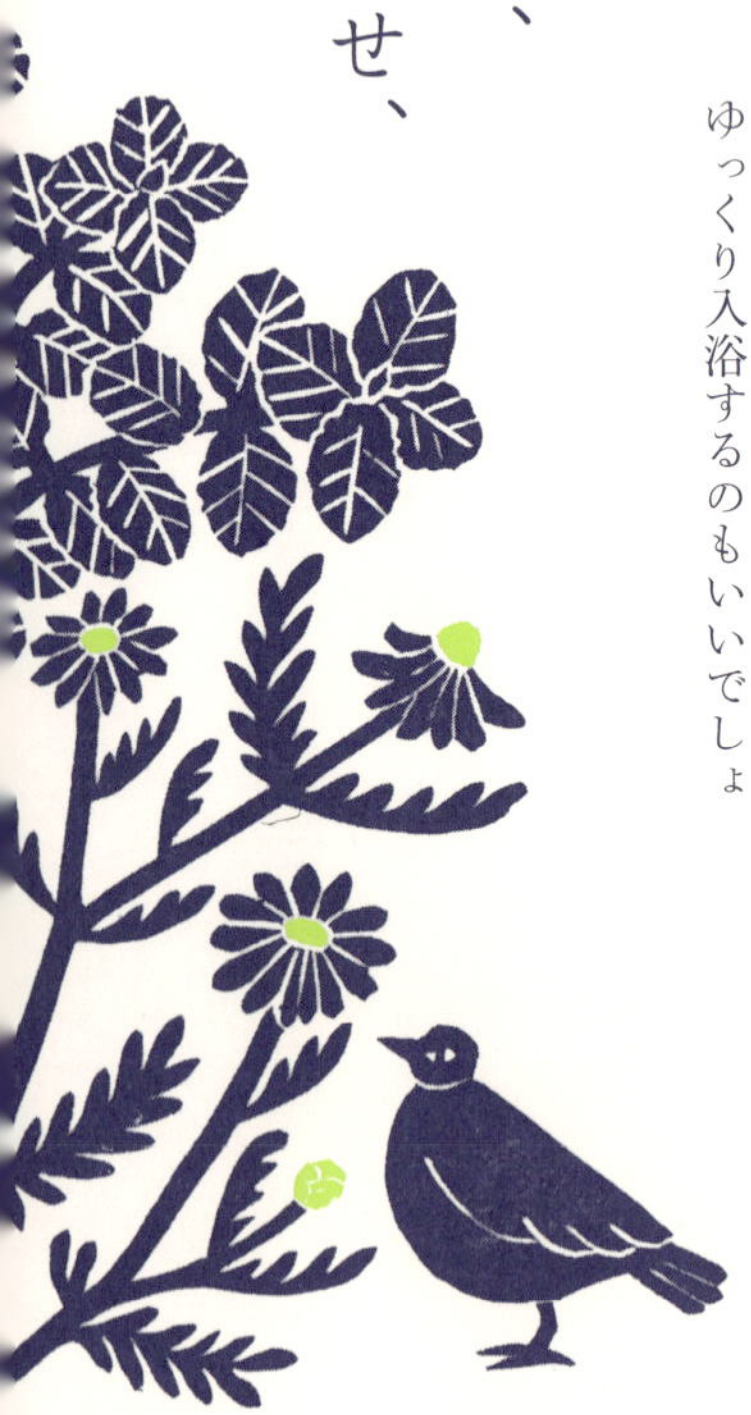

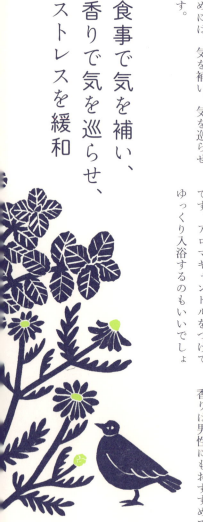

6月14日

梅雨の重だるさは、水を吸ったスポンジと同じ

梅雨は、多すぎる湿気が体に害をもたらす「湿邪《しつじゃ》」が強まる時期です。湿邪を理解するには、スポンジを想像してみてください。スポンジは水を吸うと重たくなり、冷たくなります。これがまさに湿邪に侵された状態で、体も同じように冷えやすく、重く、冷たくなります。普段から体内の水分代謝が悪く、むくみやすい人は、湿邪の影響で悪化する可能性があるので注意が必要です。

湿邪は脾胃《ひい》（消化系）の機能を低下させ、重くにごり、粘着して停滞し、下降しやすく、体の下部に症状が出やすいといった特徴を持っています。胸やおなかがすっきりしない、残便や残尿感がある、下痢、むくみ、頭・手足・体の重だるさ、関節の痛み、尿のにごり、おりものが増える、食欲不振、目やに・痰《たん》・鼻水などが見られる場合は、湿邪に侵されていると考えます。

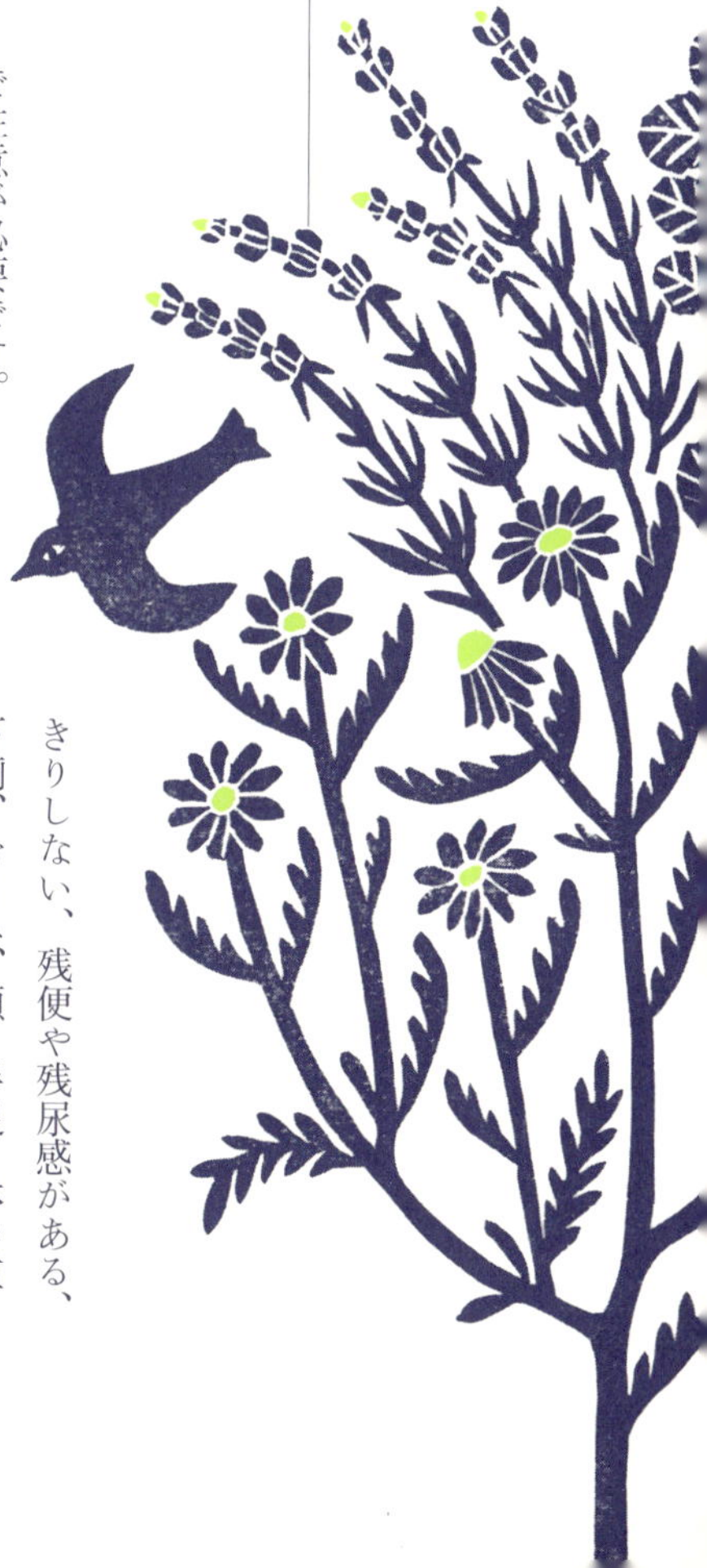

6月15日

市販の便秘薬は最後の手段

便秘を解消したいあまり、手っ取り早い市販の便秘薬を服用してしまう人もいるかもしれません。しかし、便秘薬には習慣性を持つものもあり、長く使っていると量を増やさないと効かなくなってくることがあります。そうなると便秘薬なしでは便が出なくなってしまうので、安易な便秘薬の使用はできれば避けてほしいですね。

中医学にも複数の便秘改善薬がありますが、私が学生の頃、便秘の授業では「まずは1週間、加熱した葉物野菜をたっぷりとるよう伝え、それでよくならないなら、便秘薬を提案しましょう」と習いました。

葉物野菜には、総じて余分な熱を冷まし、潤いを補う力があるので、熱のもとになる飲食の過剰摂取やストレスが原因の便秘にも、エネルギー不足で排便する力が弱い場合や、潤い成分の血《けつ》が不足している便秘のどれにも効果があります。まずは加熱した野菜たっぷりの食事を1週間食べてみてくださいね。

6月16日

頻尿・尿もれは早めの対策を

「何度もトイレに行く」、「夜中に必ずトイレに起きる」などの頻尿。そして、「咳やくしゃみをすると思わず尿が出てしまう」といった尿もれ。これらで悩んでいても、恥ずかしくて相談しにくいという方も多いですし、病院では対策が少ないこともあり、解決できずに困っているという方もたくさんいると思います。放置するとひどくなることもあるので、できるだけ早いうちに対策しましょう。

頻尿は、何度もトイレに行かなくてはならないわずらわしさはもちろん、睡眠中でもトイレに起きるとなると、それが原因で不眠や疲労、精神的なストレスにもつながります。

原因はP210で説明します。

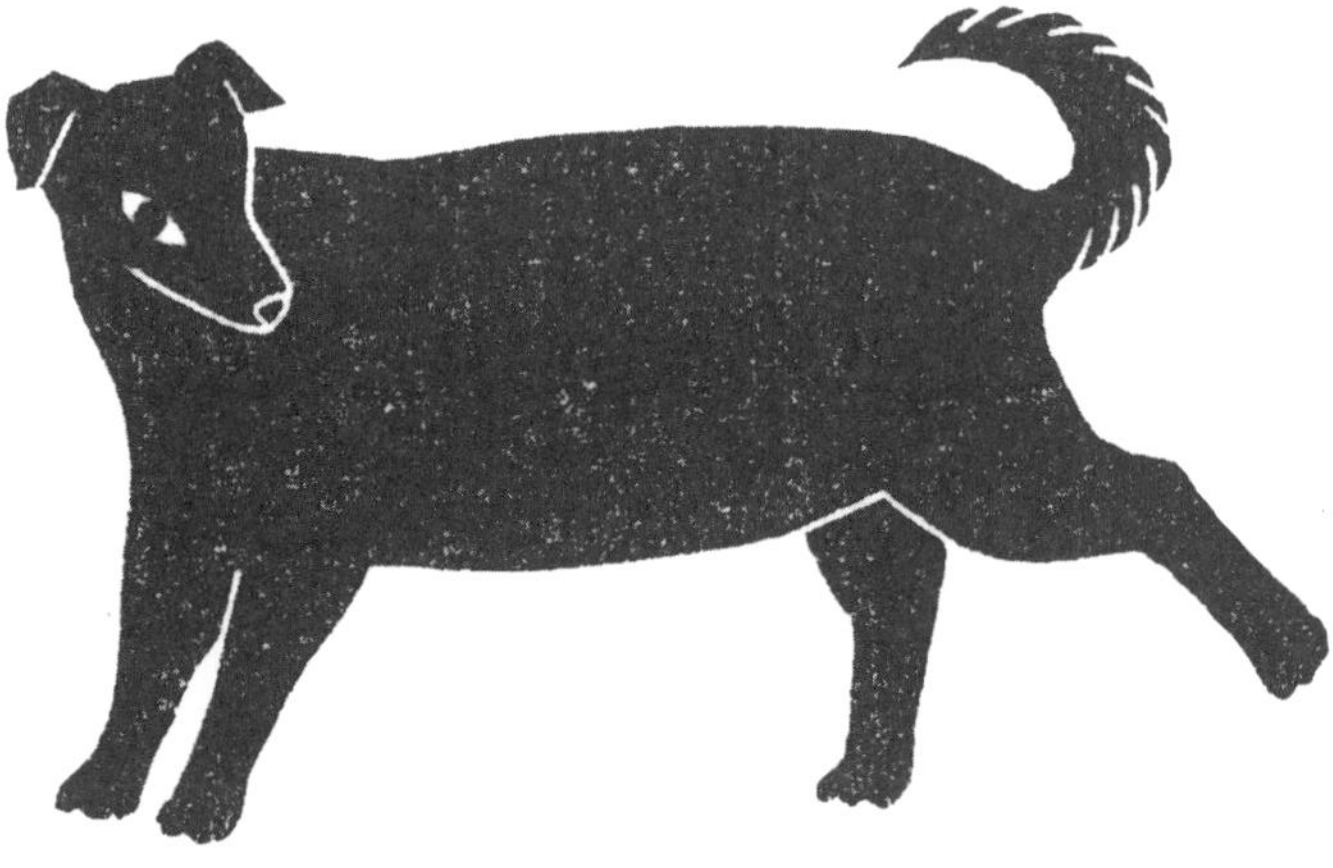

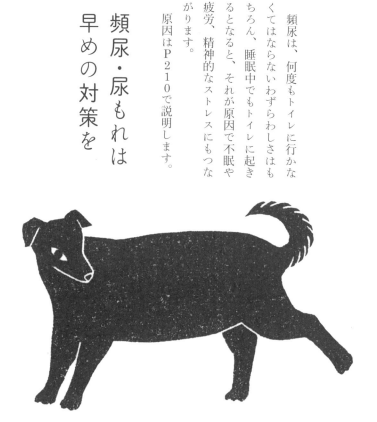

6月17日

妊娠、出産、授乳には多くの血《けつ》が必要です

妊娠中は母体の血液を胎盤に吹きかけるようにして（あくまでもイメージですが）、栄養と酸素を胎児に供給しています。また出産時も多量の出血があり、産後は授乳により血液を消耗します（母乳のもとは血液ですよ）。女性の体からは、妊娠・出産・授乳で血《けつ》が大量に消耗されるのです。

　血が不足すると、イライラや不安、不眠など精神状態の不安定さも見られるようになるため、産後鬱《うつ》や母乳不足を回避するためにも血を補う対策は必須です。産後しばらくの間排泄される悪露《おろ》は胎盤の残りで、体にとっては不要なものですが、これもある意味血の一部。これをスムーズに排出するためにも、しっかり血を補い、血流をよくしておく必要があります。

　食養生や漢方で血を補い、血流改善で悪露を排泄し、子宮を引き締めて、早く妊娠前の状態に戻すことが回復のためには重要です。

6月18日

梅雨の不快が治りにくく、長引くのは湿邪《しつじゃ》のせい

梅雨の不調をもたらす「湿邪《しつじゃ》」は、重くて粘り気があり、たまりやすい性質を持っているため、体を巡るエネルギーである陽気の動きを鈍くします。体の重さやだるさ、鈍い痛み、むくみといった症状に加え、動きが鈍くなる、おっくうになるなども見られます。さらに、湿邪はドロドロと汚れた状態なので、湿邪が高まるとジュクジュクとした皮膚症状が悪化することもあります。痰《たん》や鼻づまりが悪化することもあります。

体が湿邪に侵されると、舌の苔は厚くなりやすく、口の中がネバネバします。また、湿邪は粘りついて取れにくい特徴があるので、症状が治りにくく、長引くことがあります。

こうした症状が見られる場合は、利水や発散の力のある食べものや飲みものをとり、こまめに排出してため込まないようにしましょう。

6月19日

閉経後の骨のもろさは、歩くことで食い止めて

中医学の教科書ともいえる、約二千年前からある古典、『黄帝内《こうていだい》経《けい》』に、「女性は7の倍数、男性は8の倍数の年齢のときに節目を迎え、体に変化が訪れる」という記述があります。この節目節目で変化するのが腎の機能で、それが低下してくると、女性ホルモンの合成や分泌が激減します。西洋医学でも腎臓が弱るとせっかくとったカルシウムなどのミネラルを骨に蓄積する力が低下し、女性ホルモンのエストロゲンが減少して骨量が減るとされています。* こうしたことにより、閉経後は骨が弱くなります。

こうした体の中の変化に加えて、テレビを見ながら甘いものばかり食べていると、足腰も脳もだんだん衰えます。

骨粗しょう症を予防するのに大変有効なのは歩くこと。足腰が丈夫になり、血液循環もよくなり、脳にもよい刺激になります。

6月20日

＊腎臓はカルシウムを吸収するための活性型ビタミンＤを作っています。そして、女性ホルモンのエストロゲンは活性型ビタミンＤを作るのを助け、骨からのカルシウム放出を抑える働きがあります。このように、どちらも骨の材料であるカルシウムと関係しています。

ストレスをためないことも認知症予防のひとつ

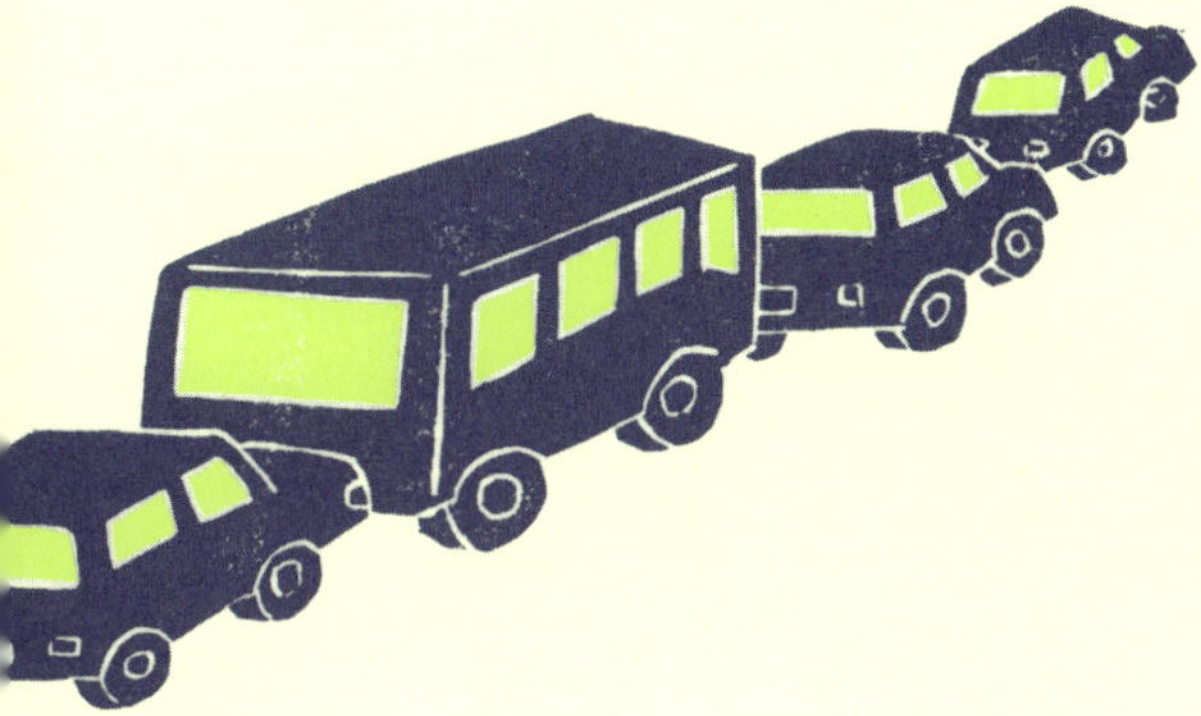

体内を巡って栄養を運ぶ血《けつ》は、エネルギーである気とともに体のすみずみまで巡っています。この気と血の巡りは、精神情緒の安定を司る「肝」によってコントロールされています。肝はまた、ストレスを受け止めるクッションとなる場所でもあります。ですから、過剰なストレスや継続的なストレスにより、その処理で手一杯になると、気や血の流れをコントロールする余力がなくなり、血流が滞りがちになります。これが長期化してしまうと、瘀血《おけつ》（ドロドロ血）を作り出してしまいます。

　ドロドロ血はさまざま不調を引き起こす元凶ですが、認知症もそのひとつ。認知症を予防するには、瘀血の発生源をひとつでも減らすことが重要です。

　あなたはストレスによってドロドロ血になっていないか、左記でチェックしてみましょう。

- □イライラして、怒りやすい
- □憂鬱《ゆううつ》になりやすい
- □細かいことが気になる
- □ガスやゲップが多い
- □おなかが張る
- □便秘と下痢をくり返す
- □のどにつまったような感じがある
- □こめかみに張るような痛みがある
- □胸や脇腹の張りや痛みがある

ストレス過多の人におすすめの食材は次の通りです。いか、牡蠣、貝類などの魚介類。セロリ、せり、春菊などの香りのよい野菜。柑橘類、そば、菊の花、ミント、ラベンダー。

6月21日

湿邪《しつじゃ》には外からのものと、内からのものがあります

「湿邪《しつじゃ》」には、増えすぎた大気中の湿気である「外湿」と、体内で生まれた湿邪の「内湿」の2種類があります。

内湿の大きな原因は、飲食の不摂生です。氷の入った飲みものや冷たいビール、冷えた麦茶やフルーツ、サラダ、刺し身、アイスクリームなど、とくに冷たいもののとり過ぎや、水分のとり過ぎにより脾胃《ひい》（消化系）の機能が下がると、脾胃が担っている水分の吸収と運搬機能が低下し、処理しきれなかった水分が体の中にたまっていきます。それが、むくみや体の重さ、下痢や消化不良などの症状を起こす内湿となり、体内に蓄積します。

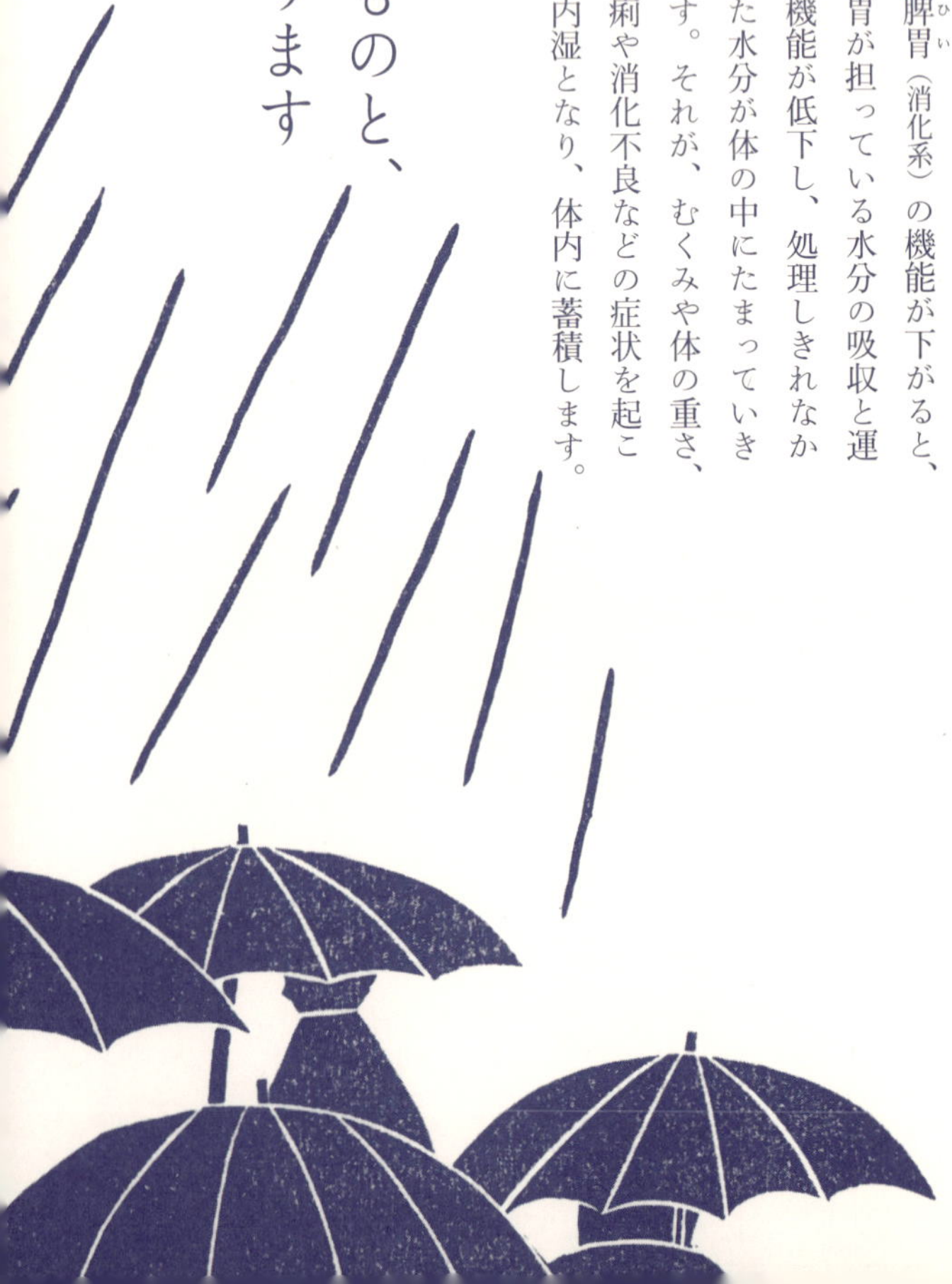

6月22日

体にたまった湿気は、外からの湿気も呼び寄せます

むくみ、頭が重いなどの症状があり、内湿（体内で生まれた湿邪《しつじゃ》）がたまっている人は、外湿（大気中の湿気）の影響を受けやすいといわれています。中医学では、これを「内湿が外湿を呼ぶ」といいます。

外の湿度が上がる夏場や梅雨時期、台風の時期などに不調になりやすく、重い、だるい、めまい、胃腸の不快感などの症状が見られます。

水分、生もの、冷たいもののとり過ぎは禁物ですが、気をつけてほしいのは、「常温」の解釈です。

「常温で飲んでいるから大丈夫」と考えている方も多くいますが、体温より低い温度のものは体にとってはすべて「冷たいもの」ですので、気をつけてくださいね。

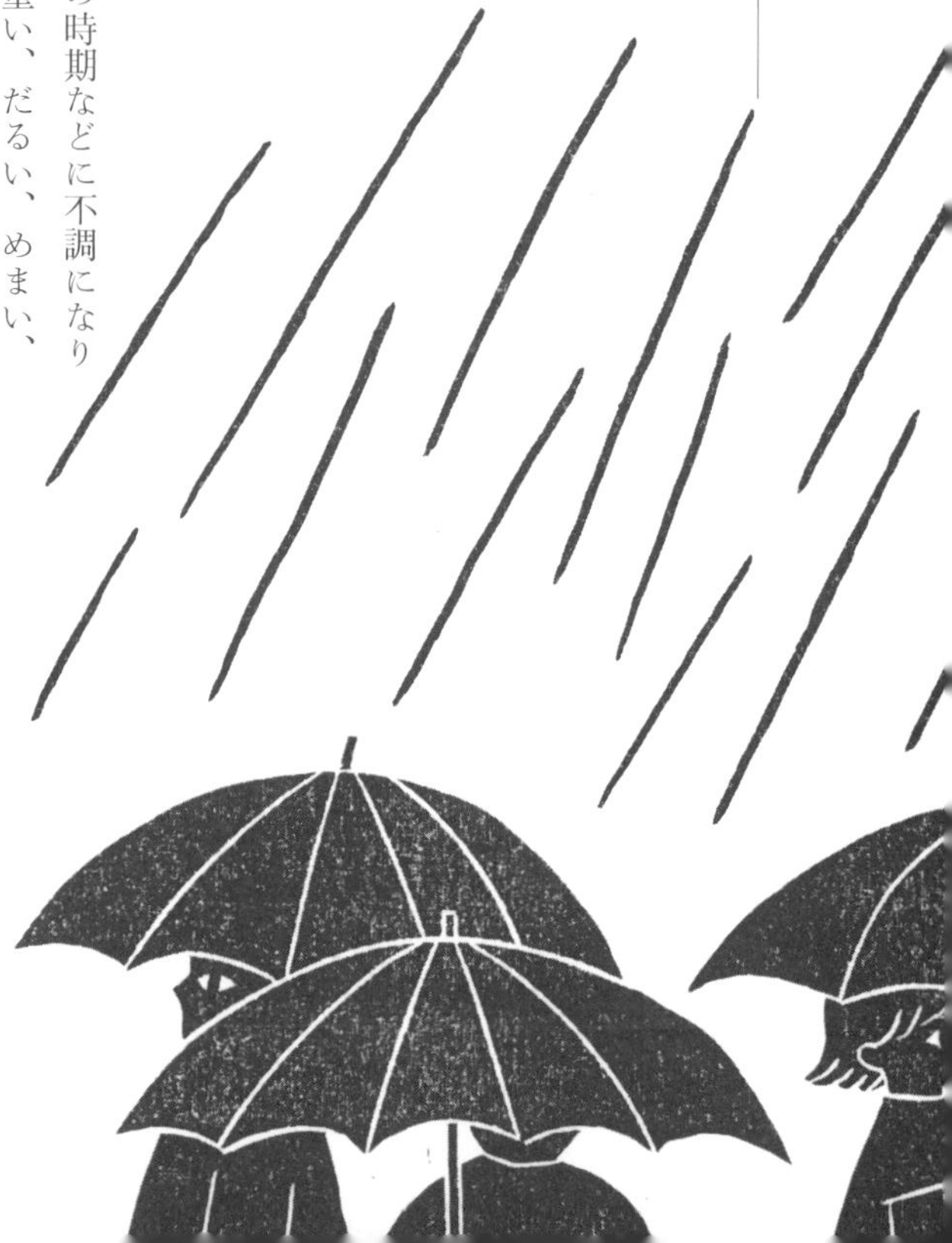

薬味は飾りではありません

薬味とは、薬ほど強い力を持った食材のことです。料理のちょっとした味のアクセントになるだけでなく、料理を体にとってよいものや負担のないものにしてくれています。

たとえば、焼いたさんまにかぼすや大根おろしがつくのは、単に魚臭さを消すためだけではなく、柑橘類が持つ食後の胃腸をスムーズに動かす力と、大根の消化する力を利用しているためと考えられます。

刺し身についているしそは、悪寒を散らし、おなかの動きをスムーズにし、魚介の毒を出す力があるとされ、食あたりを予防するためには最適の薬味です。

おでんのからしは、解毒剤です。おでんの適温は食品が腐りやすい温度ですから、からしの殺菌効果を利用するわけです。刺し身にわさびも同じ理由で、いっしょに食べるとおなかが痛くなりにくいのです。

かにに酢というのも、とても理にかなっています（実は、私の住む北海道ではあまりそういう食べ方はしないのですが）。体を冷やすかにの性質を温性の酢で緩和しています。

6月24日

舌の両側が赤い人はリラックス

舌の両側が赤い人（P97の3）は、ストレスがかかり、気の巡りが悪くなっています。イライラが抑えきれなくなっていませんか？ 胸焼け、口の中が苦いといった症状もよく見られます。

こうした人は、香りのよいお茶やアロマでリラックスを。お風呂で半身浴するのもおすすめです。辛いものは避けて、酸っぱいものをとりましょう。

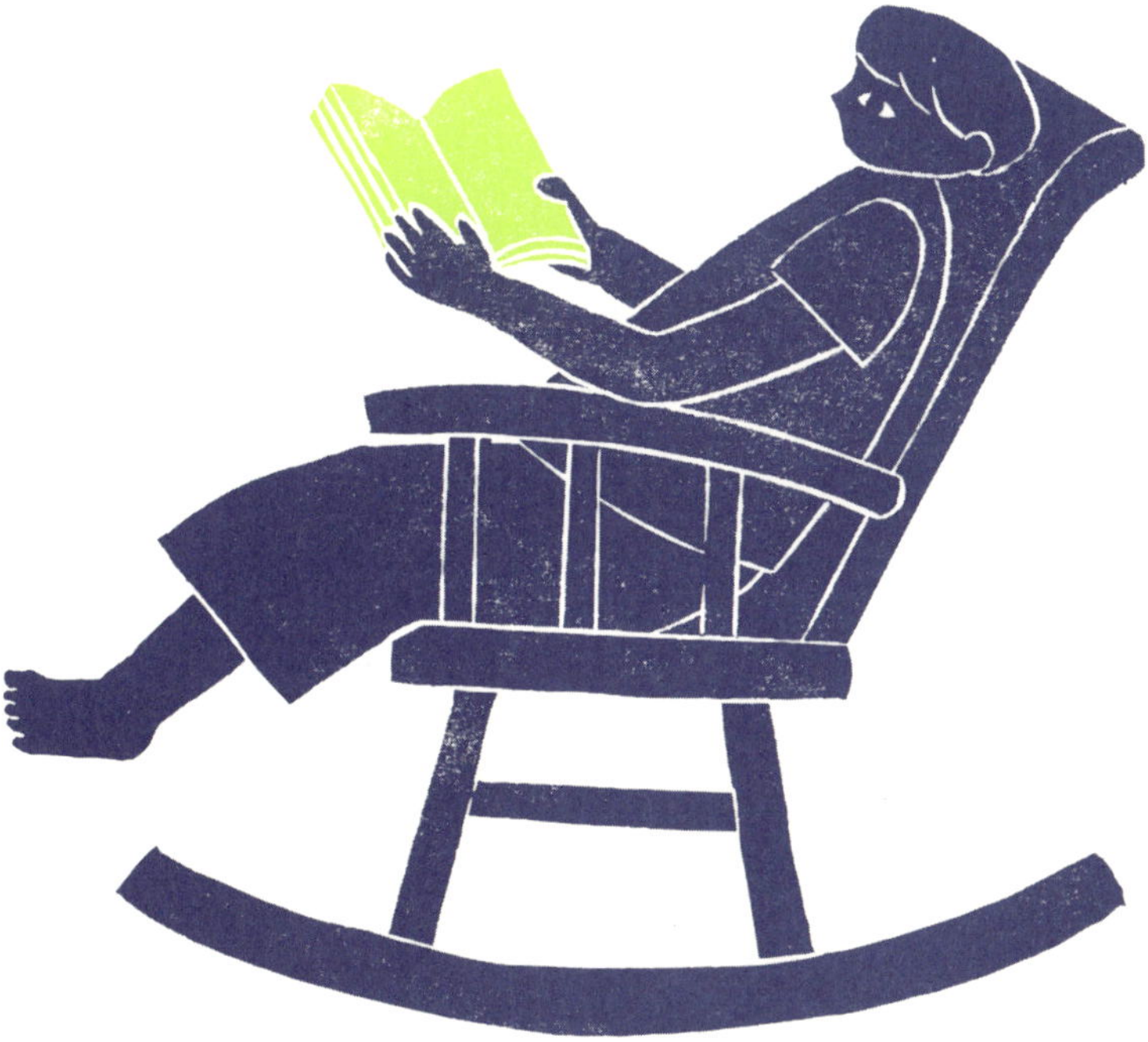

6月25日

赤いカゼには、葛《かっ》根《こん》湯《とう》を飲んでも意味なし

「カゼには葛根湯《かっこんとう》」と呪文のように覚えている方もいるかもしれませんが、葛根湯が効果的なのは青いカゼ（P306）です。体が熱っぽくのどが痛い状態に、葛根湯のような熱を加える薬を服用すると、症状は当然悪化します。本来、熱っぽいなどの症状を伴う赤いカゼ（熱のカゼ）に対しては、銀翹散《ぎんぎょうさん》、銀翹解毒片《ぎんぎょうげどくへん》、涼解楽《りょうかいらく》、天津感冒《てんしんかんぼう》片《へん》など、熱を冷ます漢方薬を使うのが正しい使い方です。これらは、名前は違いますが、どれもほぼ同じ働きをします。

ところで、葛根湯も含め、ここであげた漢方のカゼ薬は、本来、カゼの極初期に使われるものです。進行したカゼや、こじれたカゼの症状には、それぞれに適した別の漢方薬が存在します。専門家に相談して適切な漢方を使ってくださいね。

6月26日

「とにかく体を温める！」は間違いです

昨今は「温活」という言葉も聞かれ、しょうがや唐辛子をとったり、カイロなどで体を温めたりすることがいいという話をよく耳にします。また、この本の中でも「冷えは大敵」と何度も書いているので、中医学では、とにかく体を温めることが大事と考えている人も多いかもしれません。しかし、とにかく温めればいいかというと、そうではありません。体温には適温があり、それより高過ぎることもまた、害になりかねません。

たとえば、肌トラブルやイライラなどは熱によって引き起こされた症状です。口内炎なども熱のトラブルです。ごはんをしっかり食べたあと、まだ何か食べたくなるというのも、これもまた熱の症状です。こうした方が、さらに熱を加えようとしょうがを食べて、サウナに入ってなんてことをしていると、熱が強過ぎて症状が悪化してしまいます。

6月27日

たまった湿は、利水作用がある食材で体外へ

きゅうりやすいかなど、薬膳で利水作用があるとされる食材には、湿を体から少なくする働きがあります。湿度が高くジメジメとした梅雨にはおすすめです。ただし、すいかやきゅうりなどのウリ類は、利水作用と同時に体を冷やすものや潤いを補給する働きがあるものも多いので注意してください。冷え気味の人は火を通したり、しょうがなど温める食材と合わせて食べたりしましょう。

そのほかのおすすめ食材は、緑豆春雨、緑豆、黒豆、小豆、いんげん豆、メロン、白菜、アスパラガス、セロリ、高菜、とうもろこし、とうもろこしのひげ、ハトムギなどです。

6月28日

だるさの原因は実にさまざまです

だるかったり、疲れが取れなかったりする原因は、実にたくさん

「とうもろこしのひげなんて食べられるの?」なんて思う人も多いかもしれませんね。食べ方の提案をP244で紹介したので、ぜひご覧ください。

あります。古典を見ても、働き過ぎ、セックス過多、酒の飲み過ぎ、病後、環境など、さまざまな原因が指摘されています。だるさを感じたら、まずは、こうした原因を下記で探ってみてください。解決策は、それを知ることでおのずと見えてくるはずですよ。

働き過ぎてはいませんか？

適度な労働は、私たちが正常な生活をするうえで大切なことですが、過ぎれば害になります。古典にも「何事につけてもがむしゃらになり過ぎると疲労になる」と書かれています。

食事はきちんとしていますか？

適切な飲食がとれていないときも疲労します。暴飲暴食、栄養不調、偏食、過度の飲酒は、胃腸を弱らせ、栄養の吸収力やエネルギーを生み出す力を弱らせてしまうからです。

病後に無理はしていませんか？

病気の回復がうまくいかず、疲労が取れないというケースもあります。大病をして、その後の休息が十分に取れないときも、だるさや疲れが取れなくなります。これは妊娠出産にも同じことがいえます。医薬品の間違った使い方でも、だるさが生まれるといわれます。

体が弱くはありませんか？

生まれながらの虚弱体質の場合もあります。両親が虚弱な場合は、その子も虚弱になりがちです。

何事も過ぎてはいませんか？

横になり過ぎる、立ち過ぎる、歩き過ぎる、座り過ぎるのも、疲労を生む原因とされています。

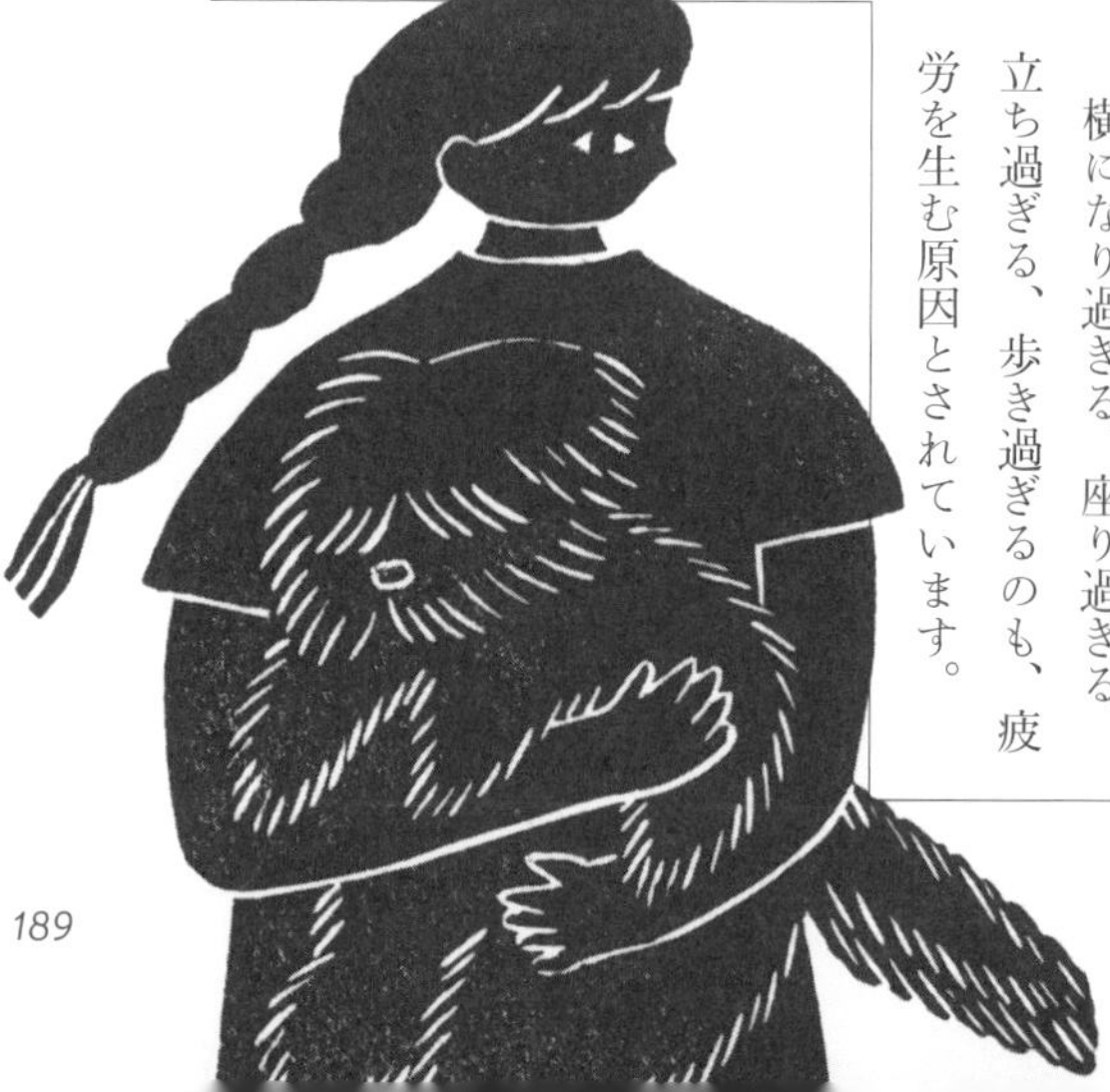

6月29日

元気不足を感じたら黄色いものを食べて

黄色い食べものは脾《ひ》を癒します。脾とは、消化を担う胃腸系を指す言葉です。脾は、飲食物からエネルギーや潤い、そして血《けつ》を作り出しています。脾が弱ると、食欲が落ちて、軟便や下痢になり、元気がなくなります。

中医学が指す黄色い食べもののうち、さつまいもは脾の不調にとてもおすすめです。食欲不振や軟便がある方は、砂糖たっぷりのお菓子をおやつにするのではなく、焼きいもや干しいもにするとよいでしょう。とくに子どもは脾が発達段階にあるため、負担になりやすい甘いチョコレートや冷たいアイスを極力控え、さつまいもやとうもろこしにするのをおすすめします。

★黄色い食べもの
…さつまいも、とうもろこし、かぼちゃ、カリフラワー、栗、大豆、きび

6月30日

香りよし、甘味あり、発汗作用ありの食材で、湿を排出

しょうが、ねぎ、三つ葉、しそなどの香味野菜、そして柑橘類は、その香りで脾胃《ひい》（消化系）の働きを活発にし、湿の排出を促します。ですから、湿がたまりやすい梅雨の時期は、これらの食べものを利用するといいでしょう。ただし、果物は一般的に潤いを補うので、柑橘類をたくさんとるのは逆効果の場合もあります。おすすめは、乾燥させたみかんの皮を使ったチンピ茶や、レモンピールを使った料理*、すだちやかぼすなどの香りを添える料理ですね。

また、米やいも類、ナツメなどが持つ自然の甘味は、脾胃の働きを助け、水分を排出する機能を元気にしてくれます。

さらに、唐辛子、しょうが、香辛料などもおすすめです。汗をかかせて、余分な水分を発散してくれます。香辛料というとカレーを考える方も多いですが、市販のルウを使ったカレーは脂肪分が多く、脾胃の負担となり、逆に湿邪《しつじゃ》がたまりやすくなるので避けるほうがいいですね。

*レモンピールはカレーに入れてもいいですし、豚肉と小松菜の炒めものなんかにプラスしてもおいしいです。豚肉との相性がいいようです。

7月1日

爪のトラブルの大きな原因は血《けつ》の不足。では、なぜ血は不足するのでしょうか？ 原因はいくつかあり、左記のことなどが考えられます。

1 血を作るための食材が少ない
2 寝不足、疲労、出血などで血を消耗し過ぎた
3 血の原料を消化して吸収するための脾胃《ひい》（消化系）が弱っている

血《けつ》を増やす食べものが元気な爪を作ります

栄養に富んだよい血を作り、きちんと巡らせるためには、血を増やす黒きくらげやにんじん、レバー、牡蠣、あさり、いかなどをとりましょう。これらは生で食べると体を冷やし、かえって脾胃に負担をかけるので、ゆでたり焼いたり、加熱して食べましょう。そのほか、黒ごま、ひじき、ナツメ、プルーンなどもいいですよ。

1や**2**が原因の場合は、こうした対策が効果的ですが、**3**の場合は脾胃を元気にするのが先決です。脾胃を弱らせる原因となる飲食の不摂生を見直して、脾胃の働きを助ける食べものを加熱してとりましょう。

脾胃を弱らせる食べものは、油っぽいもの、甘いもの、味の濃いもの、生もの、冷たいもの。逆に、脾胃を養う食べものは、米、ナツメ、キャベツ、やまいも、さつまいも、かぼちゃ、にんじんなどです。

酸、苦、甘、辛、鹹《かん》の「五味」にはそれぞれ効能がある

「五味」という言葉を耳にしたことがありますか？　五味とは、酸味・苦味・甘味・辛味・鹹味《かんみ》（塩からい味）の5つの味のことです。これ以外に淡味《たんみ》というのもありますが、甘味といっしょにされることが多く、六味ではなく五味といいます。

五味はもともと味そのもののことを指していましたが、そこに経験が蓄積されて理論も集約されるにつれ、食材が持つ効能によって分類されるようになりました。たとえば、「食べたら元気がついたから、これは甘味だな」というように、結果から味が決められていったのです。

そのため、「元気がついてイライラしなくなった」など2つの効能が認められることもあり、ひとつの食材にいくつかの味があるという場合もあります。また、実際に口にしたときの味と一致しないこともあります。

2つの効能がある食材には、ぶりがあります（甘味と酸味に分類）。実際に口にしたときの味と一致しない食材には、まぐろやきゅうりがあります（どちらも甘味に分類）。

7月3日

冷え性の人は、冷やす原因をとことん除去

冷えを感じる人は、温かい服装をする、これが第一歩。くるぶしが露出するほど短いソックスは全部捨ててください。そして厚いストッキングや、くるぶしを覆う靴下を買いましょう。室内でも裸足でいてはいけません。足の裏には内臓と結ばれているたくさんのツボがあり、フローリングは意外と冷たいので、そこから冷えが侵入します。レストランでは水の氷は抜いてもらい、コーヒーは夏場でもホットにしましょう。家にいても職場にいても1時間に1回は屈伸などして動くようにしてください。帰宅後はできるだけ湯船につかるようにしましょう。

中医学には、「冬病《とうびょう》夏治《かち》」という言葉があります。冬に悪化する病は夏に治そうという意味です。夏場は自然の熱のエネルギーの助けを借りられるので、冷え性など冬に悪化する症状は、真冬に対策するよりも治しやすいのです。夏こそ冷え対策をしましょうね。

7月4日

ストレスは小出しにしてサラサラ血をキープ

血《けつ》の巡りは、ストレスによっても悪くなります。もし自覚するくらいストレスを感じているならば、それはもうかなりストレスがたまっている状態です。

ストレスというのは徐々に堆積して、風船がふくらむように大きくなり、あるとき破裂します。そうなると、回復にはかなりの日数と労力、もしかしたら、たくさんのお金もかかってしまうかもしれません。

そうならないために、日頃からガス抜きすることが大切です。ストレスを感じていなくても発散タイムを設け、深呼吸したり体をほぐしたりする習慣をつけましょう。

「ストレス対策しなくちゃ！」と、あまり難しく考える必要はありません。気づいたら深呼吸する、風や木、川など、自然に触れる時間を作ればいいのです。

また、心地よいと感じる香りには、気をスムーズに巡らせる力がありストレス軽減に役立つので、好きな香りを手元に置き、ときどき嗅ぐのもいいですね。

7月5日

「腰痛のとき、温めたほうがいいのか、冷やしたほうがいいのか迷う」という声をよく聞きます。そんなときは左記を参考にしてみてください。

✸急性の腰痛（ぎっくり腰など）は冷やす

炎症を抑えるためにまず冷やして安静にしましょう。お風呂などで温めるのは、血流を促進させ過ぎて炎症を悪化させるので、控えてください。

✸慢性の腰痛はじんわり温める

腰回りや下半身をじんわり温めて筋肉や組織をやわらかくすることが大切です。腰にカイロを貼るのもいいでしょう。半身浴や岩盤浴はとてもおすすめです。湯船がない、または湯をためる余裕がない場合は、洗面器に湯をはって、シャワーを浴びている間、その中に足を入れて足湯をしましょう。ぎっくり腰の場合を除き、足や腰回りは絶対に冷やさないよう注意してください。足腰を冷やすことは痛みだけでなく、冷えに弱い腎

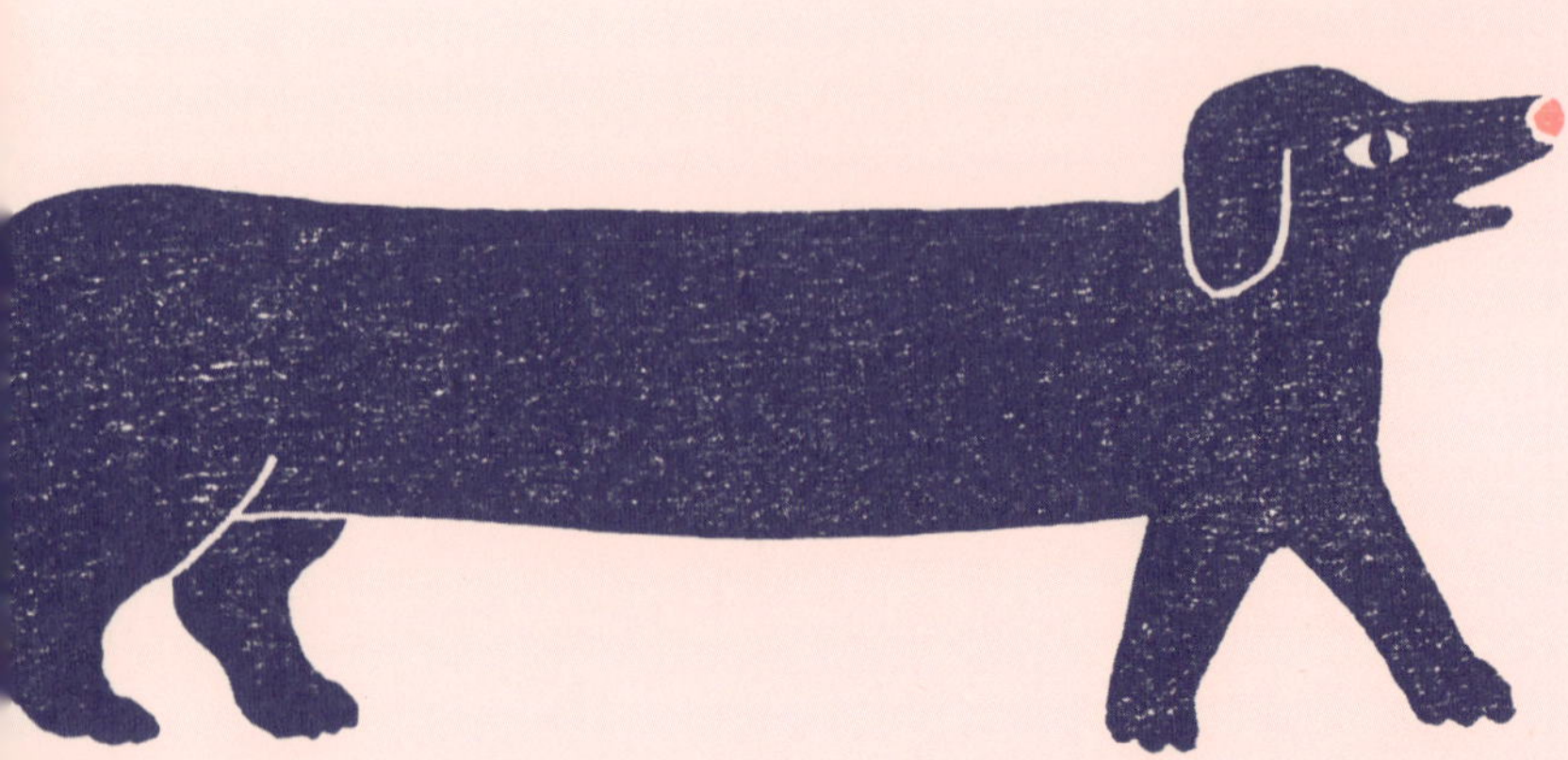

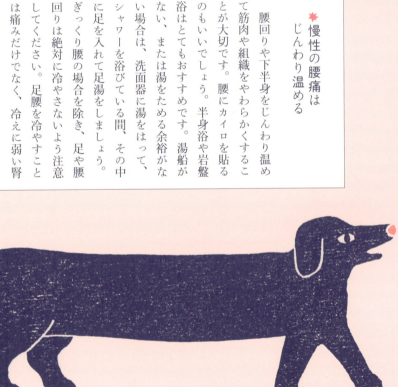

腰痛は冷やすの？温めるの？

を弱らせ、さまざまな不調のもとになってしまいますからね。

7月6日

鬱《うつ》改善に重要なのはストレスをためないこと

鬱《うつ》を改善するために、食養生や漢方などで体の状態を整えていくことはとても大切ですが、何よりもストレスをため込まないように工夫することが重要です。

そのためには、テレビやスマホ、インターネットを見て夜ふかししたり、お菓子を食べたり、お酒を飲んだりするのを避けて、できる限り規則正しい生活リズム、食習慣を心がけましょう。

食事では、海藻類などを取り入れましょう。パセリ、せり、パクチー、春菊、しそなど香りのよい野菜もいいですよ。また、バラの香りも効果的なので、部屋に飾ったり、ハーブティーを飲んだりしてみてください。避けるべきものは、酸っぱいもの、冷たいもの、生ものなどです。

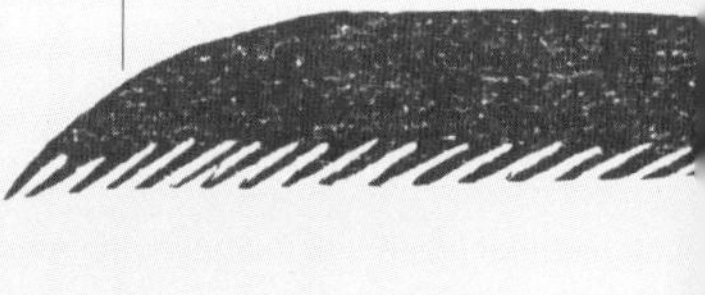

7月7日

食養生に迷ったら「黒きくらげ」

「よくわからなければ、あれこれ考えずに黒きくらげを食べなさい」と、私の薬膳の先生はよく言っていました。それほど、黒きくらげは中医学的に重要な働きをするということです。

たとえば、血行をよくしたり出血を防いだり、のどや肌を潤したりといった働きがあります。また、胃腸を丈夫にして便通をよくする力もあります。ニキビなどの肌トラブルはもちろん、血便や痔などにも、そして肩こりや月経痛がある方にもおすすめです。

乾燥の黒きくらげなら、水でもどして刻み、小分けにして冷凍し

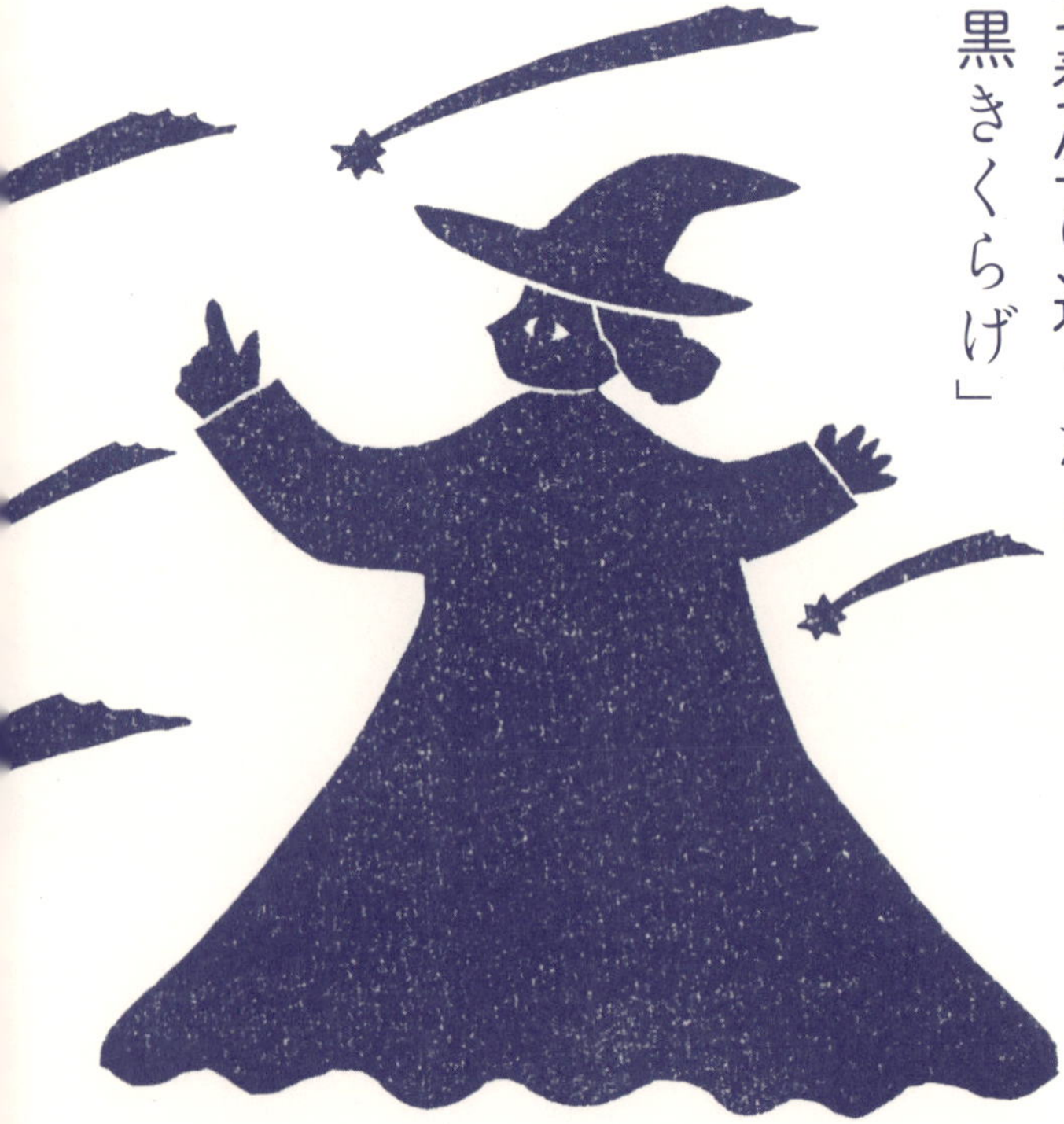

黒きくらげは、何に入れてもおいしいですよ。私は、茶碗蒸しなんかにして食べています。卵1個に、白だし大さじ1弱と水を150mlほど混ぜて、黒きくらげはお好きなだけどうぞ。電子レンジの300Wで3分半加熱すればできあがりです。

ておくと便利です。コリコリとした食感が楽しめ、味はあまりないので、炒めものやみそ汁、鍋など、何にでも入れられます。

7月8日

むくみ対策の第一歩は、水分を控えること

冷たい麦茶やビール、氷の入った飲みもの、冷蔵庫でキンキンに冷えた果物やサラダ、刺し身、アイスなど、冷たいもののとり過ぎや水分のとり過ぎは、体内の水分調整機能を低下させます。まずは、体温よりも冷たいものや水分のとり過ぎを控えましょう。そして、しょうがやねぎ、にんにく、三つ葉、しそ、せり、にらなどの香りの高い野菜、柚子やレモンなどの柑橘類をとりましょう。これらは、その香りで体内の余分な水分の排出を助けてくれます。冷やして食べると逆効果になりかねませんから、せめて常温で食べるようにしてくださいね。

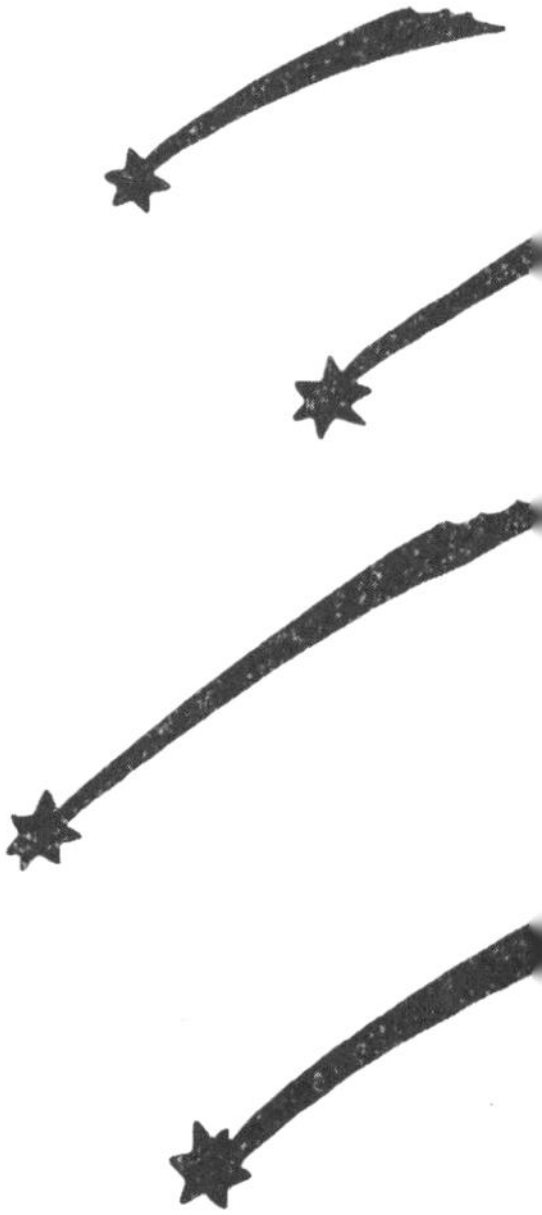

7月9日

おなかにガスがたまるなら、消化機能の低下を疑って

おなかにガスがたまって出ない。おなかが張って苦しいといったことはありませんか？　こうした状態になるのは、何らかの理由で消化を担う脾胃《ひい》（消化系）の機能が低下したためであると中医学では考えます。そして、こうした状態を「運化機能の低下」といいます。「運化」とは、狭義では飲食物を胃から腸、腸から肛門へと動かす機能のこと。この機能が低下すると、「腹満」と呼ばれる膨満感を覚えるようになります。

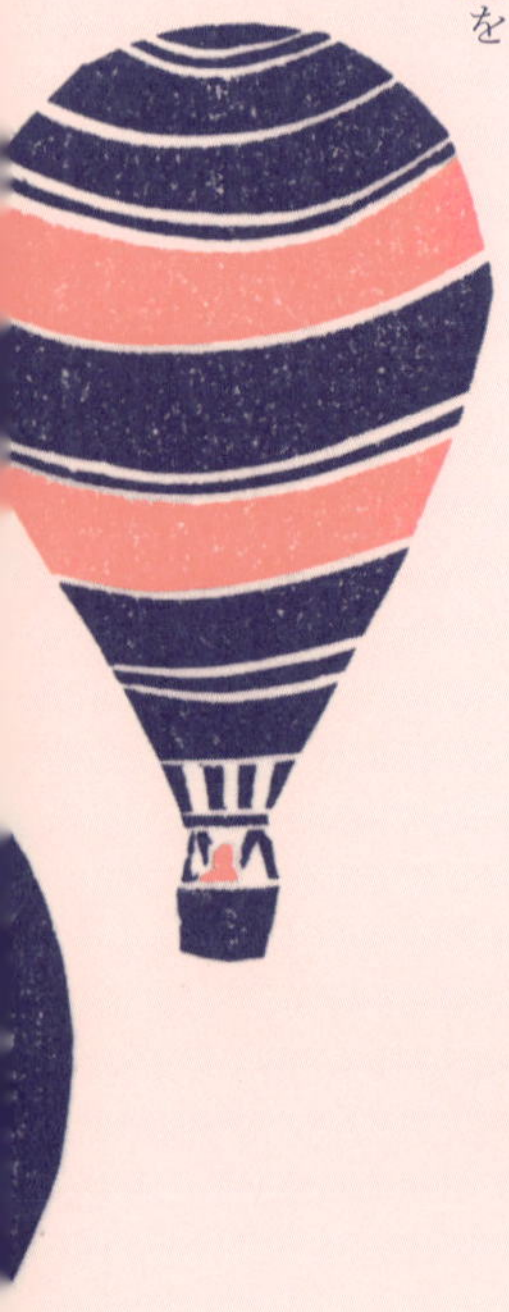

原因として考えられることは、おもに３つ。

1 脾胃そのものが弱っている
2 脾胃を動かすエネルギーが巡っていない
3 脾胃が元気に働くためのエネルギー自体が不足している

それぞれの症状は、Ｐ２４８で説明します。

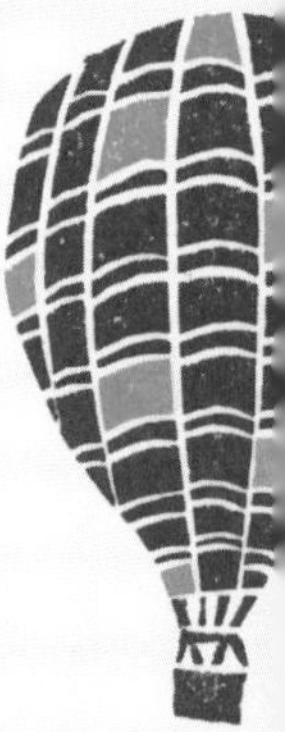

7月10日

ニキビの改善策は、熱をためないこと

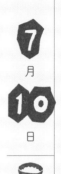

ニキビ対策で大事なのは、とにかく熱をためないこと。そのためには熱を冷ますトマトやきゅうりなどの夏野菜がおすすめです。ゴーヤーや冬瓜、なすなどもいいでしょう。生より火を通すほうがいいですね。トマトは炒めたりスープにしたり、きゅうりはさっと炒めて食べるとおいしいですよ。もし芯がある紫色のゴリゴリとしたニキビがあるならば、血の巡りをよくする玉ねぎをいっしょにとるようにしてください。

避けてほしいのは、辛いものや油っこいもの。これらは熱をこもらせてニキビを悪化させます。また砂糖たっぷりの甘いものやコーヒーなども熱のもとになるので控えましょう。

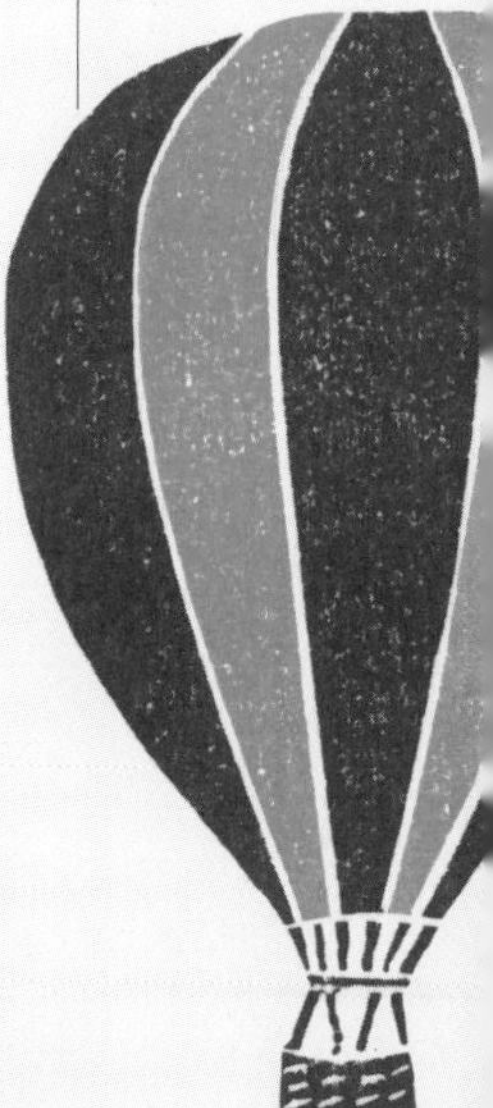

7月11日

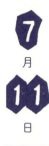

月経痛の原因がストレスの場合、月経前から痛みます

月経痛の原因がストレスによるタイプの場合（P81）は、月経前に胸やわき腹が張って痛み、痛む場所や痛みの程度が変化しやすいのが特徴です。月経前からおなかが張り、痛みがはじまり、月経がはじまると痛みが楽になります。

体のエネルギーである気は、体内を滞りなく巡っているのが正常な状態ですが、この気の流れが精神的なストレスの影響で悪くなると、詰まったホースのように、体のあちこちで突っ張るような感覚を伴う痛みが起こります。おなかが張る、こめかみが張るように痛む、月経前に胸が張って痛いといった症状も気の巡りの低下によるものです。

ストレスで悪化するのも、このタイプの月経痛の特徴です。経血は、やや黒っぽいことが多いです。対策は次項をご覧ください。

7月12日

いい香りでリラックスして、月経痛をやわらげて

前項で紹介した月経痛の原因がストレスによるタイプに焦りは禁物です。時間に余裕を持って行動するようにしましょう。忙しいときも、意識して散歩する、深呼吸する、楽しい時間を過ごすなど、ゆとりを大事にしてください。風や水、草木や花などに直接触れながら散歩をするのもおすすめです。「気が詰まる」という言葉もあるように、圧迫された空間や環境に長時間いると気の巡りを悪化させるので、動いたり場所を変えたりして、雰囲気を変えるようにしてくださいね。

食生活では、とにかく好きな香りを見つけること。それを食べたり飲んだり、アロマとして使ってみたりしてください。春菊、三つ葉、みょうが、パクチーなどの香りのいい野菜、オレンジ、みかんなどの柑橘類、ミント、バラ、ラベンダーなどのハーブティー、アロマオイルもいいですよ。

PMSには3つのタイプがあります

PMS（月経前に起こる心身の不快な症状）は、3つのタイプに分けられます。下記の項目をそれぞれ確認して、一番多くチェックがついたものが、あなたのタイプです。同数の場合は、両方の対策をとってください。具体的な対策は次項で紹介します。

肝《かん》気《き》鬱《うつ》結《けつ》タイプ

- □イライラする、怒りっぽい
- □髪がパサパサ
- □抜け毛や白髪が多い、または白髪が増えた
- □乳房の張りと痛みを感じる
- □眠気が強い
- □めまいがする

肝《かん》腎《じん》陰《いん》虚《きょ》タイプ

- □ほてる
- □冷たいものがほしい
- □肌がカサカサ
- □ニキビができた
- □体が重だるい

肝《かん》脾《び》不《ふ》和《わ》タイプ

- □腹痛がある
- □食欲が低下する
- □胃もたれする
- □下痢をする
- □甘いものがほしくなる

7月14日

PMSのタイプ別対策で、毎月の憂《ゆう》鬱《うつ》を緩和しましょう

前項の肝気鬱結《かんきうつけつ》タイプは、体内を巡る気の流れが悪くなっているかもしれません。気分のアップダウンが激しく、疲労がたまっているタイプともいえます。ストレスや睡眠不足、疲労で症状が悪化するので、血《けつ》を補い、気を巡らせることが大切です。食材ではレバー、鶏肉、にんじん、ねぎ、せり、セロリ、パクチー、きのこ、いちご、ナツメ、黒豆、黒ごまなどがおすすめです。

肝腎陰虚《かんじんいんきょ》タイプは、潤いや血が不足し、体や内臓が弱っています。ほてったりニキビができたりし、だるくなることもあります。クコの実などの実のものと、黒豆などの豆類、そして体を元気にする魚介類（えび、牡蠣、鮭、あさりなど）をいっしょにとりましょう。

肝脾不和《かんぴふわ》タイプは、ストレスが胃腸にダメージを与えています。無性に甘いものがほしくなったり、食欲が異常に増したりします。冷たいもの、油っぽいもの、甘いものを避けましょう。胃腸をケアする長いもを豚肉といっしょにスープにして食べるのもおすすめです。

7月15日

冬のトラブルは、夏のうちに対処

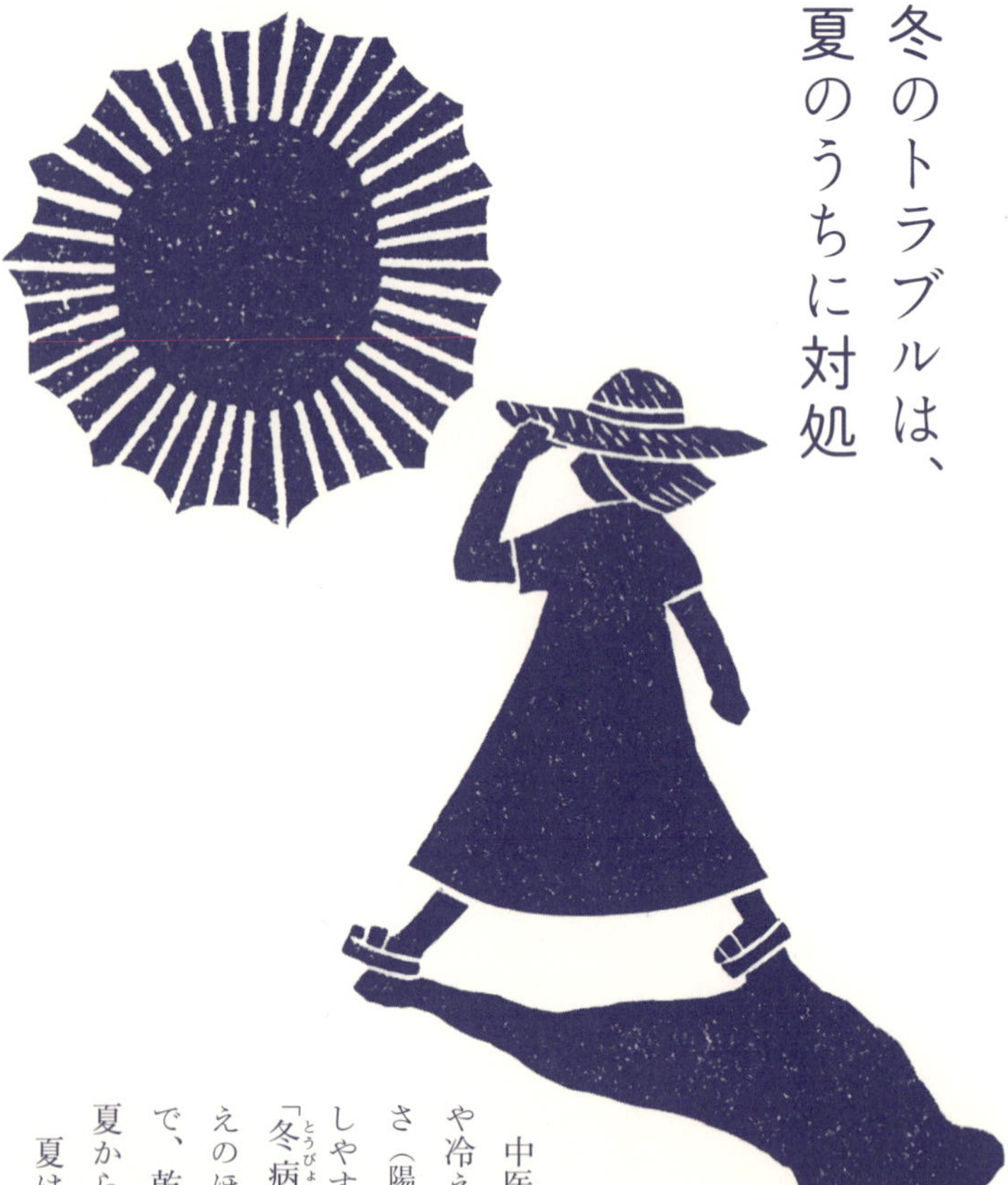

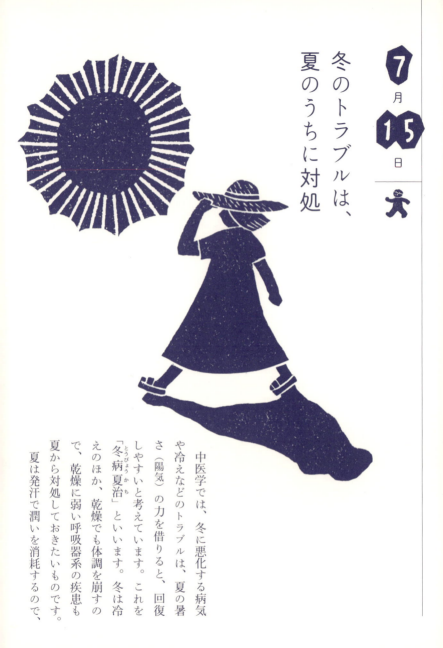

中医学では、冬に悪化する病気や冷えなどのトラブルは、夏の暑さ（陽気）の力を借りると、回復しやすいと考えています。これを「冬病《とうびょう》夏治《かち》」といいます。冬は冷えのほか、乾燥でも体調を崩すので、乾燥に弱い呼吸器系の疾患も夏から対処しておきたいものです。

夏は発汗で潤いを消耗するので、

水分ではなく食材からそれを補いましょう。たとえば豆腐、豆乳、きゅうり、冬瓜、トマトなどは潤い補給食材です。こうしたものをしっかり食べ、さらに、潤いを消耗しないでしっかりためられるよう早寝をしましょう。

7月16日

鬱《うつ》の原因は心の問題だけではありません

中医学で鬱《うつ》とは、体内で何かが鬱滞《うったい》した状態です。何かとは、エネルギーである気、栄養である血《けつ》、不要物である痰《たん》、過剰な水分の湿、こもった熱、そして食べ過ぎた食などです。

中医学では、鬱は心の問題だけでなく、体の中で起こる変化もその原因を作り出していると考えます。暴飲暴食、偏った食事なども、エネルギーである気や、栄養である血の不足を生み出すことになるので、鬱対策にはよい食事とよい生活習慣が欠かせません。

7月17日

更年期障害を軽くするには、腎を元気にすると同時に、体にとって大切な血《けつ》を増やし、スムーズな流れを保つことも大切です。そうすることで、腎に必要な栄養をしっかり供給できるようになるからです。

質のよい血を増やすには、ほうれん草や小松菜など緑の濃い野菜、鉄分を多く含むレバーや赤身の肉、かつお、プルーンやナツメ、そして黒豆や黒ごま、まいたけ、牡蠣などをしっかりとりましょう。好き嫌いが多く苦手な食材が多い人は、はじめのうちはミネラルやたんぱく質を補う健康食品、たとえばサプリメントなどをうまく活用するといいですよ。体調が整うと偏食も直ってきます。

7月18日

血《けつ》をサラサラにする対策も、更年期障害の軽減に効果的

夏は早起きをして活動を

中医学では、「自然とともにある」ことを何よりも大切にしています。漢の時代に書かれた古典『黄帝内経《こうていだいけい》　素問《そもん》』には「夏は暑さを厭《いと》わず汗を適度にかき、夏の日の入りが遅く出が早いように、遅く寝ても早く起き、草木が生い茂るように活動し、エネルギーを発散しよう。もしこれができずエネルギーが内にこもってしまうと、行き場のないエネルギーが熱となり体内で潤いを消耗し、秋になると空咳になる」と書かれています。

夏の養生では、まず早起きから1日がはじまります。直射日光は避けつつも、適度に汗をかき、熱をこもらせないようにしましょう。

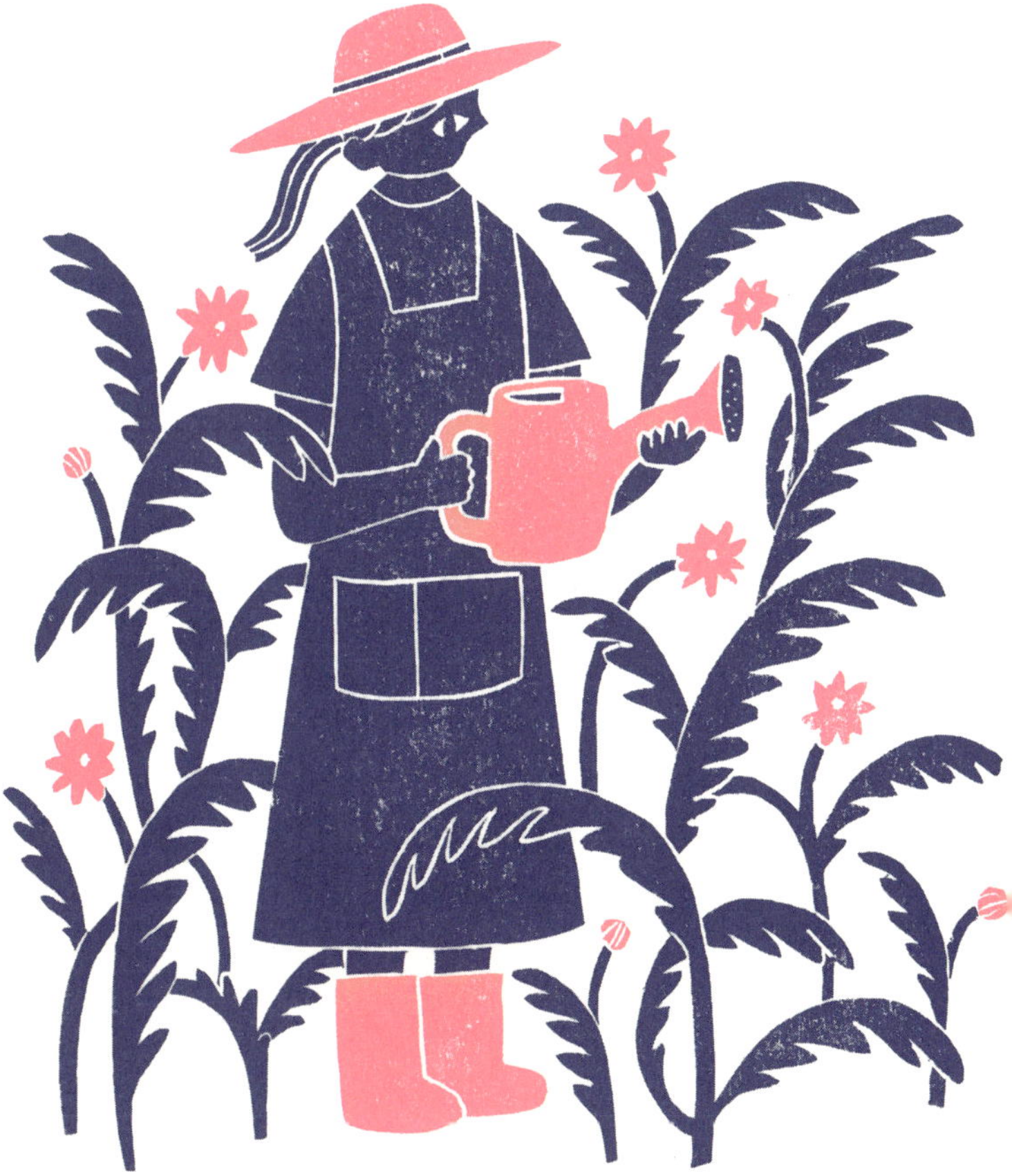

7月19日

頻尿や尿もれは、尿の貯蔵所と製造所の弱りが原因

頻尿や尿もれは、加齢とともに増え、とくに40代以降でよく見られる症状です。その原因は、筋力低下や運動不足による体の弱り、女性の場合では妊娠・出産による骨盤の緩みなども影響します。男性で多いのは前立腺の肥大によるものです。

中医学では、頻尿や尿もれは、おもに「膀胱」と「腎」の問題として考えます。中医学で膀胱は尿をためておく場所で、腎は尿を作り出す場所です。この2つの内臓が連帯して体内の水分コントロールを担っており、膀胱や腎が弱ることで、尿もれや頻尿が見られるようになります。これには3つのタイプがあり、タイプによって対策も変わります。

頻尿・尿もれの3つのタイプは、脾胃(ひい)の弱まりタイプ(P243)、腎の弱まりタイプ(P269)、温める力が弱い冷えタイプ(P303)です。

7月20日

産後の抜け毛や薄毛は、血と腎を補うことで回復を

産後に髪が細くなった、抜け毛が増えた、白髪が増えたという経験をされた女性は多いのではないでしょうか。これは、妊娠・出産・授乳によって大量の血《けつ》を消耗したためと中医学では考えます。また、出産とは腎に蓄えられている生命力の源である精を子に分け与えることなので、腎が弱ることもひとつの要因です。

美しい髪を取り戻すためには、血を増やして腎を補う食養生*に加えて、腎を弱らせる生活習慣、たとえば夜ふかし、過労、ストレスなどを避けるのが大切です。また冷やさないことも忘れてはいけません。夏はエアコンの設定温度を下げ過ぎず、冬は腎がとくに弱りやすいので適度な厚着をして冷えから守りましょう。

歩くことも大事です。1日30分ぐらいは歩くことを心がけ、階段をできるだけ使うようにしましょう。座るよりも立つ時間を増やし、座りっぱなしの人は30分に1回は屈伸をしましょう。おじぎの要領で、腰を曲げ伸ばしするのも、腎を補う方法としておすすめです。

*腎を補う食材は、黒い食べもの(黒豆、黒ごまなど)、ぬめりのある食べもの(いか、たこ、なまこ、やまいも)などです。

7月21日

元気がないと血《けつ》が滞り、認知症の要因に

消化吸収力がもともと弱い人、または偏食やストレスの影響でそれが弱ってしまっている人は、エネルギーである「気」や、酸素や栄養を運ぶ「血《けつ》」を作る力も弱っています。また、高齢者や慢性病で体力が落ちている場合も、気や血が不足しがちになります。体も心も元気がないので血流に勢いがないというイメージですね。

気や血が少ないと、流れに勢いがなくなるので、結果として血が停滞し、瘀血《おけつ》（ドロドロ血）が発生します。瘀血は動脈硬化や血栓の要因となり、血流を悪化させるもとになります。中医学的認知症予防では、できてしまった瘀血をどう解消し、さらなる発生を最小限にすることが重要です。

あなたは血を巡らせる元気があるか、下記でチェックしてみてください。

- □寝ても疲れが取れない
- □息切れがする
- □声が小さい
- □動悸がする
- □汗が出やすい（寝汗ではない）
- □食欲がない
- □よく眠れない
- □軟便になりやすい
- □いろんなことが不安になる
- □腰に痛みがある
- □夜中に何度もトイレに起きる
- □疲れると症状が悪化しやすい

元気がない人におすすめの食材は次の通りです。加熱して、しっかり噛んで食べてください。米、もち米、うなぎ、鶏肉、羊肉、やまといも、長いも、自然薯、じゃがいも、さつまいも、ほうれん草、小松菜、ごま、くるみ、ナツメ。

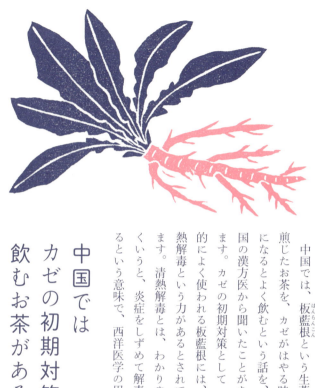

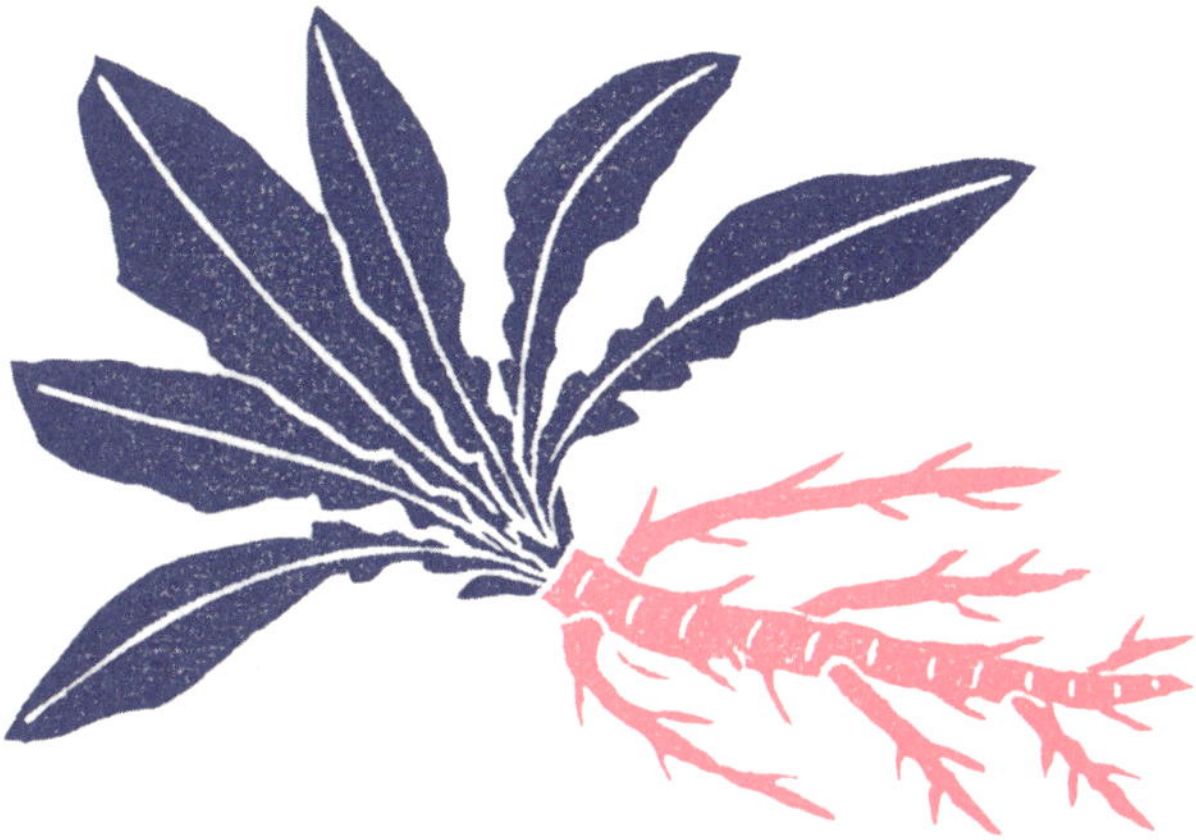

中国では
カゼの初期対策として
飲むお茶がある

中国では、板藍根《ばんらんこん》という生薬を煎じたお茶を、カゼがはやる時期になるとよく飲むという話を、中国の漢方医から聞いたことがあります。カゼの初期対策として一般的によく使われる板藍根には、清熱解毒という力があるとされています。清熱解毒とは、わかりやすくいうと、炎症をしずめて解毒するという意味で、西洋医学の用語だと抗菌作用や抗ウイルス作用というのに近い意味です。学校でもこの板藍根を煎じたお茶を登下校時に飲ませるので、学級閉鎖がないと先の漢方医は言ってました。

日本では、板藍根のエキスを顆粒状にしたものが手に入ります。カゼやインフルエンザがはやる時期に思い出してみてくださいね。

7月23日

冷やし過ぎは、百害あって一利なし

健康イコール体を温めることと考え、むやみやたらに温めるのはよくありませんが、かといって、冷やすことはなんの得もありません。体温は36℃くらいに常に保たれています。夏場の猛暑時、屋外の気温が体温よりも高いような状況を除き、体温よりも冷たい飲食をすることは、それだけで毎度もとの体温に戻すためにエネルギーを消耗します。冷たいものを飲んでも冷たいおしっこは出てきませんよね。それだけエネルギーが使われているのです。

昨今は、冷たいものが体に負担になるということが広まってきて、常温の飲みものを置く店も増えてきましたが、それでも常温では体温よりもまだまだ低い温度のため、体にとってはエネルギーを奪われる「冷たいもの」です。夏場を除いては、体温よりも温かいものをとるようにしましょう。

7月24日

冷たいものばかりとっていると太りやすい!?

暑い夏にはどうしても冷たいものに手が伸びてしまいがちですが、冷たいもののとり過ぎは、消化力の低下に加えて、疲労が増して代謝が落ちて太りやすくなります。

中医学では、エネルギーを作り出す脾《ひ》と呼ばれる消化器官は、冷たいものや多量の水分によって弱ると考えています。すると、元気がない、食欲がない、軟便などの症状が見られるだけでなく、筋力が低下し、体がたるんできます。また、不要物をしっかり排出する力も弱るため、太りやすくなります。あまり食べないのに太るという方は、脾の機能低下を疑いましょう。

暑いのに代謝が落ちて太りやすくなるという方は、まずは冷たいものや生ものを避けること。そしていも類、やまいも類、にんじん、大豆食品、豆類、キャベツなどを少しずつ食べ、脾を整えましょう。

7月25日

舌が紫ならば血を巡らせる食べものを

舌が紫色の人、または黒っぽいシミや斑があり、舌の裏の静脈が紫に張っている人（P97の4）は、血流が悪くなっています。肌のシミやくすみ、目の下にクマができやすく、歯ぐきや唇の色が暗くなることもあります。頭痛、腰痛、月経痛などの痛みを伴うこともあり、女性では経血にレバー状の血のかたまりが混じることもあります。

そうした人は、青魚、玉ねぎやらっきょうなど、血流をよくする食べものを積極的にとり、適度に運動をするようにしてください。

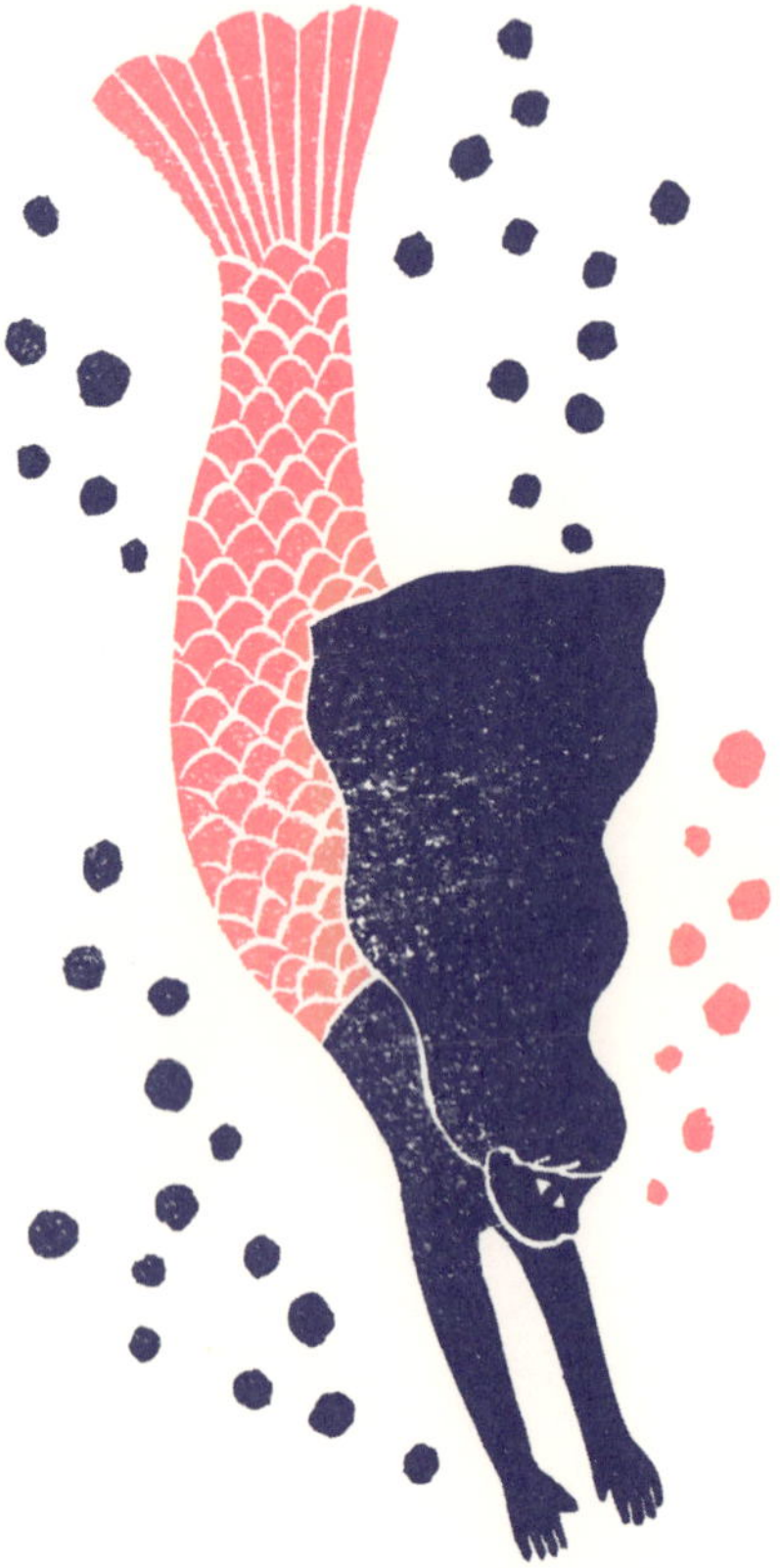

7月26日

体を元気にしたいなら黒ごま。肌のトラブルには白ごま

健康食材として知られているごまですが、その作用は古代から知られ、「食べ続けると脳も体も若さを保てる」ともいわれています。中医学で最古の医薬書『神農本草経《しんのうほんぞうきょう》』に、「脳を充たし、鎮める作用がある」と記載されています。また、中国・明の時代の『本草綱目《ほんぞうこうもく》』にも「気力を補い、筋肉・肌を養い、長期に服用すれば、脳の活動がよくなり、長寿になる」と記載され、不老長寿の健康食とされています。

ごまを食べるうえで大切なのは、たっぷりと、そして毎日とること。ごまの殻はかたいので、必ずするか切るかして食べてください。

ごまには黒と白がありますが、この違いを中医学的に見ると、黒ごまは栄養を補い、体を元気にして、潤す力があります。足腰のだるさや、白髪、貧血、過労、便秘などにおすすめです。一方、白ごまは余分な熱を冷ます、潤いを補うといった力があります。肌のトラブルにはこちらがおすすめです。

夏の朝は、お粥と梅干しで1日をスタート！

夏場は、酸っぱいものをとるのがおすすめです。中医学で「酸味」には、収斂《しゅうれん》作用《さよう》といって、もれ出るものを抑える作用があると考えます。なので、酸味には汗のかき過ぎを抑える力があります。必要な潤いを体内に蓄えておくために、酸味を適量とるといいですね。

また、酸味には食欲増進の作用もあります。夏バテの食欲低下にも、酢のもの、梅干し、らっきょうなどを適量どうぞ。

加えて酸味は甘味といっしょにとると潤いを生むので、呼吸器系や肌の乾燥が気になる人、便がコロコロのうさぎ便の人、日中に汗をすごくかく人、またはそういった環境で作業する人は、ぜひいっしょに食べてみてください。

酸味と甘味の定番は、梅干しと白米です。夏場の朝、お粥に梅干しは、ミネラルとエネルギーと失いがちな水分をすべて同時に補え、さらに消化を担う脾胃《ひい》（消化系）に負担にならない最適の朝食といえます。

7月28日

夏のクーラー病を中医学的に見ると……

人はどんな環境にも適応できるよう作られています。暑いときは発汗して温度を下げ、寒いと毛穴を閉じ、筋肉を収縮させて温度を保ちます。こういった反応は私たちの意識しないところで「自律神経」と呼ばれる神経回路が行っています。

しかし、暑い屋外とエアコンが効いた寒い室内などを行き来していると、自律神経による体温コントロールがうまくいかず、疲労や倦怠感、食欲不振、頭痛やめまい、肩こりに手足の冷え、動悸、月経不順など「クーラー病」と呼ばれる症状が出てくることがあります。

中医学から考えると、これは、冷えにより血流が悪くなった状態といえます。冷えは組織や器官を収縮させるので、体がこわばって痛みを感じたり、胃腸がうまく働かなかったりする症状も生まれます。たとえるならば、氷を手でしばらく握ったあと手が痛みを感じたり、手の閉じ開きがしにくくなったりしますが、これと同じ状態です。対策は別の項で紹介します。

7月29日

胸がドキドキして不安なときは赤い食べものを

赤い食べものは心《しん》を癒やします。

心は、血液の循環に加えて意識のコントロールもしています。ですから、心が弱ると、動悸がして不安になり、眠りにくくなります。

少し動いただけでドキドキする、ちょっとしたことで不安になることはありませんか？　それは心が弱っているのかもしれません。

そんなときは、赤い食材をしっかり食べて対策しましょう。

心は常に動いていて熱を持ちや

赤い食べもの
…ナツメ、クコの実、にんじん、トマト、すいか、クランベリー、鮭、いくら

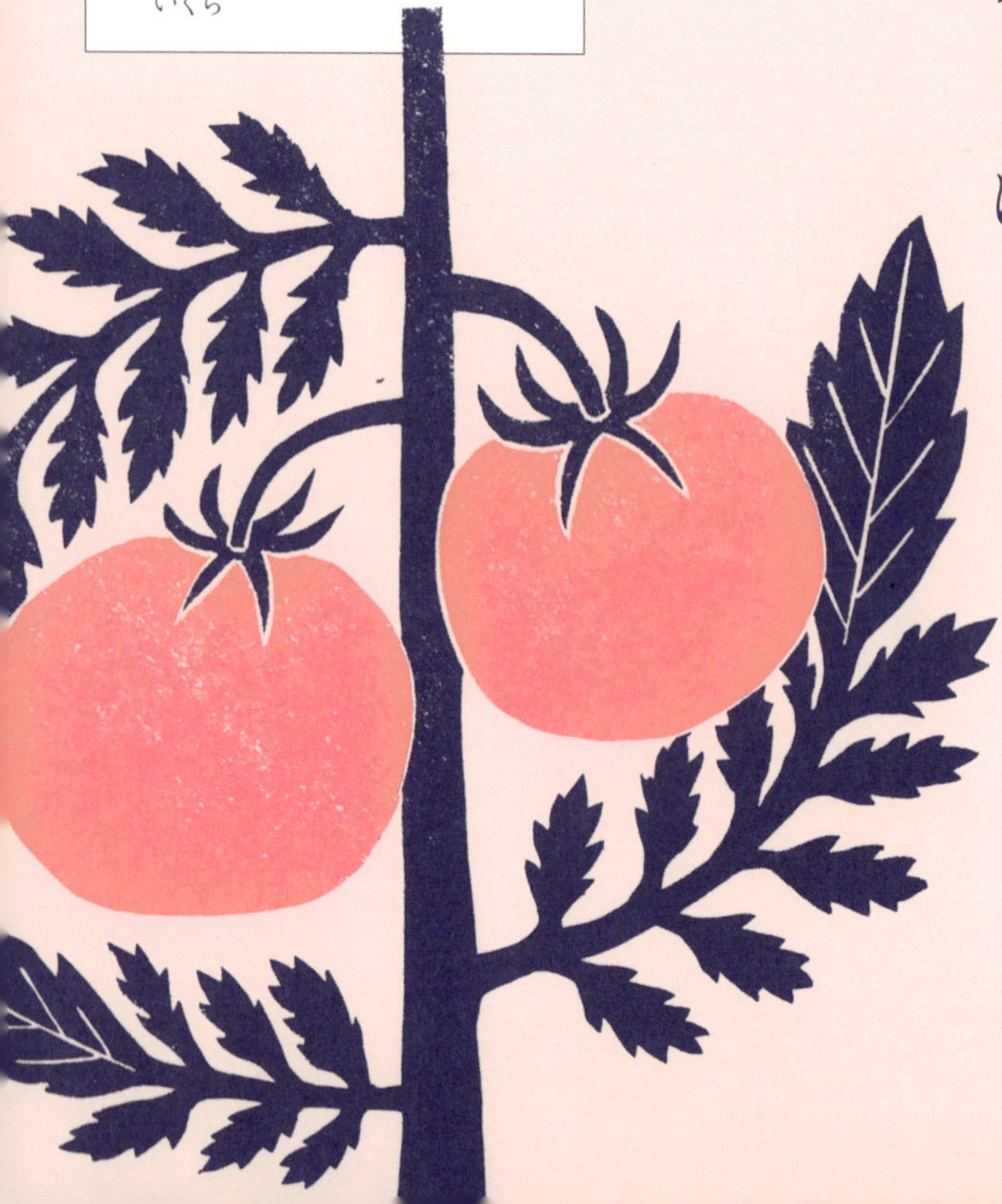

すいです。とくに夏場は外気の暑さの影響もあり、オーバーヒートしてドキドキやのぼせ、あせりが出やすいので、すいかなど心の熱を冷ます食材をとりましょう。

7月30日

爪の縦じわは老化、横じわは過労の証

爪に縦じわがあるのは、肌にハリがなくなってしわになっているのと同じような状態です。潤い不足など、老化現象のひとつです。肌の潤いを補うのと同じように、血《けつ》を補い、潤いをもたらす食材（牡蠣、ほたて、くらげ、かつお、れんこん、長いも類など）を、加熱してとりましょう。

横じわは、貧血や過労などで栄養が不足したことによるものです。爪は1か月に3～4㎜伸びるので、横じわがどこにできているかを見ると過去にどれくらい負担があったかをうかがい知ることができます。私が相談を受けているときに爪を見て、「1か月くらい前に何かありませんでした？」なんて、占い師のように言い当てることができるもの、そういった理由です。

7月31日

情緒不安定で神経質な人は酸味を好む

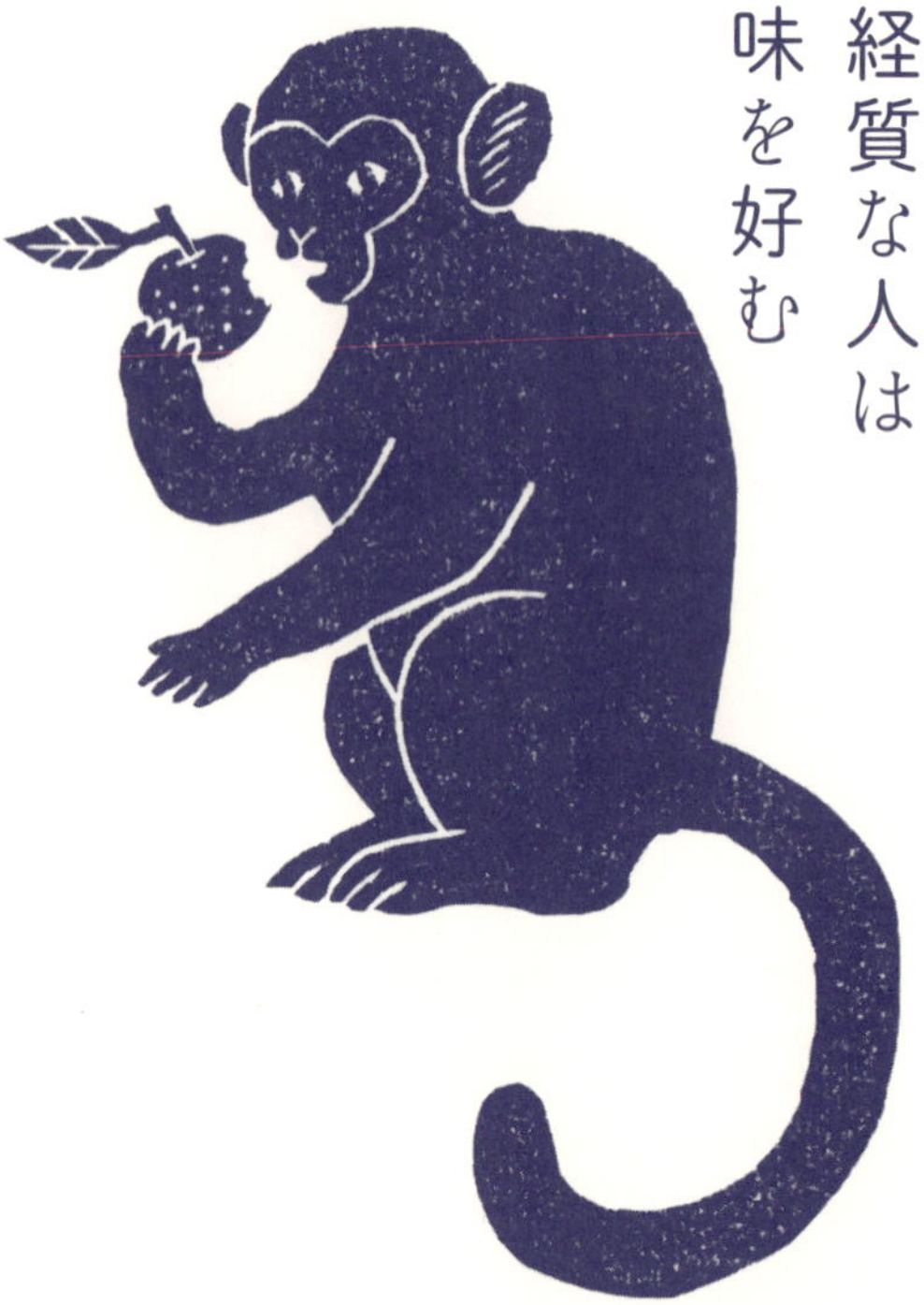

酸味には、正常な体液を体内にとどめる作用、出過ぎるものを止める作用、五臓の肝に働きかけて自律神経の働きを整え、ストレスを解消する作用などがあるとされています。情緒の安定は肝によって支えられているので、酸味が好きな人は、イライラや落ち込みなど情緒が不安定になりやすく、神経質な方が多いかもしれません。

酸味に分類される食材は、梅、レモン、オレンジ、サンザシ、酢、ローズヒップ、いちご、トマトなどです。

8月1日

夏は毛穴が開く時期。外敵の侵入を防ぎましょう

夏は陽気というエネルギーを発散させるために毛穴が開き、汗が出ます。しかし、毛穴が開くということは、家の門を開いているのと同じ。体に害を及ぼす自然変化である暑邪《しょじゃ》（暑さの邪気）が体内に侵入しやすくなります。

邪気から身を守る防衛力が低下する夏は、実は四季の中でもとくに養生に気をつかわなくてはいけない季節です。暑いからといって、発汗しているときに素肌をさらして風に当たると、頭痛がしたり、カゼをひいたりするのはそのためです。また、冷水で顔を洗ったり、水風呂に入ったり、冷たいものを飲んだりするのも、緩んだ肌から冷えが侵入しやすいので、できるだけ控えて、体温よりも温かいものを口にし、風や冷えから身を守りましょう。

とはいえ、まったく汗をかかないでいると、体に熱がこもってしまい、秋になってその熱が潤いを消耗し、乾燥が原因の咳やのぼせになるので、これもまた注意が必要です。

8月2日

足がつるのは血《けつ》が不足しているから

足がつる原因は、貧血、過労、発汗過多、下痢、発熱、冷え、加齢、偏食、寝不足、寒さや湿気の影響など。覚えきれないほどたくさんありますが、これらを中医学的に考えてみると3つに整理でき、そのひとつが血《けつ》が足りない「血《けつ》虚《きょ》」です（残りの2つは、P265、P294で紹介します）。

中医学において血は、筋肉や組織に栄養を与えている赤い液体を指します。血が不足すると、筋肉や組織に栄養が届かず、さまざまな不調が見られます。足がつるのもそのひとつです。けれど、血の不足といわれてもピンとこないでしょうから、血が不足すると見られる症状をあげておきます。

血の不足で見られる症状

- □目がかすむ
- □手足のしびれ
- □筋肉がピクピクする
- □めまいや立ちくらみがする
- □動悸や息切れがする
- □爪が弱く、かけやすい
- □毛が抜けやすい、細い
- □肌が薄い、乾燥しやすい
- □顔色が悪い、肌が青白い
- □月経の間隔が長く、量が少ない
- □月経前後に頭痛がある

8月3日

夏は「緑豆ぜんざい」で余分な水分と熱を排出

夏場はどうしても水分を多くとりがちです。そんなときは、余分な水分を排出し、余分な熱も冷ましてくれる緑豆がおすすめ。日本ではあまり見かけませんが、中国や台湾ではとてもメジャーな食材です。余分な熱を冷まし、むくみを取り、胃腸を整え、潤いと血《けつ》を補い、元気にしてくれます。

そこで、夏バテや梅雨時期におすすめのデザートをご紹介します。材料の分量は適当ですので、これをベースに好みの味にしてくださいね。

緑豆とナツメの薬膳ぜんざい

材料（約2〜3人分）

- 緑豆…50g
- ナツメ（乾燥）…5個
- 水…コップ3と1/2杯〜4杯
- 砂糖（できれば黒砂糖やはちみつ）…大さじ3〜
- 白玉粉…50g

作り方

1 緑豆は水に一晩つけて戻す。
2 鍋に水、ナツメ、緑豆を入れ、中火にかける。沸騰したら弱火にして20〜30分煮る。やわらかく火が通ったら砂糖を加える。
3 煮ている間に白玉だんごを作る。白玉粉をぬるま湯（分量外）で練り、耳たぶぐらいのかたさにして丸め、熱湯でゆでる。
4 煮あがった **2** に **3** を加える。

8月4日

夏はじっとしていてはダメ

暑いからといって、エアコンが効いた部屋にばかりいると、汗をかけず熱が発散されないで体内にこもってしまいます。そうすると、こもった熱を冷やそうとして、どうしても冷たいものに手が伸びてしまいます。冷たいものばかりをとっていると、今度は胃腸が冷えてしまい、消化吸収する力が弱まります。すると食欲が低下するので、体力が低下して夏バテを起こします。

夏は適度に汗をかくというのが自然の理に沿った養生法です。暑過ぎる時間帯は避けて、まだ涼しい朝のうちや夕方頃に散歩したり、シャワーで済ませず湯船につかったりして、適度に汗をかきましょう。熱のこもりと胃腸の弱りは、秋冬になって体調を崩す要因のひとつにまでつながりますよ。

8月5日

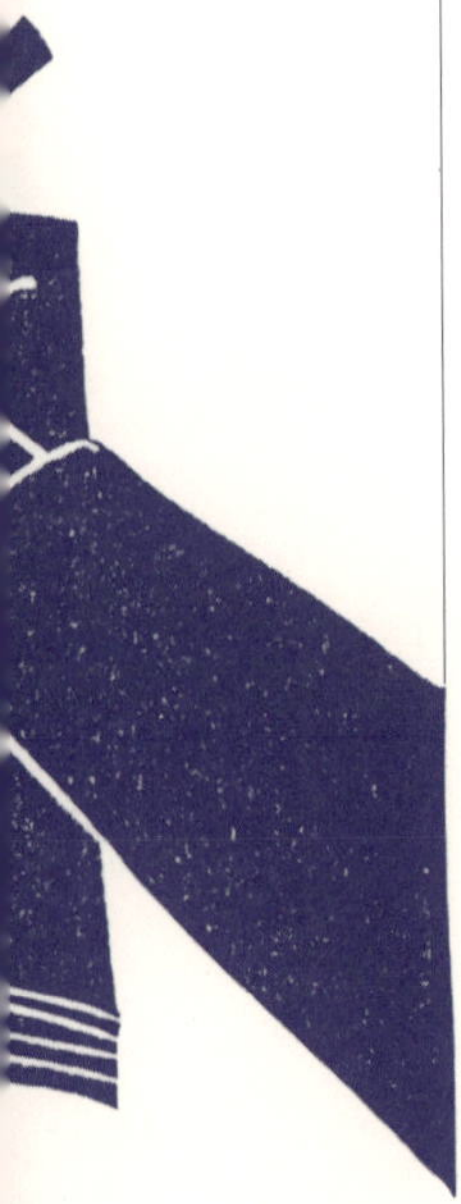

心の倦怠感について古典を見てみると、「常に気をつかい過ぎる人、常に謀慮《ぼうりょ》（あれこれと策を巡らせること）深い人、常に思い悩む人、常に憂慮《ゆうりょ》（心配すること）する人は、心を疲弊させる」と書かれています。これらをしてはだめというのは、なかなか難しいですが、まずはこうしたことが心のだるさを生み出す要因になることを理解しましょう。

あれこれと悩んで気持ちが沈んでしまう人は、悩みをノートに書いてみるのがおすすめです。悩みを客観的に見ることで、気持ちを整理できるようになるでしょう。

心のだるさは、ノートに書くことで整理して

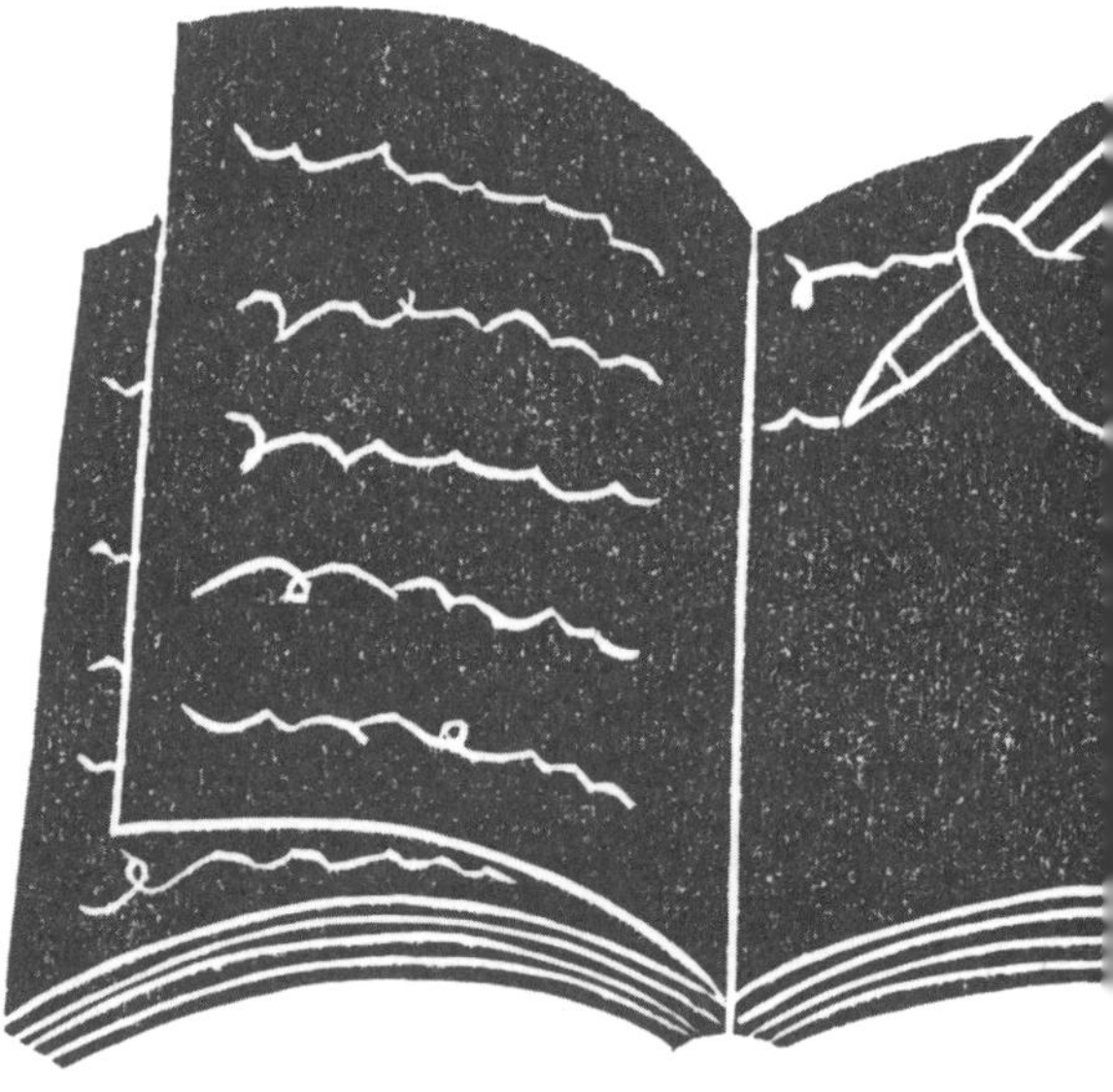

8月6日

夏の食欲改善におすすめの「サルサ」

サルサはメキシコ料理で、暑い地域の食べものです。そうだからといって、体を冷ます食材ばかりを使っているわけではありません。熱を冷ます生野菜はたっぷりですが、それぞれの性質を見ると、熱を冷ますのはトマトだけ。そのほかは玉ねぎやパクチー、にんにくは温性で、こしょう、レッドペッパーは熱性と、温性や熱性のほうが多いです。サルサは、メキシコでは日常的に食されるメニューだからこそ、温めも冷ましもしない平性に近いことが大切なのですね。

ちなみにサルサとは「ソース」という意味です。肉やパンなど、いろいろなものにかけて楽しんでください。パクチーが苦手な方は、しそでもおいしいですよ。

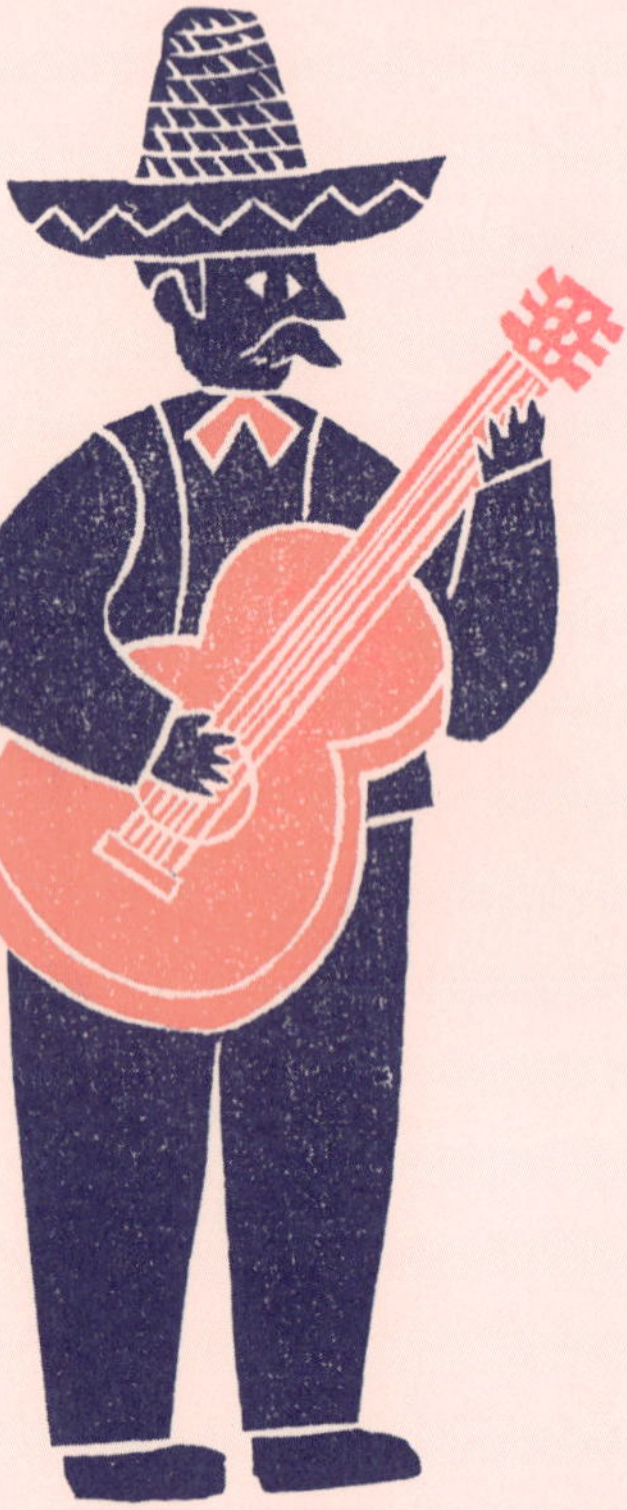

サルサの作り方

1 トマト、玉ねぎ、パクチーはみじん切りにし、混ぜ合わせる。
2 レモン汁（またはライム汁）、おろしにんにく、塩、黒こしょう、クミン、レッドペッパー、あればハラペーニョを加える。

8月7日

赤いカゼは、風が熱を連れてきた状態です

赤いカゼは、風という自然現象が、熱邪《ねつじゃ》（余分な熱）を連れて体内に侵入した状態で、次のような特徴があります。

- □熱っぽい
- □鼻水が黄色く、粘る
- □鼻の中に熱感や乾燥感がある
- □口やのどが渇く、のどが痛い
- □だるさはあるが関節の痛みなどはない、または少ない

初期段階では、のどに違和感があり、痛みを感じることが多いです。熱が原因ですので、対策は、冷まして治します。

8月8日

夏の水分補給はこまめに、早めに！

のどが渇いたと自覚する状態では、細胞はもうすでに脱水状態にあります。平常時ならそれからの水分補給でもいいですが、暑くて汗を大量にかく夏場は、それでは遅過ぎます。

ただし、暑いからといって氷入りの飲みものばかりをとっていると、脾胃《ひい》（消化系）が弱ってしまい、食欲不振や下痢など夏バテの原因となるので、ベストは常温です。もし、冷たいものをとったら温かいお茶を飲むなどして、冷えを放置しないようにしてくださいね。飲むものは、砂糖入りのものや甘い炭酸飲料ではなく、お茶やミネラル入りの水を。緑茶には水分補給のほか、余分な熱を取り去ってくれる効果もあり、おすすめです。

8月9日

夏はすいかとトマトで熱を逃す！

夏の代表ともいえるすいかは、余分な熱を冷まし、潤いを補ってくれるので、ぜひとってほしい食材です。すいかに少量の塩をかけるのは、甘味を感じやすくするだけでなく、発汗によって失われたミネラル分の補給にもなりおすすめです。また、塩味の「鹹味《かんみ》」は、体内の水分調節をしている腎を整える作用があるので、潤いを補給してくれるすいかに少量の塩というのは、中医学的に見てもとても理にかなっています。せっかくなのでナトリウムだけの食卓塩（精製塩）ではなく、ほかのミネラルもとれる自然塩をかけるのがおすすめです。ただし、冷蔵庫でキンキンに冷やすと内臓を冷やしてしまうので、常温で食べましょう。

トマトに塩もいいですね。トマトにもすいかほどではないですが、熱を冷ます力がありますし、潤い補給の力も持っています。

8月10日

暑いのに汗をかけない人は、潤い不足

暑いのに汗をかくことができず、熱がこもってしまう人がいます。こういった人は、体内から熱を流し出すための「潤い」が不足している状態です。すると、暑いのに汗がかけず熱がこもってしまって、のぼせがひどくなるという状態が起こるのです。もともと、潤いや潤い成分を持つ血《けつ》が足りない人は、暑い時期はそれらの不足をより招き、さらに熱がこもるという負のスパイラルに陥ります。

潤いや血が足りない人は、普段からのどが渇きやすく、午後からほてりや微熱が出やすく、寝汗をかきやすいような人です。そういうときは、発汗を促すような長風呂、岩盤浴、ホットヨガ、激しい運動は避けましょう。

対策は早く寝ること。中医学では、潤いは夜に作られると考えられているためです。そして、潤いや血を補う食材を適度にとること。酸味と甘味を合わせた食材は潤いを生むのでおすすめです。梅干しと白米、酢豚、甘酒などが酸味と甘味が組み合わされたメニューですね。

8月11日

夏は食べもので熱を体の外へ

暑邪《しょじゃ》（暑さの邪気）にやれると熱がこもり、のぼせやほてり、イライラなどの症状があらわれます。また、炎症となって赤くなる肌トラブルも、暑邪の影響により悪化します。暑邪の襲撃をかわして夏を快適に乗りきるために、体の余分な熱を冷まし、潤いを保ってくれる下記のような食材を適度にとりましょう。

野菜
…きゅうり、トマト、ゴーヤー、なす、空心菜、チンゲン菜、冬瓜、れんこん、そら豆、大根、かんぴょう、緑豆もやし、緑豆

果物
…すいか、キウイ、パイナップル、バナナ、メロン、いちじく

その他
…くらげ、しじみ、そば、緑茶、ドクダミ

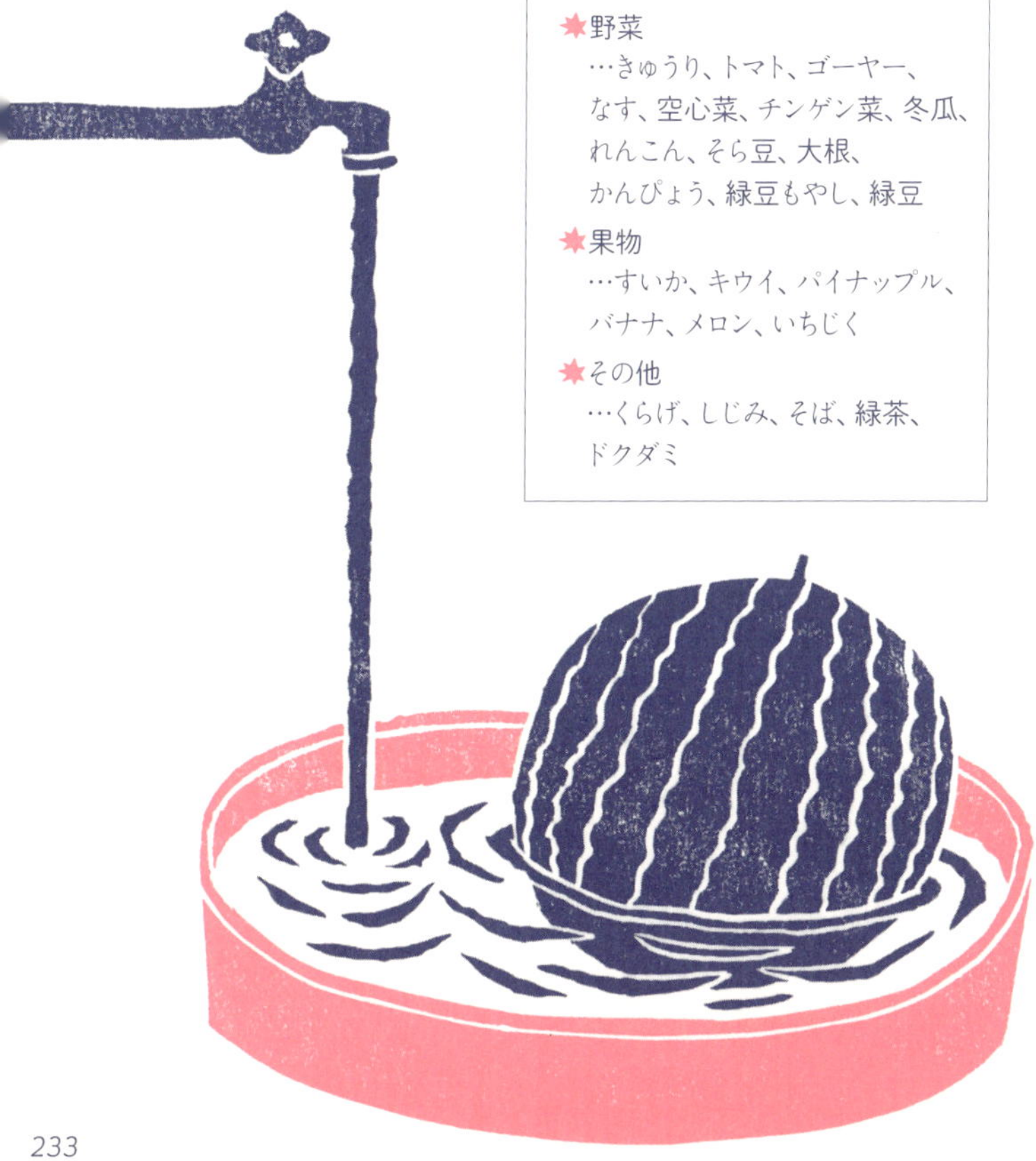

8月12日

月経周期が長い②
血《けつ》の巡りが悪いタイプ

月経の正常な周期を、中医学では28日前後と考えていて、それよりも7日以上長いならば、月経周期が長いとみなします。その原因のひとつが、血流障害です。

このタイプは、血流や血《けつ》の質が悪くなることで、卵巣や子宮に栄養が十分に届かず、卵子の発育に支障をきたしています。また、子宮に血が足りないため、内膜も薄くなり、その結果、月経が遅くなるのです。

月経がはじまっても基礎体温が下がらなかったり、月経中に下がった体温がまた上がったりします。経血にレバー状のかたまりや粘膜のようなかたまりが混じることもあります。月経痛がひどく、月経前後に頭痛があったり、月経前におなかが張って固くなったりするといった特徴が見られます。

肩こりや頭痛、子宮筋腫、子宮内膜症、卵巣嚢腫《のうしゅ》、卵管周囲の癒《ゆ》着《ちゃく》などが見られることも多いです。対策は次項をご参照ください。

8月13日

月経周期が長い②の人は、定期的にストレッチを

このタイプは、血流が悪くなると悪化しますので、同じ姿勢で長時間いるのは避けてください。仕事中もタイマーをセットして30分に1回、最低1時間に1回は屈伸したり、深呼吸したり、ストレッチをして、血流を巡らせましょう。

食材では、血を巡らせる、しょうが、ねぎ、にんにく、らっきょう、にら、玉ねぎ、トマト、なす、春菊、アスパラガス、さば、いわし、かつお、うなぎ、納豆などを。油っこいものや、体温より冷たいものの飲食は避けてください。

月経周期が長い人には、もうひとつ別のタイプがあります。それは、P170で紹介しています。

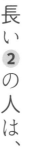

8月14日

痩せない理由を4つのタイプから探りましょう

ダイエットのご相談は多いですね。痩せられない、食べるのをやめられない、食べていないのに痩せないなど悩みはさまざまで、体の状態も個々で違います。

ここでは、痩せない理由を中医学的に探ってみました。一番多くチェックがついたタイプがあなたに該当するものです。同数の場合は、別の項で紹介している対策を複数とりましょう。

タイプA

- □運動が苦手
- □疲れやすく体力がない
- □カゼをひきやすい
- □胃腸が弱く下痢しがち
- □おなかに力が入らず便秘がち
- □肌にしわやたるみができやすい

タイプB

- □ストレスが多い
- □生活が不規則
- □思い込みが激しい、感情の起伏が激しい
- □たばこや酒、コーヒーなどの嗜好品が好き
- □おなかが張りやすい
- □下痢や便秘をくり返す

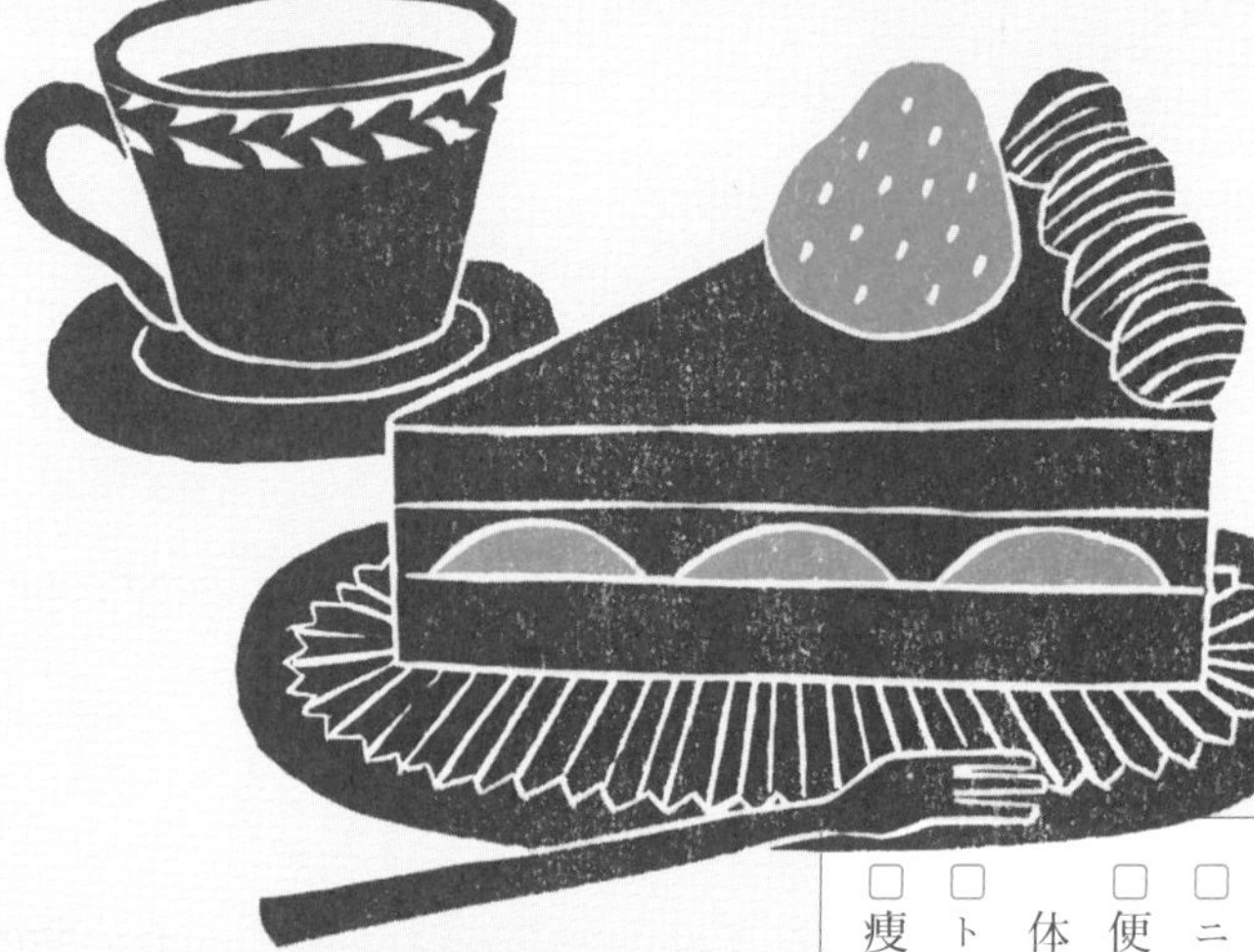

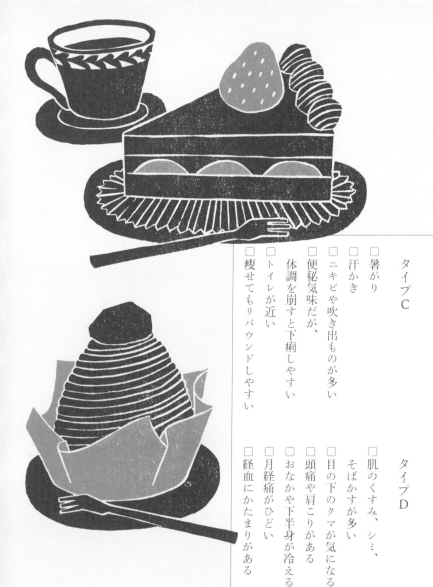

タイプC

□暑がり
□汗かき
□ニキビや吹き出ものが多い
□便秘気味だが、体調を崩すと下痢しやすい
□トイレが近い
□痩せてもリバウンドしやすい

タイプD

□肌のくすみ、シミ、そばかすが多い
□目の下のクマが気になる
□頭痛や肩こりがある
□おなかや下半身が冷える
□月経痛がひどい
□経血にかたまりがある

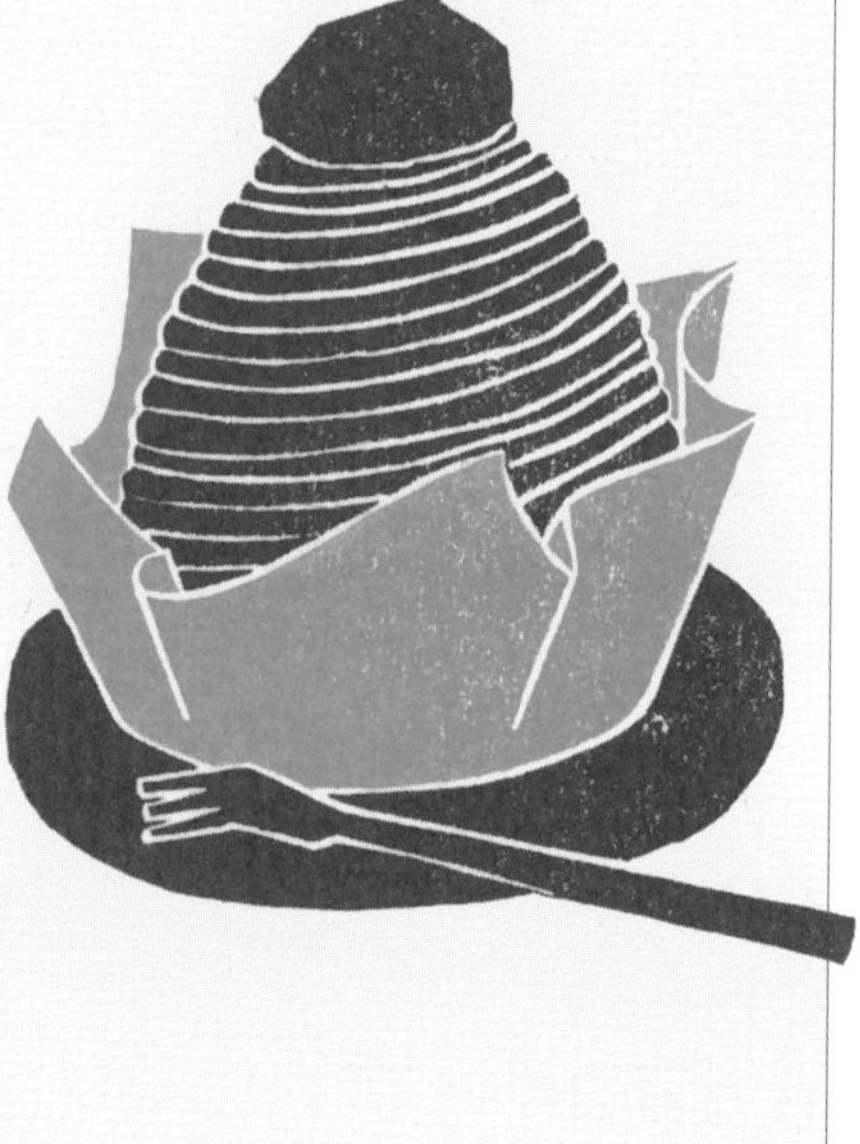

特徴や対策については、タイプAはP238〜241、タイプBはP272〜275、タイプCはP300〜302、タイプDはP336〜337をご覧ください。

8月15日

「あまり食べないのに太る」と感じているタイプA

P236でタイプAに該当した人は、痩せたいことに意識がいき過ぎていて、ちゃんとした食事がとれていない方が多いです。食事の全体量が少なく、エネルギー不足になっていて、疲れやすく、体力も筋力も弱くなっています。疲れやすいので運動もあまりできず、筋肉が少ないので基礎代謝が落ちて体脂肪が燃焼されません。そのため、食べたものをそのまま脂肪として蓄えようとするので、「食べる量は少ないのに、太りやすい」という状態を作り出すのです。食事を減らすあまり、間食でだらだら食べてしまっている方も多いですね。太るから食べないという気持ちは理解できますが、食べないからエネルギーが足りずに太るという悲しい悪循環になっていることも考えられます。

タイプAは、ぽちゃっとした体形で筋肉が少ない

タイプA（P236）の人の見た目は、シルエットがふっくらしていて、全体的に締まりがありません。お尻が下がったり下腹部が出てぽっちゃり体形になったりするのは、ズバリ筋肉不足で、体のラインを支えきれなくなった状態です。

このタイプは、年齢を重ねるとたるみが目立つようになります。疲れやすい、カゼをひきやすいなどが見られるときは、エネルギー不足の兆候なので注意しましょう。女性では、月経が止まったり、不正出血をしやすかったりといった症状が見られることもあります。

対策は次のページで紹介します。

8月17日

タイプAは、きちんと食べて痩せやすい体作りを

タイプA（P236）の人は、痩せるためのエネルギー自体が不足しがちです。食べる量を減らしてエネルギーの源を減らしたり、運動してエネルギーを消費したりすると、ますます痩せにくい体質になり、体調も悪くなります。この負の連鎖を断ち切るには、まずエネルギーをしっかり作る「よい食事」を大事にし、「ちゃんと食べること」を意識してください。

食事の基本は加熱した野菜を中心としたさっぱり味のものを腹八分目です。とくに朝食は、生ものや冷たいものなど、体を冷やすものを避け、温かいものや体を温める食材を中心にとりましょう。ほかの食事も、ご飯とみそ汁をベースにさっぱり味の内容にし、長いも、自然薯、やまといもなど、胃腸の働きを助けて元気にしてくれる力がある食材を、加熱して積極的にとりましょう。

消化吸収力を低下させる冷たい食べものや飲みもの、刺し身やサラダなどの生もの、チョコレートなどの甘いものや、エネルギーを発散して消耗する唐辛子などの刺激の強いものは、避けるほうがいいでしょう。

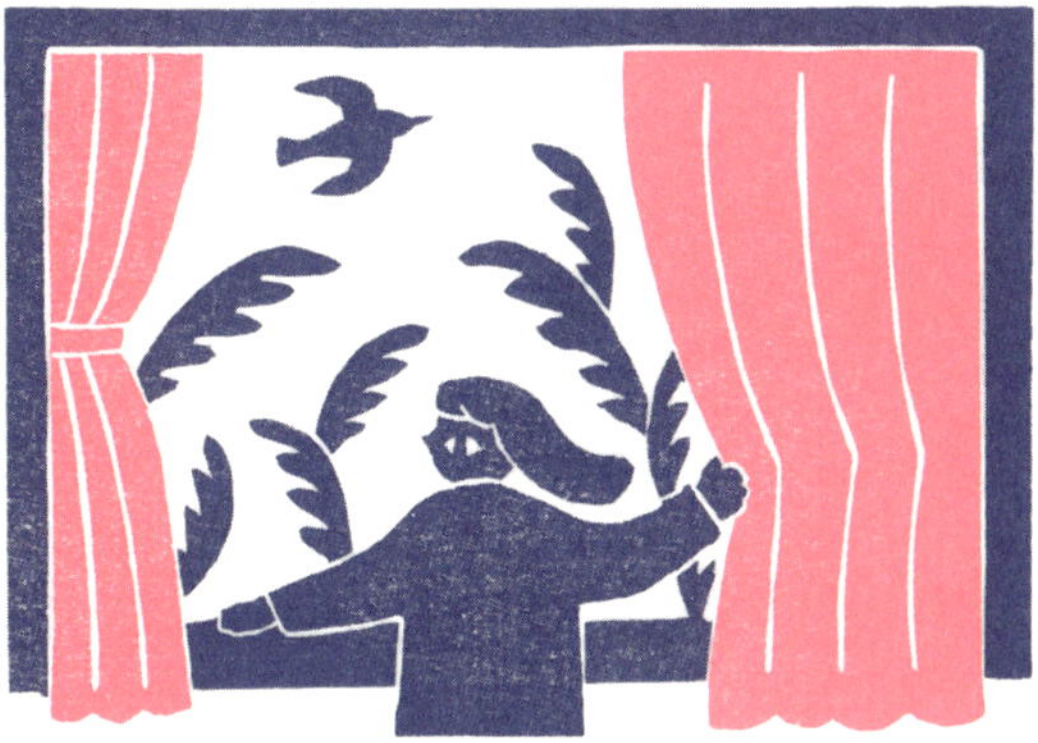

8月18日

タイプAに激しい運動は逆効果

タイプA（P236）の人が激しい運動をするのは、エネルギーの消耗をますます招くので逆効果です。ウォーキングなど軽い運動を短時間からはじめましょう。ヨガや太極拳などもおすすめです。しかし、岩盤浴やホットヨガなど、汗をだらだらかくものは、エネルギーの消耗につながるため、おすすめできません。

また、中医学ではエネルギーは朝作られると考えられています。そしてエネルギーは呼吸と食事によって作られるので、朝は少し早めに起きて、カーテンを開けて深呼吸し、澄んだ空気を胸いっぱいに取り入れながら、大気のエネルギーを取り込みましょう。

睡眠もエネルギーの補充には重要な要素です。早寝は早起きにつながるので、いつもより30分早く寝るよう心がけてくださいね。

8月19日

クーラー病の回避策は、エアコンの温度を上げる

気温の高い外と冷やし過ぎた室内を行き来することで、体の調整機能がくるってしまい、さまざまな不調が起こるクーラー病。対策としては、まずはエアコンの設定温度を上げること。最低でも26℃前後に設定しておきましょう。

ただし、体感温度は人それぞれなので、寒いと感じない温度に設定することが大切です。また、上着やひざかけなどを使い、冷えから身を守りましょう。そして、暑いからといって、冷たい飲みものや食べものをとらないようにしましょう。

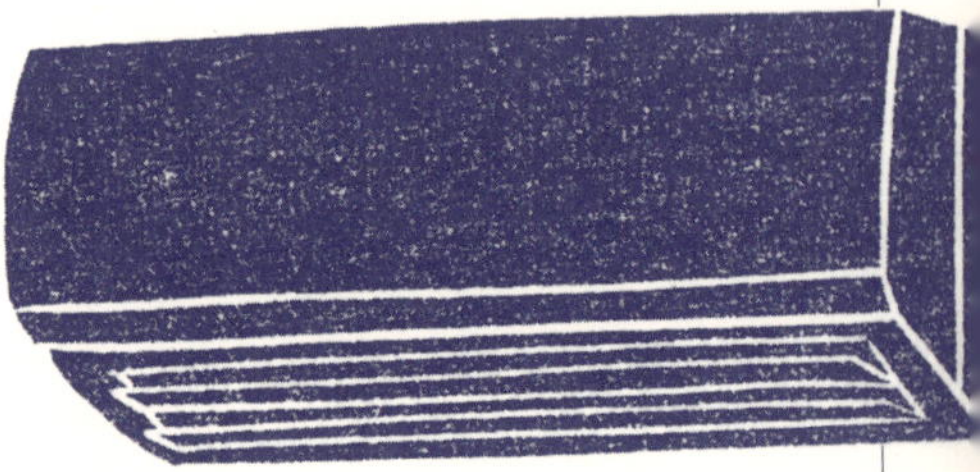

症状が出てしまったときは、体を内側から温める漢方薬を使うのもよいでしょう。さまざまな種類がありますが、症状に合わせて必要な漢方は違うので、専門家にご相談ください。

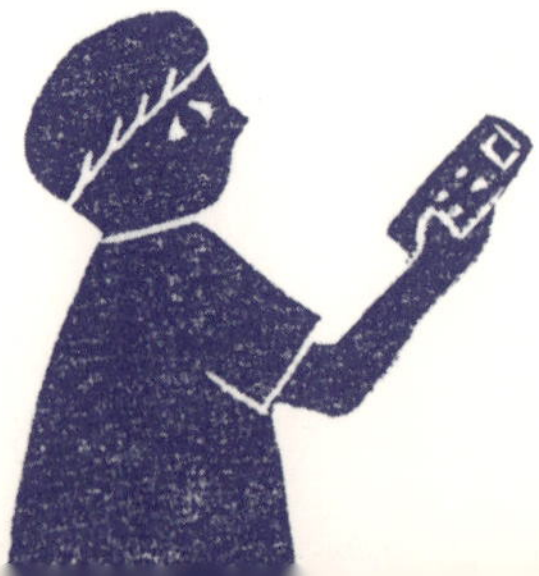

8月20日

胃腸が弱ると、回りまわって頻尿や尿もれの原因に

中医学で脾胃《ひい》（消化系）は、飲食物から栄養やエネルギー、潤いを作り、全身に運ぶ役割をしています。また、重力に負けて下垂しないように、引っ張り上げる役割も持っています。この脾胃の働きが悪くなると、栄養やエネルギー不足が起こり、腎や膀胱の機能が低下。頻尿や尿もれを起こすだけでなく、内臓が下がって膀胱や尿道を圧迫し、尿意を感じやすくなります。

このタイプは疲れやすく、声が小さく、元気がなく、食欲不振で、下痢や便がゆるいのが特徴です。疲れると尿もれや頻尿が悪化するので、過労は禁物です。脾胃に負担をかける油っこいものや味の濃いもの、甘いもの、生もの、冷たいもの、過剰な水分は控えるようにしましょう。

おすすめはもち米や米、いもなど、噛むとほんのりと甘いものです。こうした自然の甘みには胃腸を養う力があります。パンよりも、お粥やおこわのほうがいいですよ。

8月21日

利水作用のある食べもので、湿を追い出しましょう

むくみには、きゅうりやすいかなど利水作用のある食べものがおすすめです。ただし、これらの食材の中には、利水作用と同時に、体の熱を奪うものもあります。普段から冷え気味の方は、常温または火を通してから食べるようにしましょう。

ほかにも、白菜、アスパラガス、グリーンピース、とうもろこし、冬瓜、セロリなどの野菜。黒豆や緑豆、小豆、いんげん豆などの豆類。メロンもいいですよ。緑豆春雨、はまぐり、ハトムギなども利水作用がある食べものです。意外なところでは、とうもろこしのひげ。なかなか食べづらいですが、乾燥させてから軽く炒って、お茶にするといいですよ。めんどうくさい場合はさっと洗って、スープに入れてもOKです。茶色くなっているひげは食べられないので、黄緑のきれいな部分だけ食べてください。

8月22日

夏バテ予防と回復には「冬瓜とスペアリブのスープ」

夏バテには、冬瓜（またはゴーヤー）とスペアリブのスープがおすすめです。冬瓜には余分な熱を冷ましてイライラをしずめ、不要な水分を排出すると同時に必要な潤いを与える作用があります。ゴーヤーは熱を冷まして解毒し、腫れをなくします。こうした野菜に、豚肉を加えることで栄養や潤い、エネルギーを補います。そして、しょうがを加えて発汗を促します。しょうがには胃腸をよい状態に保つ作用があるので、夏の食欲低下にもいいですよ。さらに、しょうがは温性なので冬瓜と豚肉の冷ます性質の緩和にも効果的です。味つけは、余分な熱を冷ます塩を使いましょう。

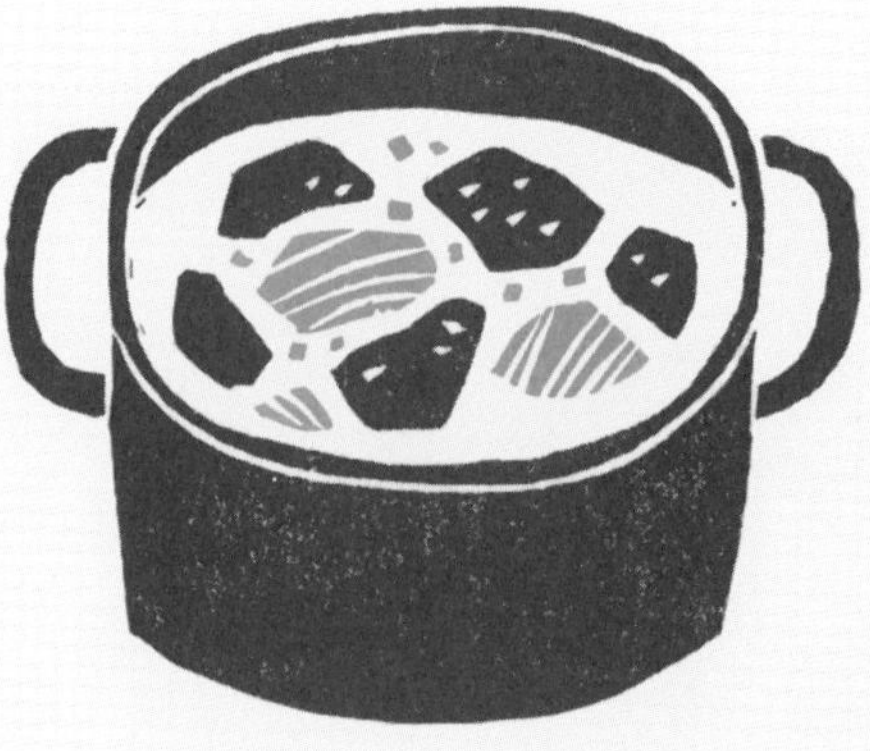

作り方はいたって簡単です。

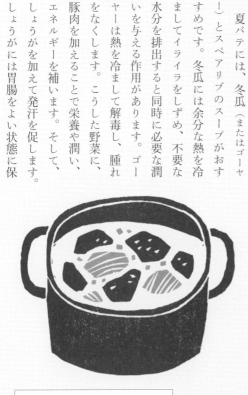

1 冬瓜（またはゴーヤー）、スペアリブは大きなぶつ切りにしてください。しょうがは薄切りに。
2 これらと塩少々を鍋に入れ、水を材料がひたる程度に加え、極弱火で20分以上煮るだけ。煮る時間をかけるほどおいしいです。

8月23日

産後は、フル稼働した腎をいたわってあげて

腎はホルモンや生殖に関連する臓器のため、妊娠・出産により疲弊します。そのため、産後は「少し休ませてくれ」といわんばかりに、ホルモンの分泌量が低下します。すると、更年期の不調のように、情緒が不安定になったり自律神経系がバランスを崩しやすくなったりし、発汗や不眠、ホットフラッシュなども出やすくなります。また、腎は体内の水分バランスもコントロールしているため、むくんだりのどが渇いたりするようにもなります。

適度な水分補給で潤いを補い、同時に豆類など利水作用のある食材をとって余分な水分を排泄しましょう。黒豆は血を補って余分な水分を排出してくれるので、産前産後、どちらの母体にもおすすめの食材です。

8月24日

運動で血の巡りをよくし、更年期障害に立ち向かおう

更年期障害を軽くするために、ホルモンと深い関係がある腎を養う栄養素のミネラルとることは、対策のひとつです。しかし、せっかくミネラルをとっても、運動をしないと下半身への血行が悪くなり、腎へ栄養が届きにくくなります。

そうならないために、下半身の血流を意識して毎日30分から1時間は歩くといいですね。血液は必要とされるところに多く流れますから。これが難しければ、家にいるときは座る時間よりも立つ時間を増やすようにし、歯磨きをするときに足踏みをしたり、普段から早足で歩いたり、電車では座らずに立ってかかとを少し上げるなどして足腰を鍛えましょう。運動をすることで血《けつ》の巡りがよくなるだけでなく、骨も丈夫になります。

8月25日

おなかが張る原因として考えられることは、おもに3つ。**1**脾胃《ひい》（消化系）そのものが弱っているか、**2**脾胃を動かすエネルギーが巡っていないか、**3**脾胃が元気に働くためのエネルギー自体が不足しているかです。

1の場合、次のような症状が見られます。

- □疲れやすい
- □顔色が黄色っぽい
- □食欲不振
- □軟便あるいは下痢
- □上腹部につかえがある
- □吐き気がする
- □嘔吐する
- □薄い痰《たん》が多い
- □舌自体の色は薄く白く肥大し、舌の苔は白く厚い

2は精神的なストレスが重なったときに起こり、次のような症状が見られます。

- □みぞおちあたりの膨満感や不快感がある
- □ゲップが出る
- □吐き気がする
- □イライラする
- □頭痛あるいは頭重感がある
- □舌の苔が白く、舌自体の色は縁が赤くなることもある

1〜**3**の原因によって、それぞれ対策が変わります。**1**はP262、**2**はP330、**3**はP338をご覧ください。

おなかが張って苦しい理由は3つのうちどれ？

3は加齢や過労、睡眠不足、長期の偏食などが考えられ、次のような症状が見られます。

□膨満感がある
□元気がない、カゼをひきやすい
□便秘
□排便困難
□疲れやすい
□舌の色は赤く、舌の苔は少ない

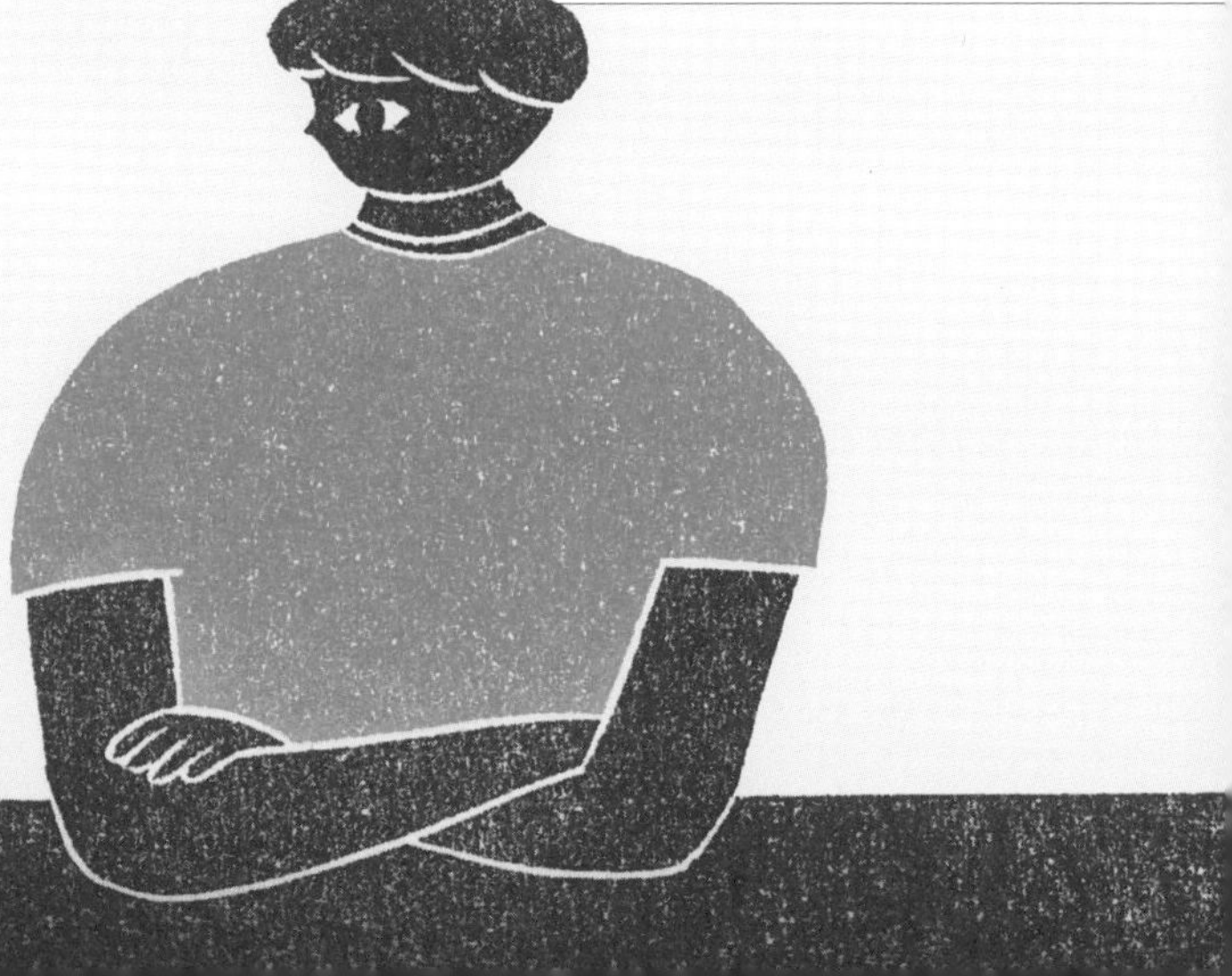

8月26日

血の不足は男性にも起こります！

血の不足というと、女性に多いとされる貧血を想像するでしょう。しかし、中医学的に見た血の不足は、貧血とは少し違い、男性にも起こり得る症状です。

　中医学において、血は「血《けつ》」といい、血管内を流れる赤色の液体で、人体を構成し、生命活動を維持する基本物質と定義されています。おもな働きは臓腑・組織・器官に栄養を与え、生命活動を維持することです。

　血が不足する要因は、いわゆる血《ち》が足りないだけではありません。ですから、男性にも十分起こり得ることなのです。

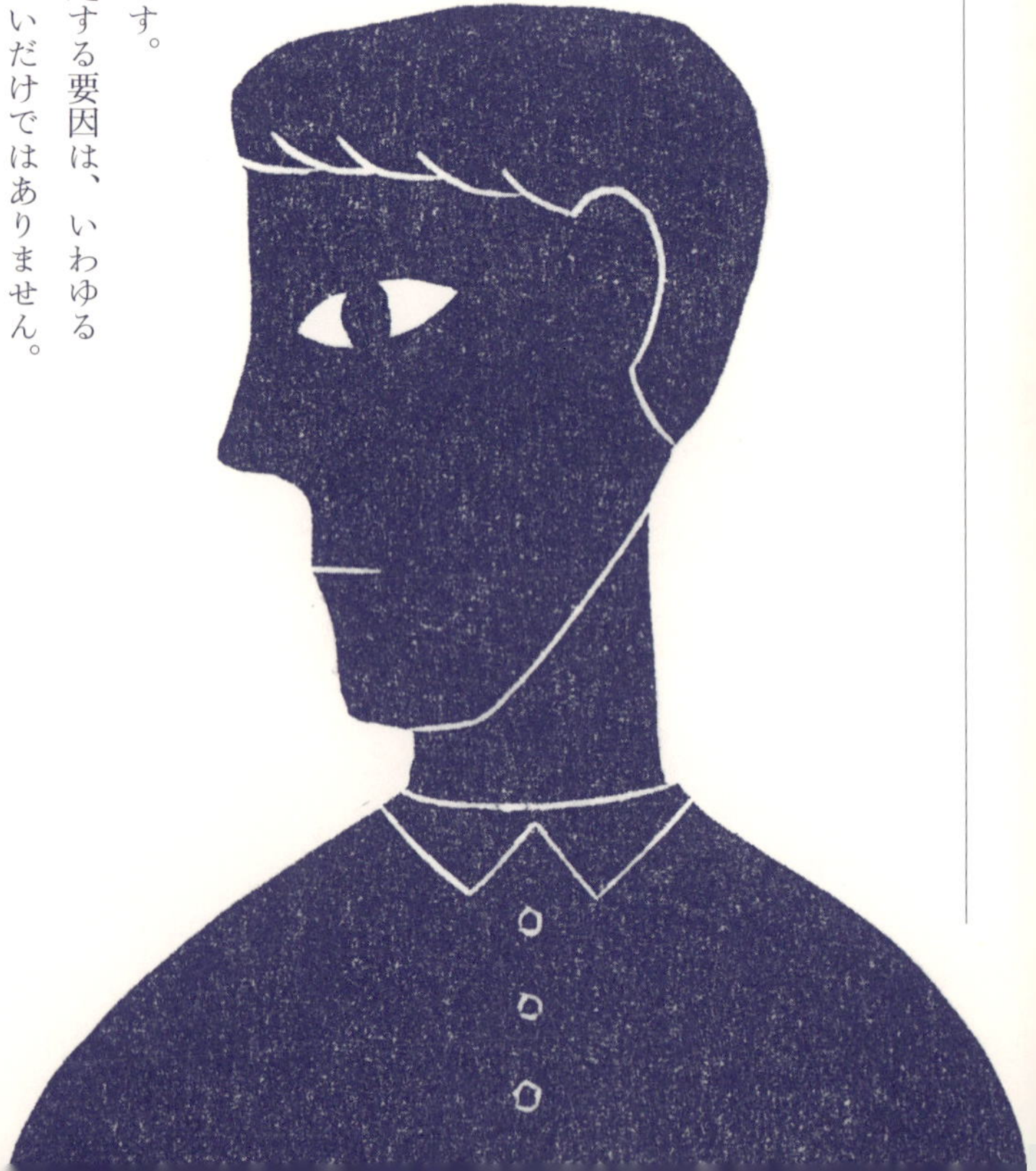

8月27日

夏バテ予防に効果的な麦《ばく》味《み》参《さん》ドリンク

夏バテ対策には、「麦味参《ばくみさん》顆粒」という、エネルギーと潤いを補ってくれる漢方もおすすめです。麦味参顆粒は、中国では「生脈散」と呼ばれ、「脈を生む薬」とされています。かつて毛沢東が心筋梗塞を起こしたときに、この生脈散の注射剤を使って回復したという話はとても有名です。

中医学で、汗は「心《しん》の涙」と呼ばれ、汗のかき過ぎは、心の働きを弱めてしまいます。その結果、不眠や動悸、息切れなどの症状があらわれます。麦味参顆粒にはそれらを防ぐ潤い補給のほか、血の粘りを取る働きもあります。発汗で血がドロドロしがちな夏にはおすすめの漢方です。

1日2回そのままで、または白湯に溶かして飲みます。外で活動する人や、夏場のイベントに参加する人は、飲みものに溶かしておき、ちびちび飲むのもおすすめです。ただし、漢方薬の服用は、中医学の医師や薬剤師など専門家の指示に従うことをお忘れなく。

8月28日

「ストレス手帳」をつけて自分を知っておきましょう

ストレス対策では、まず、自分が何に対してストレスを感じるのかを特定し、それに対してどのような発散方法をとっているかを知ることが大切です。そうすることで、自分のストレスの傾向と対策の良し悪しがわかります。傾向がわかれば、正しい対策が打てます。それには、「ストレス手帳」をつけることが効果的ですので、その方法を説明します。

1 ノートの真ん中に線を引きます。
2 左側に今日起こったストレスをメモします。
3 そのストレスに、1から5までの弱強をつけて評価します。
4 ノートの右側に、ストレスに対して行った発散方法と、それによってどれだけストレス度合いが低下したかを、5段階評価で記します。

たとえば、
・仕事で理不尽に怒られた…4
・友達に電話で愚痴った…2
という具合です。こうすることで自分がどういったタイプのストレスに対して敏感なのか、そしてどういったストレス発散のパターンを持っているかがわかります。

8月29日

鬱《うつ》は、エネルギーや栄養が不足している状態です

一般的には、精神的なストレス状態が続く、または近親者の死など強烈なストレスが起こることで鬱《うつ》になると考えられています。しかし、中医学では気血《きけつ》（エネルギーや栄養）を体内でスムーズに巡らせている肝の働きが低下してしまい、流れを滞らせて鬱滞《うったい》を招き、鬱になると考えます。

さらに、そのストレス状態が続くと、エネルギーや栄養の流れが悪くなったり、ちょろちょろとしか流れなくなったりし、それらが体の各部に届かなくなります。すると、体が弱っていき、心身にトラブルが起きるのです。

ですから、中医学において、鬱はかなり広範囲な症状を指します。不安症から不眠症、神経症、自律神経失調症、更年期障害まで、あらゆる症状が鬱と呼ばれる状態によって生じていると考えています。

8月30日

頭痛があるなら風を浴びないこと

頭痛にはさまざまな原因がありますが、頭痛を改善するためにまずすべきことは、風を浴びないことです。強風の日に限らず、素肌をさらすことは極力控えましょう。気をつけたいのはエアコンです。会社や通勤電車などで直接風が当たるところに長時間いると、頭痛が起こりやすいので、直接風が当たらないように工夫するのが大切です。また、外出するときは、はおるものを1枚持って出かけることも心がけましょう。とくに首筋から背中の上部は風の影響を受けやすいので、ストールなどでしっかりガードしてください。

こうした生活の不摂生による頭痛は、風を防御するためのバリアエネルギーが不足している状態なので、下記のような食材をとりましょう。風にやられてしまったときは、長ねぎ、しょうが、三つ葉、パクチー、しそ、ミント、葛などがおすすめです。

★肉、魚介
…鶏肉、牛肉、かつお、いわし、さば、たら、うなぎ、太刀魚

★野菜
…やまいも、じゃがいも、さつまいも、ブロッコリー、きのこ

★その他
…米、もち米、ハトムギ、豆類、はちみつ、ナツメ

8月31日

エネルギー不足による低血圧は、体を休めて

気が弱くなっていると、血《けつ》を流すエネルギーが足りず、低血圧になります。疲れやすい、過労状態、慢性的な病気がある、高齢者の方、気をつかい過ぎて精神的にまいってしまっている方は、あまり疲れをためないよう、適度な休息がとても大切です。意識して休む日、休む時間を設けましょう。

そして、エネルギーのもとになる肉や魚介（牛肉、鶏肉、うなぎ、えびなど）、野菜や果物（やまいも、かぼちゃ、玉ねぎ、にんにく、ねぎ、しょうが、きのこ、栗、りんごなど）、を適度にとりましょう。

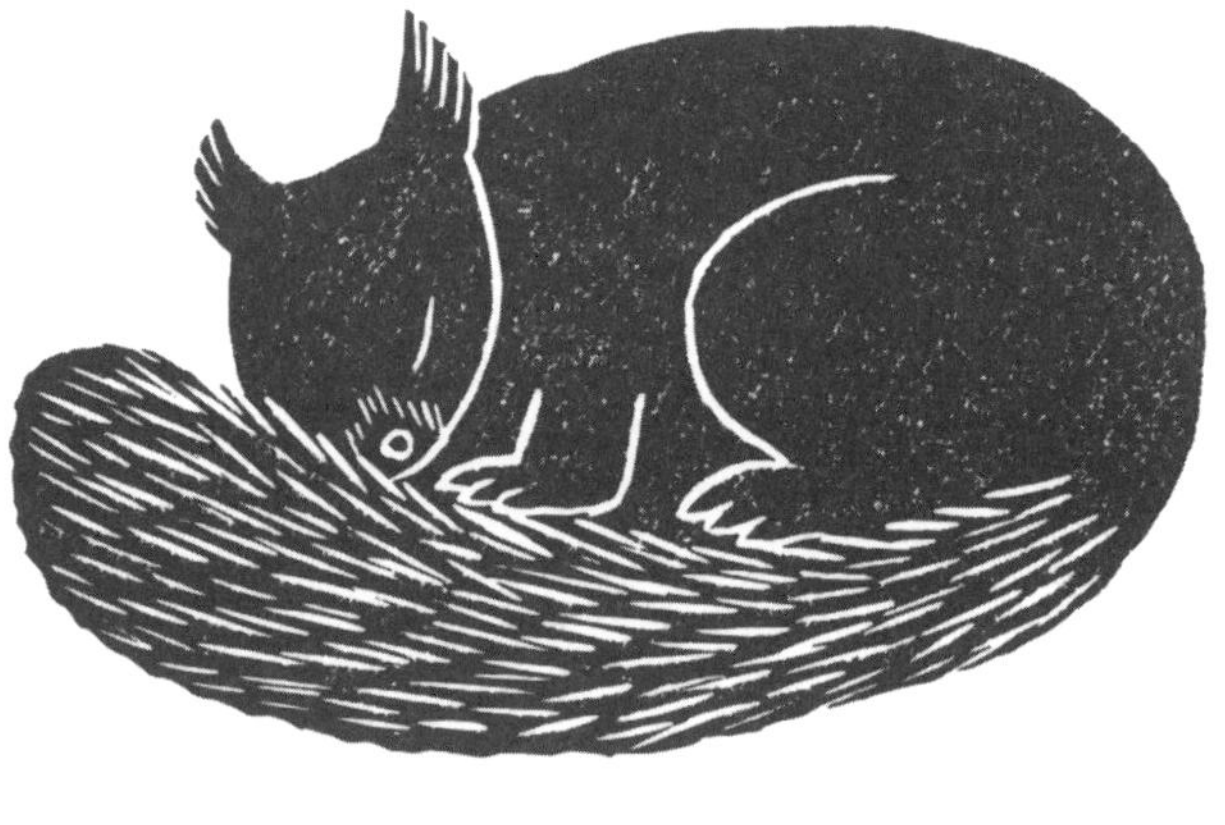

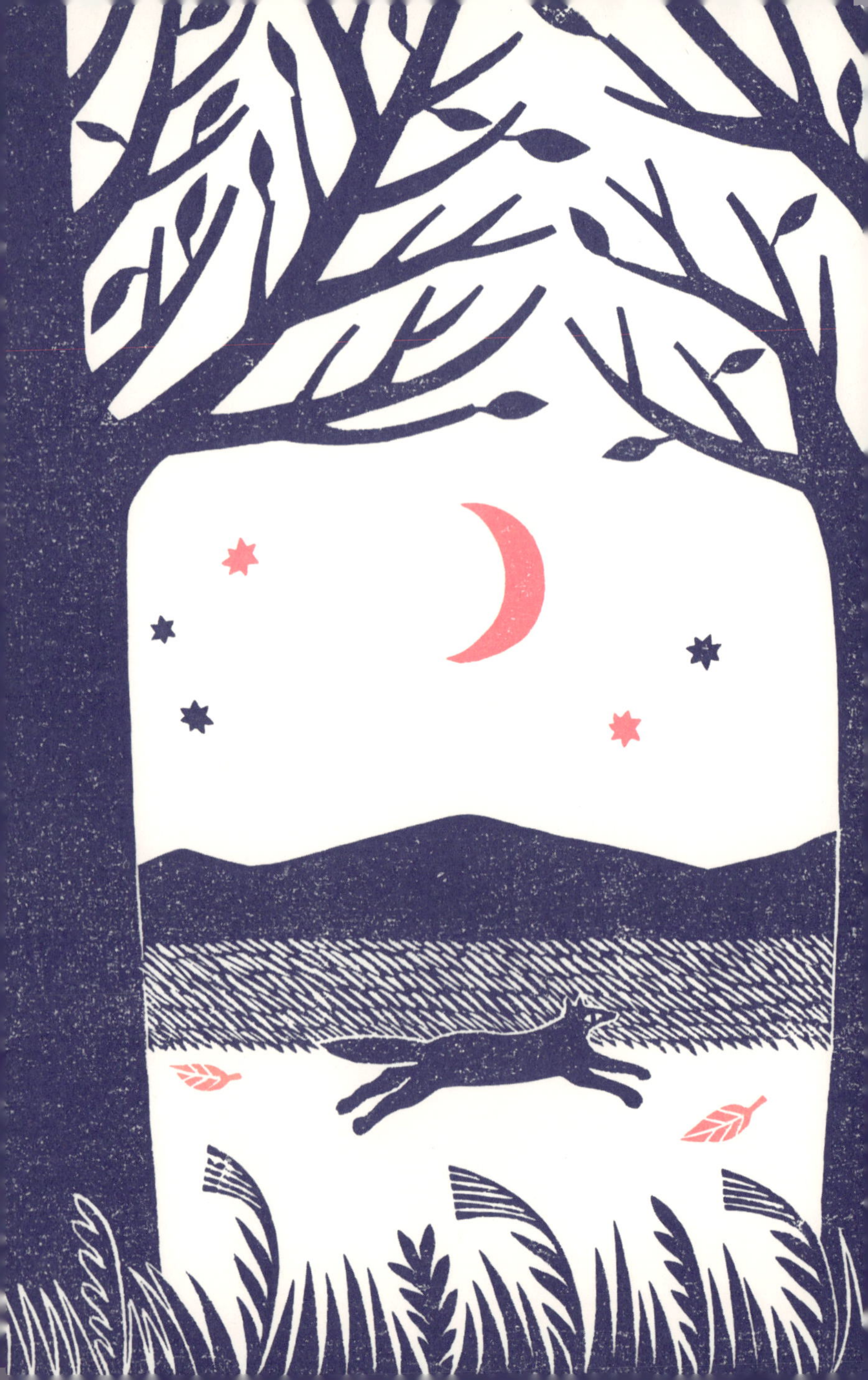

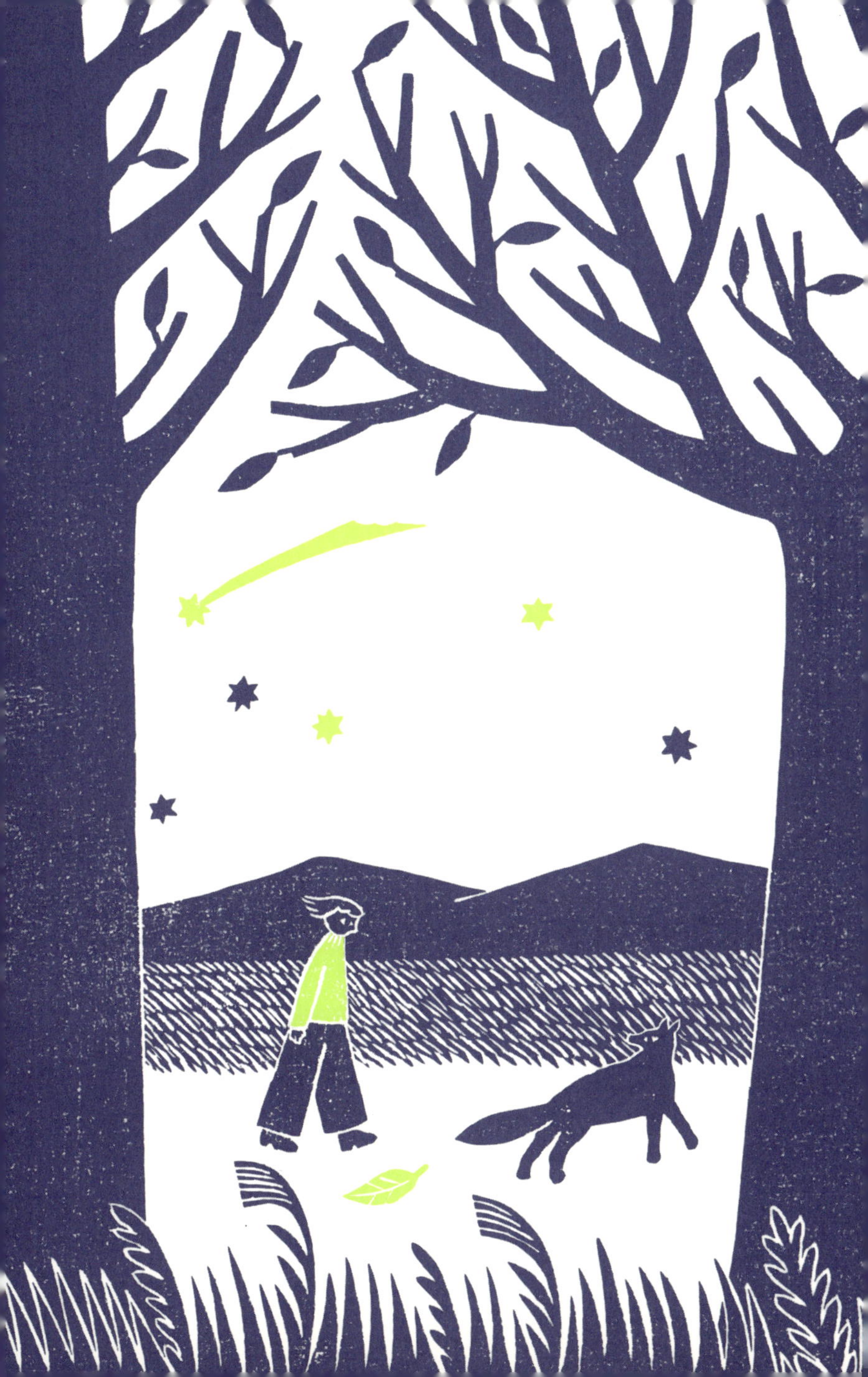

9月1日

他人はあなたとは違う人。自分の心は自分で見てあげて

「他人は理解してくれない！」と言う人がいますね。しかし、他人は他人です。私とあなたが思い描くりんごが違うように、同じように考え、同じように感じることは絶対にできません。他人を理解し、共感し、想像することはできても、同じ体験をして、その記憶に同じ重みをつけて、同じように感じることはできません。究極的には人間は孤独です。だからこそ、自分でケアしてあげないといけません。周囲に理解のある人がいる環境が整っている人は、とてもラッキーです。素直に甘えて、その幸運を享受しましょう。しかし、ほとんどはそうはいきませんよね。だからこそ、傷ついた「心の骨折」を治すには治療と休養が必要なことを理解して、行動してあげてください。何よりも自分のために。

9月2日

頭痛がしたら、目を休めて睡眠を十分にとって

頭痛の原因のひとつに、血《けつ》の不足があります。血が足りなくなると、体内の熱のコントロールができなくなり、その熱はやがて火となり体の上部を襲い、頭痛を起こすのです。

目の使い過ぎや寝不足は、中医学では血の消耗につながると考えるので、パソコンやテレビ、スマホを見過ぎないようにしましょう。とくに就寝前は避けるようにしてくださいね。

そして、血を補う食べもの（レバー、ハツ、いか、たこ、にんじん、ほうれん草、ピーナツ、ぶどう、ライチ、ナツメ）をとりましょう。

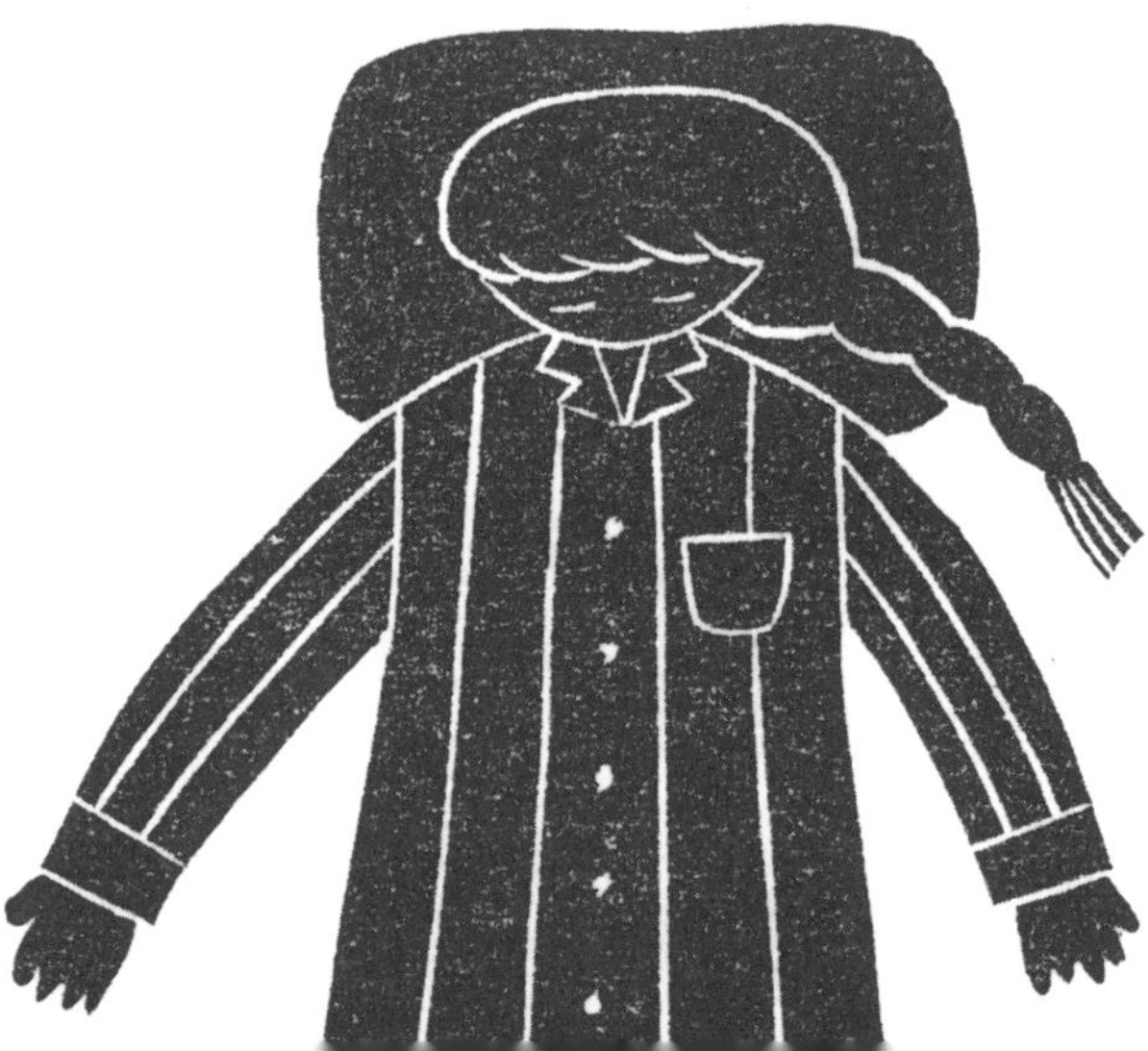

9月3日

ドロドロ血タイプの月経痛は、痛みが強い

子宮内膜を作る血がドロドロになっていると、不要になった内膜がスムーズに排出されません。そのドロドロ血の停滞が、月経の痛みを引き起こします（P81でドロドロ血タイプに該当した人です）。悪化すると刺痛《しつう》といって、刺されたような痛みを伴うようになります。痛みは月経の2～3日前からはじまり、月経の2日間が痛みのピークです。刺すような、あるいは絞られるような強い痛みが特徴で、

痛む部位が決まっていて、はっきりとわかります。血のかたまりが出たあとは、楽になることが多いです。経血の色はどす黒く、レバー状のかたまりが多く混じり、手のひらにのるほど大きなかたまりになる人もいます。対策は次項をご覧ください。

9月4日

ドロドロ血タイプは、食事の見直しと適度な運動を

月経痛の原因がドロドロ血の停滞によるタイプは、まずはドロドロ血を改善すること。それには、適度な運動とバランスのとれた食事が何よりも大切です。とくに砂糖が多い菓子や菓子パンには注意してください。1日1個ならいいかなと食べていると、ひと月では30個にもなります。食べたら食べた分だけ血《けつ》がドロドロになると思って、週末だけにするなどしてくださいね。血を巡らせる、にんにく、しょうが、玉ねぎ、らっきょう、さんまなどの青魚、いか、黒きくらげ、シナモン、さくらんぼ、黒豆などをとりましょう。

9月5日

おなかが張る原因が胃腸の弱りなら、食事の見直しを

おなかが張る原因が脾胃《ひい》（消化系）の弱りによる場合（P248の1に該当した人）は、油っこいものや甘いもの、味の濃いもの、生もの、冷たいもの、過剰な水分など胃腸の負担になるものを控え、さっぱり味のものを腹八分目に食べましょう。なお、食欲がないときは無理に食べなくてかまいません。「時間だから」と、おなかがすいていなくても食べている人は、1食抜いてみてください。そうしておなかがすいたら、小さなおにぎりや蒸したいも、りんごなどを食べるといいですよ。これらには、薬膳的に脾胃の不調を整える作用があるとされています。注意したいのは、お菓子などの甘いもの。こうしたものを食べると、脾胃がさらに弱まってしまいます。

実は、脾胃が弱る原因にはもうひとつあり、それは生まれながらにして弱い場合です。そうした人は、まわりが冷たいものを食べていても自分は避けるなど、人よりも脾胃のケアを重視してくださいね。両親が胃腸が弱いという人は、とくに気をつけましょう。

9月6日

誰も傷つけない ストレス発散法がベスト

ストレス対策で重要なのは、自分が感じやすいストレスを可能な限り回避することです。けれど、ほとんどのストレスはコントロール不可能なことがからんでおり、避けることが簡単ではありません。

そのため、できるだけポジティブな発散方法をとることが重要です。たとえば、仕事で理不尽に怒られたときに友達に話してすっきりするのは、もしかしたら相手はちょっと迷惑かもしれませんが、比較的よい、ポジティブなストレス発散方法といえます。

ポジティブなストレス発散方法とは、他人も自分も傷つけない方法です。ものや人に当たったり、お酒を大量に飲んだり大量に食べたりすることは、自分やまわりを傷つけることになるので、間違った方法です。買いものは、新たな経済的ストレスを生み出さない限りは、ベストではなくともよい方法といえます。

大きく伸びをする、空を見上げる、力を抜く、スポーツをする、写経や瞑想をするなど、自分に合い、なおかつ健全な方法がきっとあるはずです。それをひとつでも多く持つことが、ストレス社会を生き抜く上で必要なスキルです。

9月7日

「低気圧が近づいているから体調が悪い」のは本当？

低気圧は、体の表面にかかる圧力が低下した状態を生み出します。たとえるならば、常に着ているウエットスーツを脱いだような状態です。そうすると、極わずかですが体が膨張し、むくんだ状態になります。そのむくみが、ほかの細胞を圧迫して、痛みになることや、体が重くだるく感じられることもあります。もし、むくみがのどで起こればぜんそくのようになり、ひざで起こればひざの痛みになり、脳内で起これば頭痛になり、それが血流などに影響するとめまいになったりもします。しかし、低気圧でも、まったく普段と変わらない人もいます。あくまでも推論にすぎませんが、こういう人は体内に余分な水分が停滞しにくいタイプなのでしょう。

低気圧に影響されないためには、普段から冷たいものを控えて、適度な運動で汗を流し、過度の水分摂取を控え、低気圧不調に対応するよい状態を作っておくというのが、私の考えです。

9月8日

潤い不足も足がつる原因のひとつです

中医学的に見た足がつる原因のひとつが、潤いが足りずに熱がこもっている「陰虚《いんきょ》」です。陰は体内を巡って組織や細胞に潤いと栄養を与えている体液です。これが不足している場合、組織に潤いが届かないことで熱が冷まされず、熱がこもったような症状を伴い、筋肉がつりやすくなります。

そうはいっても、陰の不足をどう自覚すればいいのか判断が難しいですね。そこで、陰の不足で見られる症状をあげておきましょう。

陰の不足で見られる症状

- ほおが赤い
- 手足がほてる
- 顔や頭がのぼせやすい
- 寝汗をかく
- 朝は低体温でも
- 午後になると微熱が出る
- 足腰がだるい
- 口が渇く
- 肌が乾燥してかゆい
- 舌や唇が赤い、色が濃い
- 舌の苔が薄い、またはない
- 舌に亀裂がある

9月9日

血《けつ》不足の原因は、量が足りないか使い過ぎか

中医学が指す血が足りない状態とは、個々の体に対して血が十分にない状態、または血が細胞に潤いと栄養を与える作用が低下した状態を示します。

原因は、下記の通りです。

1 血の材料となる飲食物の不足
2 脾胃《ひい》（消化系）の弱りによる栄養吸収力の不足
3 腎の機能低下による血の生成力の低下
4 過度の思慮や目の使い過ぎによる消耗
5 過労や慢性病による消耗
6 出血による消耗

基本的には作りきれてない（**1**～**3**）か、使い過ぎている（**4**～**6**）かということです。

血の不足によって引き起こされる症状は、めまい、視力減退、顔面蒼白、唇や舌の色が淡い、爪の色が淡い、爪がもろい・かけやすい、体がかたい、筋肉がつる、脈が弱いなど。このほかに、中医学では、精神活動を支えることも血の役割なので、不足すると、忘れっぽい、不眠、不安、やる気の低下なども見られます。逆にいうと、これらの症状が見られる場合は血の不足を疑います。

血を補う対策はP295で紹介しています。

9月10日

辛いもので発汗！余分な水分を出してむくみ知らずに

唐辛子やしょうがなど辛いものは、汗をかかせて余分な水分を発散させてくれます。発汗を促す辛い食べものは、唐辛子、しょうが、香辛料など。ただし、香辛料といっても市販のカレールウは油脂が多いので要注意です。また、のぼ

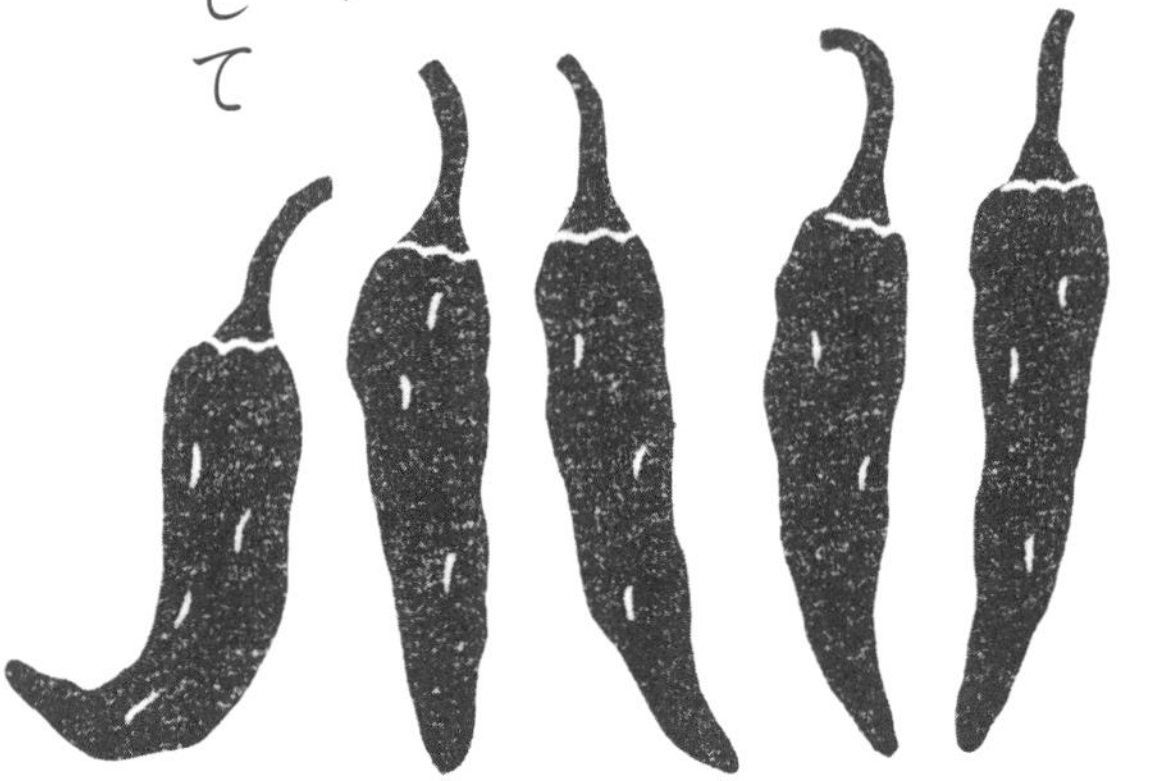

せや皮膚トラブルを抱えている方もこれらの食材は避けたほうがいいです

脾胃《ひい》（消化系）の働きを助ける食べものをとるのも、むくみ対策には効果的。中医学では、胃腸の働きを担う脾胃が、体内の水分代謝を行っていると考えるからです。脾胃の働きを助け、弱った機能を元気にしてくれるのは、米やナツメなど自然の甘味がある食べもの。そのほか、キャベツ、やまいも、さつまいも、かぼちゃ、にんじんなどもいいですね。

9月11日

鬱《うつ》になりやすい体質があります

中医学では、気鬱《うつ》質といった鬱になりやすい体質があると考えています。その特徴は悲観的、神経質、落ち込みやすいなどがあげられます。

　気鬱質の人は、長期にわたり気分が晴れない状態が続き、内向的で精神的に不安定、すぐくよくよと考え込み、精神的ストレスに弱い。そして、神経過敏で疑い深い性格で、それに伴う猜疑心《さいぎしん》（疑ったりねたんだりする気持ち）や不安などの症状があらわれる体質です。

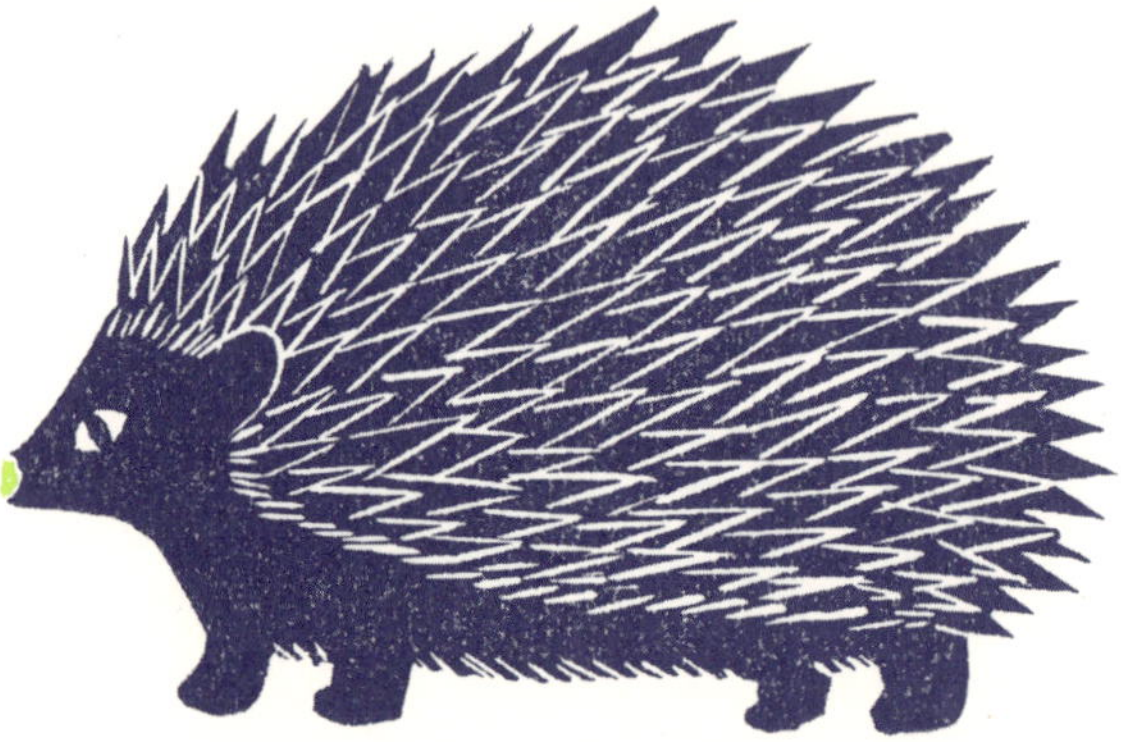

　体形はやせ形の人が多く、いつも思い悩んでいるような顔つきをしており、イライラしがちで心から楽しいと感じることが少ないタイプの人。抑鬱（気分が落ち込んでいる、何もしたくないという状態）、情緒不安定、不眠、梅核気《ばいかくき》（のどがふさがるような感じ）、小さなことにすぐに驚くなどの症状がよく見られます。また精神的刺激に対する抵抗能力が低いので、くもりの日や雨の天気を嫌がるといわれます。

　こうしたもともとの体質はあるものの、鬱に対応する策はあります。それは別の項で紹介します。

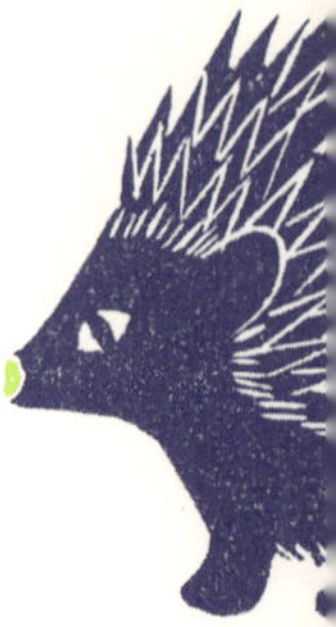

9月12日

腎の弱りが原因の頻尿・尿もれは、木の実を食べて

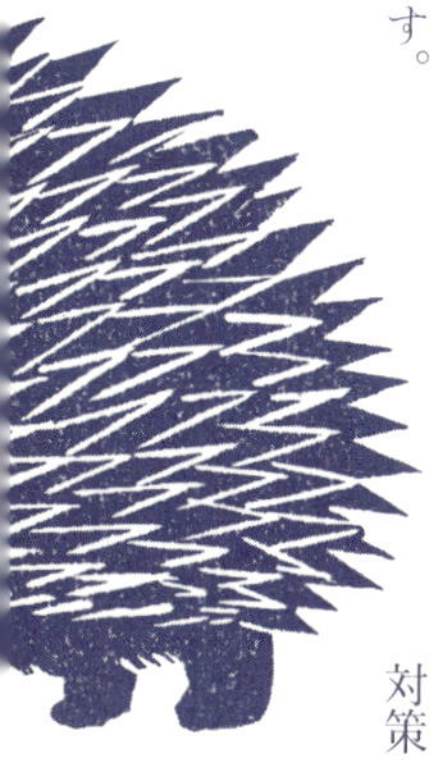

中医学において、腎は生命力の源を蓄える場所です。加齢に伴って腎が弱ると、尿を出して止める力が弱ります。更年期を迎える頃になると、こうした腎の機能が低下するので、男性でも女性でも尿もれや頻尿のトラブルが起きやすくなります。

腎の機能が低下した場合、夜でもよく尿もれや頻尿が発生します。また、腎は腰、耳、思考力や記憶力などとも関係が深いので、腎が弱ると、腰痛や足腰の冷え、耳鳴りやめまい、記憶力や思考力の低下なども見られるようになります。

対策としては、腎によいとされる木の実など、実のものを食べること。夜尿や頻尿におすすめなのは栗です。最近は、加糖されていないむき栗も見かけるようになったので、試しに食べてみてくださいね。そのほか、ぎんなん、クコの実、くるみ、松の実もおすすめです。

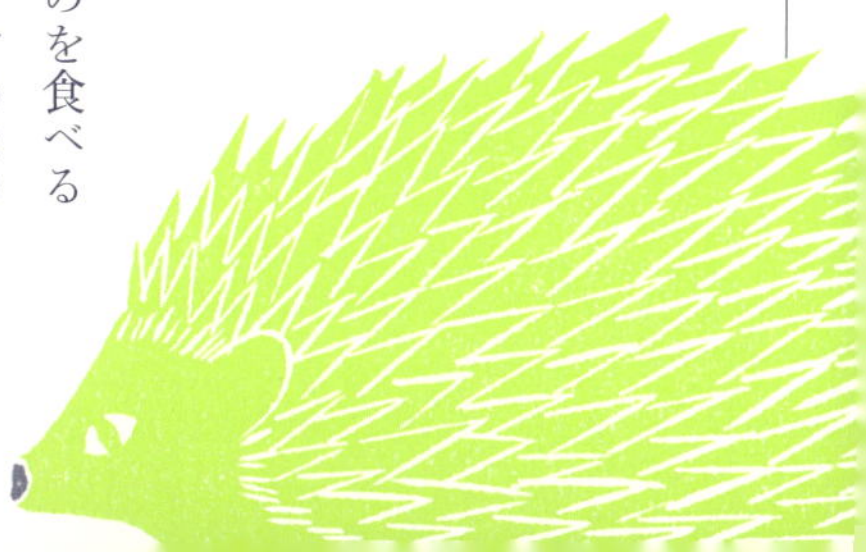

9月13日

産後鬱《うつ》は、体の調子を整えることで改善へ

産後鬱《うつ》は、はじめての子育てで慣れない育児の不安や、夜泣きや授乳による不眠で、精神的なストレスが重なることで発症すると考えられます。中医学的には、気の回りの悪化や血《けつ》の不足、そして腎の弱りなどから情緒が不安定になった結果といえます。中医学では心と体はひとつと考えるので、まずは体の不調を整えることを大事にすると、おのずと心も安定してきます。

そのために、本人はできるだけまわりを頼るようにし、夫にも育児に参加してもらうことが大切です。夫を育児の当事者にするためのコツは、「具体的な指示をすること」。男性は得てして「察する」ことが苦手です。「眠れてなくてつらい」だけでは伝わりません。「少し眠りたいから、数時間子どもを見ていてほしい」というように、具体的な指示を伝え、大変な時期を2人で乗り越えましょう。夫のほうは「手伝う」という感覚ではなく、「主体性をもって育児をする」ことが重要。自分だったらどうしてほしいかを考えて行動しましょうね。

9月14日

秋は早寝早起きをして、ポジティブに過ごしましょう

中医学の古典、『黄帝内経《こうていだいけい》 素《そ》問《もん》』を見てみると、秋の過ごし方については次のように書かれています。

「秋の3か月は実りと収穫の季節である。ときに冷たい風も吹き、葉も枯れ落ちる。この季節の特徴に従って早寝早起きし、過労せず、気持ちを穏やかに保ち、冷たい空気にあまりさらされないようにするのがよい。これが秋のよい養生方法である。もしこれに逆らっていると、冬になると下痢を起こす」

秋は、夏の間強くなっていた陽気が影をひそめ、寒気や冷気が段々と強まる季節です。空気は徐々に乾燥し、ときより吹く風には冷たさも混じります。こういった自然の変化にうまく順応できないと、疲労や咳などのほか、もの悲しいといった精神的な症状もあらわれやすくなります。

9月15日

ストレスが多く、体重の増減が激しいタイプB

P236でタイプBのチェックが多くついた人は、食事が不規則、好き嫌いが多い、偏食や過食をしがちな人が多いです。精神状態にむらがある人も多く、思い込みが激しく、少しの体重の増加で過激なダイエットに走りがちです。がまんを強いられる「食べないダイエット」は、このタイプには最悪の選択といえます。悪化すると、拒食症や過食症、心身症など心の

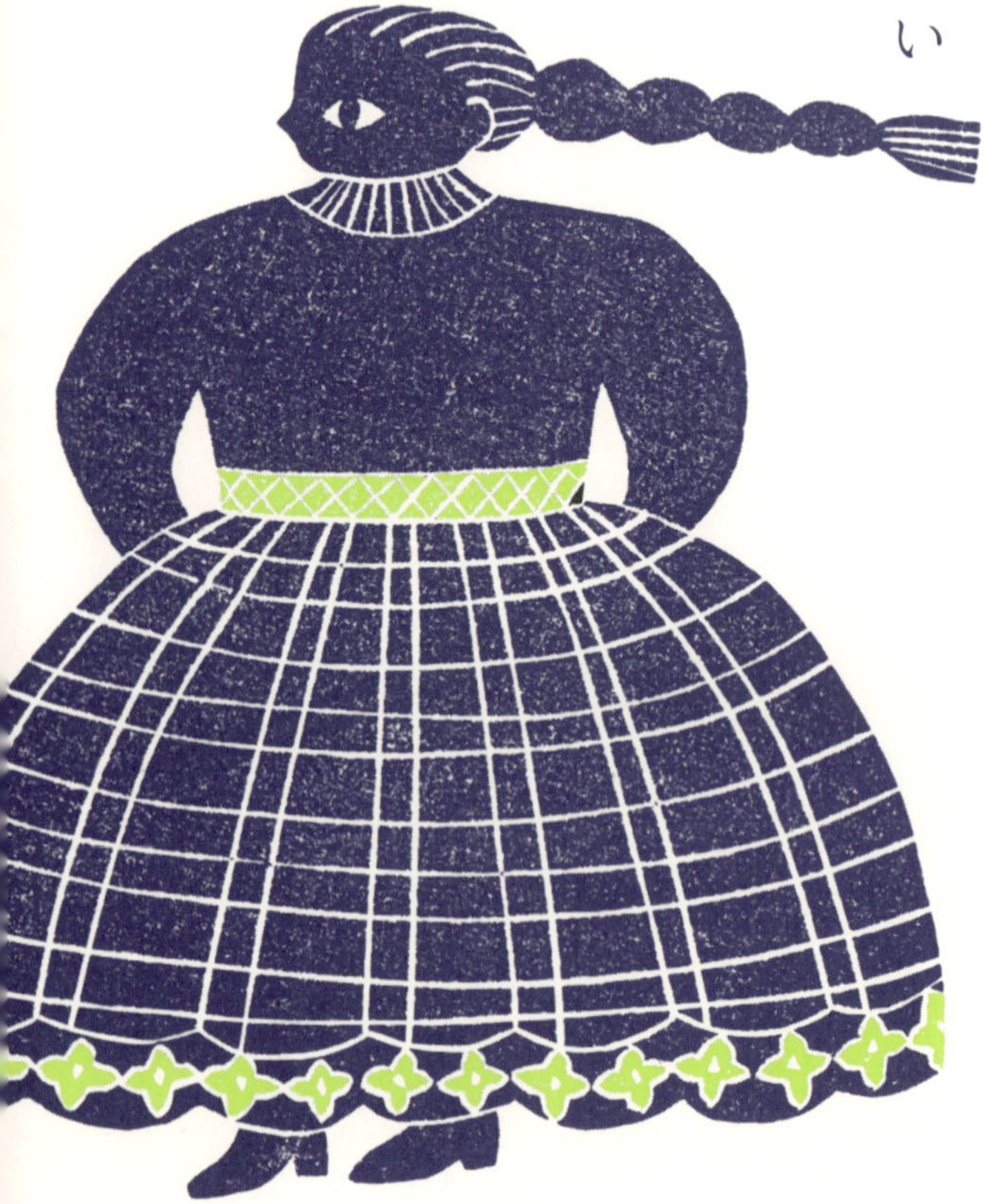

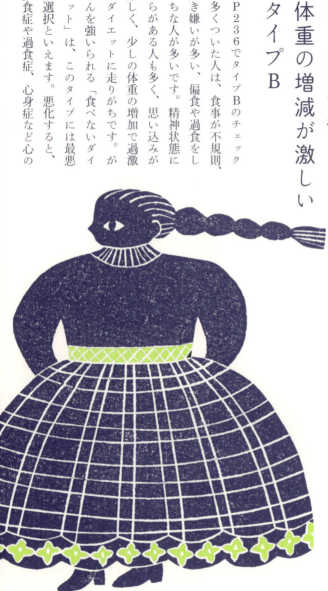

病を招くことにもなりかねないので、ダイエット方法を選ぶ際に注意が必要です。

9月16日

タイプBはストレス過剰。張ったように太ります

タイプB（P236）の人は、おなかを中心に全体的に太っていますが、ぷよぷよとやわらかいのではなく、張ったようになるのが特徴です。張るように太るのは、ストレスの影響でエネルギーの流れが停滞している状態。生活のリズムが不規則で、仕事が忙しく、プライベートや仕事に大きい悩みや慢性的な悩みがあり、ストレスが多い可能性があります。こうした心の不安定さは、エネルギーの巡りを悪化させ、体内を流れる体液の流れも滞らせるので、体が張ったり、ふくらんだように太ってしまったりして、むくみも見られます。

対策は次のページで紹介します。

タイプBは、とにかく「がまん」はダメ！

タイプB（P236）の人がダイエットを成功させるには、「がまん」は禁物です。食事量を減らしたり、単品ダイエットで毎日同じものを食べ続けたりするのは、一番向いていないダイエット法です。好きなものをいろいろ組み合わせて食べるよう心がけ、食事を楽しむようにしましょう。

おすすめはエネルギーの巡りをよくする、香りのよいものです。春菊、パクチー、セロリ、しそなどの香りのよい野菜や、柑橘類などがいいでしょう。ストレスを管轄する肝には酸っぱいものが有効なので、酢のものもいいですね。りんご、ゴーヤー、大根、なす、きゅうりもおすすめです。アロマなどのよい香りも、ストレス発散にはおすすめなので、積極的に取り入れましょう。

9月18日

タイプBは食べること以外でストレス解消を

食べてストレスを発散することは、このタイプB（P236）では避けてください。そして、がまんを強いる反動で過食が起きないように、がまんするダイエットは禁物です。

激しい運動などで一気にストレスを解消するのも、一般的には悪くはないですが、体への負担が大きく、何もしないときとの落差が大きくなるため、このタイプにはこういった大きな変化は適していません。気長に続けられることを、ゆったりとはじめてください。運動量はちょっと多めがいいですね。たっぷりと汗を流すこともストレス解消につながります。運動を普段あまりしない人は、まずはストレッチからはじめてみてはいかがでしょうか。

9月19日

閉経により、ドロドロ血の条件がひとつ増えます

閉経後に起こるさまざまなトラブルのひとつが、女性ホルモンの低下により、利用されないコレステロールが体内で余るようになることです。余ったコレステロールは、血《けつ》の巡りを悪くします。こうした状態を、中医学では「瘀血《おけつ》」といいます。瘀血は高血圧や心臓病、肥満、頭痛、肩こり、めまい、シミやそばかす、冷え、脳卒中、狭心症、癌などの原因となるほか、体の各部への栄養供給と老廃物の回収を邪魔し、機能を低下させます。

下記のドロドロ血の症状に心当たりがある方は、1週間または最低3日間、夕食をスープなど軽いものにして不要物をなくしましょう。食べものを減らすと、よい血を作る脾《ひ》が活力を取り戻します。

まずは朝からちゃんと空腹を感じられる状態にすることが大事です。朝は軽めのお粥や野菜たっぷりのみそ汁などにして、昼食は好きなものを食べましょう。

ドロドロ血のおもな症状

- □刺痛《しつう》（針で刺されるような痛み）がある
- □痛むところを押されたり触れられたりすると余計に痛む
- □同じところが毎度痛む
- □唇や爪が青紫色になる
- □舌の色が暗い紫色、あるいは黒いシミがある
- □しこりがある

9月20日

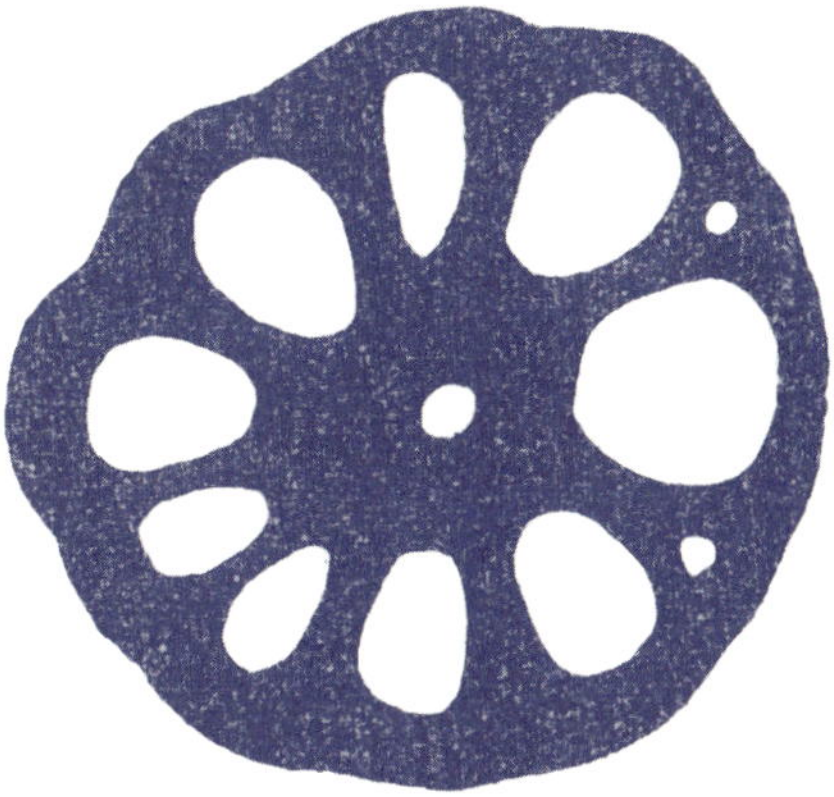

赤いカゼには、れんこんがおすすめ

赤いカゼは熱が原因で、のどの痛みや熱っぽさといった炎症を伴う症状が特徴です。

のどの炎症や痛みがあるときにぴったりなのが、れんこんです。れんこんは薬膳では寒性で、炎症をしずめて潤いを補う力があるからです。「れんこん湯」という、おすすめのレシピをご紹介しますね。

まず、1㎝厚さ程度のれんこんをすりおろしてカップに入れます。薄く切った金柑2枚と、氷砂糖1個を加え、湯を注いでかき混ぜます。これで1人分です。金柑がなければ乾燥したみかん、またはみかんの皮でもいいでしょう。

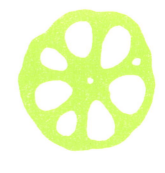

9月21日

秋は、冬の乾燥に備えて、潤いを補う食べものを

秋におすすめの食材は、潤いを補う食べものです。これはまさに「養生」の考え方で、これからやってくるのは、乾燥する季節の冬です。ですから、それに備えて秋に潤いを蓄えておくことで、冬を快適に過ごすことができるのです。

潤いを補う食べものには、豆腐や湯葉などの大豆食品、緑豆、葛粉、梅干し、白きくらげ。野菜なら、きゅうり、冬瓜、トマト、れんこん。果物なら、柿、すもも、梨、パイナップル、びわ、ぶどう、みかん、メロン、りんご、レモンなどがあります。ただし、果物や生野菜は体を冷やすものも多いので、キンキンに冷やさず、せめて常温で食べるようにしましょう。

9月22日

酸味と甘味の組み合わせは、潤い不足に効果的

中医学には「酸甘化陰《さんかんかいん》」という言葉があります。これは「酸味と甘味を合わせてとると陰を生む」という意味です。陰とは、体内の血液を除いた水分の総称で、体を潤し、細胞に栄養を与え、興奮に対する鎮静のブレーキとして働いています。

陰が不足した状態は「陰虚《いんきょ》」といって、のどが渇きやすく冷たいものを欲し、ほてりやすく、のぼせやすいという症状が見られます。

足りない陰を補うには、酸っぱいものと甘いものをいっしょにとるとよいとされています。酸味には引き締める作用があり、潤いを集めて作る力があります。甘味（砂糖の甘さではなく、食材自体が持つ自然の甘さのこと）には滋養の力があり、元気を補います。

代表的なものは、酢豚です。豚肉も陰を補う食材なので、効果倍増ですね。ほかに簡単でおすすめなのは、白米と梅干しです。白米は甘味の性質を持ち、胃腸を整えて渇きを癒やし、梅干しの酸味には潤いを補う性質があります。

陰を補う食材には豆腐や豆乳などの大豆製品や、白菜、ゆり根、松の実など白いものが多いです。

9月23日

あなたのニキビはどのタイプ？

中医学には「皮膚は内臓の鏡」という考えがあり、肌トラブルのニキビは体の不調のサインとして対処し、4つのタイプに分けます。

1 白ニキビ

おでこ周辺に出やすく、白く小さいのがプツプツとたくさん見られます。呼吸器系が弱い（咳が多い、のどや鼻のトラブルを起こしやすい）人や、辛いものが苦手な人、辛いものを食べると咳が出る人にも多いです。これは皮膚に熱がこもっている状態です。

2 赤ニキビ

こめかみあたりから耳周辺に多い、赤く盛り上がったニキビです。女性では月経前後に見られることが多いです。また、イライラに伴って出やすいのも特徴です。辛いものや油っこいものが好きな人によく見られます。中医学では血《けつ》に熱がこもった血熱という状態です。

3 黄ニキビ

フェイスラインに出やすく、膿がたまったような黄色い状態になります。脂っぽい肌質でニキビ跡が残りやすいのも特徴です。油っこいものが好きな人、便秘になりやすい人に多く見られます。白や赤ニキビが悪化すると黄色くなるので、皮膚や血の熱を取る対策をします。

4 紫ニキビ

口まわりや、あご、首や胸、背中などに出ることが多く、芯がある紫色のゴリゴリとしたニキビです。このタイプは、月経痛があり、

肌荒れの代表、ニキビ。思春期に多い肌トラブルですが、大人でも嫌なものですね。ニキビの対策の基本は熱をためないことです。その方法はP201で紹介しています。

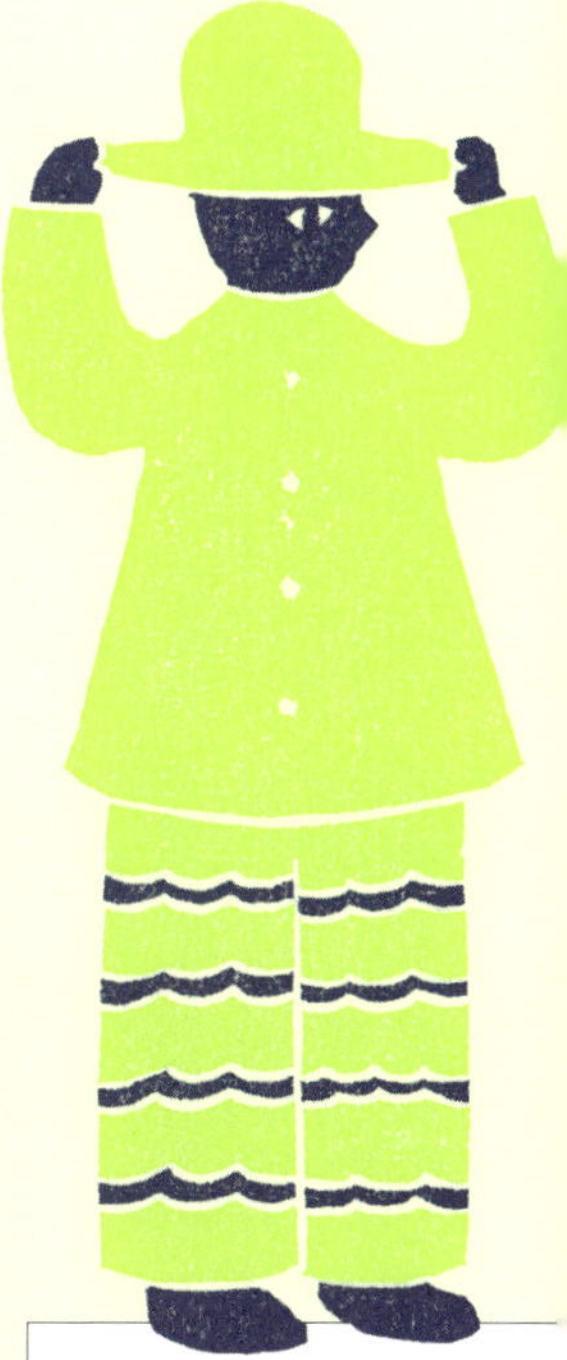

経血にレバー状のかたまりが混ざることもあります。これらは血の巡りが悪くなったときの症状なので、熱を冷ますだけでなく、血流改善の対策も必要です。

9月24日

目の充血の原因は目の使い過ぎです

目の充血は、パソコンの使い過ぎ、テレビやスマホの見過ぎなど、目が疲れた場合に起こります。使い過ぎによる充血には、使い過ぎないことが一番なので、とにかく休めることが大事です。ときどき遠くを見るようにして、目の筋肉をほぐします。また、まばたきが減ると乾燥して充血のもとになるので、ずっとパソコンを見続けてまばたきを忘れているようなときは、目を閉じて、潤いを補給しましょう。目をぐっと押さえたりこすったりすると、傷をつけることになるので注意してください。

ただし、細菌に感染して炎症を起こしているケースもあるので、充血が続く場合は一度眼科にかかるのがいいでしょう。

9月25日

むくみ解消には小豆がおすすめ

小豆《あずき》をあんこ以外の形で食べることは少ないですが、実は大豆をもしのぐ力を持った健康食品です。

小豆は、漢方薬としても使われるほどの力を持っていて、細胞の老化を防ぎます。また、利尿作用があり、むくみを解消し、たまった不要物を排出させます。なので、むくみやすいけれど、薬はあまり使いたくないという妊婦さんには最適の食材です。

そこで、妊婦さんも使える、むくみ対策におすすめの小豆汁の作り方を紹介しましょう。2日分のレシピです。

1 小豆50ｇを軽く水で洗います。
2 鍋に小豆と水1ℓを入れて強火にかけ、沸騰したら弱火で15～20分煮ましょう。1ℓがだいたい600㎖になれば完成です。

1回に150㎖、1日2回飲んでください。冷蔵庫で保存し、2日以内に飲みきりましょう。煮た小豆もぜひ食べてくださいね。ただし、利尿作用が強いので、潤い不足（口の渇き、ほてり、寝汗など）の方や、高齢者は控えめにしてください。

9月26日

胃もたれは余計なものはとらずに回復を待ちましょう

胃もたれは病気ではありませんが、相談の多い不調のひとつです。消化力が落ちるというのは、消化を担う脾《ひ》胃《い》の機能が低下した状態として中医学では考えます。

脾胃が弱るおもな要因は、暴飲暴食です。脾胃は油っこいもの、甘いもの、味の濃いもの、生もの、冷たいもの、過剰な水分などにより弱ります。脾胃が弱ると消化や吸収する力が弱るので、飲食物をエネルギーや栄養、潤いなどに変化させる力も低下してしまいます。すると、脾胃自体にもエネルギーや栄養が足りず、消化力がさらに弱まるという悪循環に。そのうち元気がなくなるだけでなく、精神的にも不安定になってきます。

消化を促す食材には大根やしそなどがありますが、それよりもまずは食事の見直しです。不要なものを口にしないことが一番大事。温かくて消化がよくさっぱりしたもの（たとえば、お粥や湯豆腐など）で、調子を整えましょう。

9月27日

アトピーの発端は、熱です

アトピーでお悩みの方は、もともと熱を冷ます力が弱く、体内に熱がこもりやすいという場合が多いです。熱というと、カゼのときに出る熱を想像される方も多いですが、患部が真っ赤になっていたり、触ると熱かったり、乾燥でカサカサ、もしくはジュクジュクしているなんていうのも、中医学の観点では熱の状態です。赤いのは熱で、触ってみると熱感があると思います。乾燥でカサカサなのは、熱で水分が乾いてしまった状態。

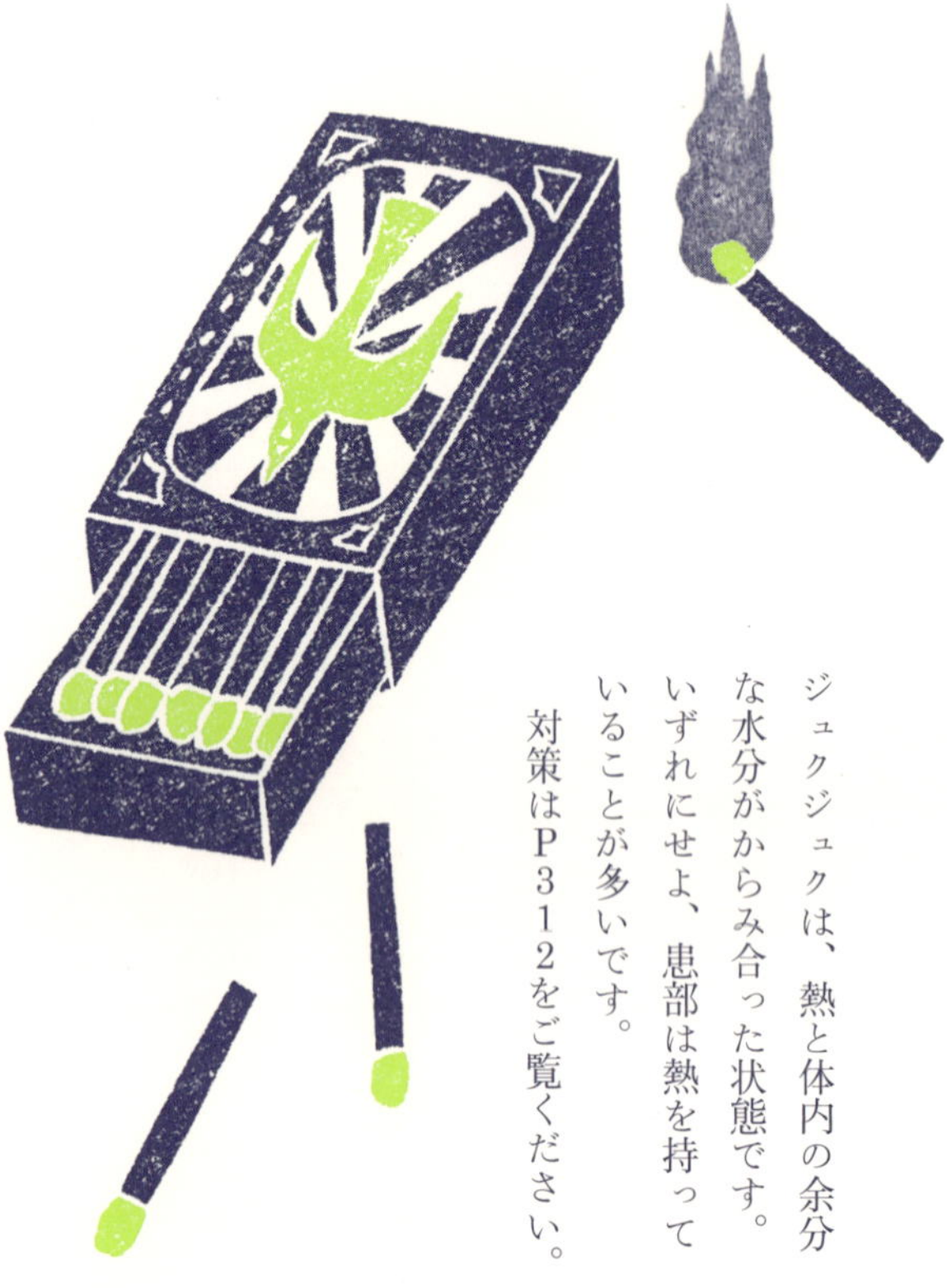

ジュクジュクは、熱と体内の余分な水分がからみ合った状態です。いずれにせよ、患部は熱を持っていることが多いです。

対策はＰ３１２をご覧ください。

9月28日

カゼをひきやすい人、便秘の人は辛味好き

辛味には、肺や呼吸器系の機能を高める、発汗を促進する、気や血《けつ》を巡らせて体の中にある寒気や熱、湿気を発散させる作用などがあります。

辛味は肺に届くので、カゼをひきやすい方や呼吸器系が弱い方は、辛味を好む傾向があります。また、便秘の方も辛味を好みます。便秘は大腸のトラブルですが、中医学において肺と大腸はつながっていると考えるため、肺を強化する辛味を欲するのです。ただし、とり過ぎると便秘が悪化するので、程度に食べるのがいいでしょう。

辛味のある食材には、しょうが、にんにく、玉ねぎ、ねぎ、しそ、唐辛子、こしょうなどがあります。

9月29日

脾《ひ》は元気のもとを作って送り出します

五臓の「脾《ひ》」は、胃とともに消化吸収を担い、エネルギーである気や血《けつ》のもとと潤いを作り出し、それらを全身に送り出す働きをしています。加えて、体にとって必要なものとそうでないものを分ける働きや、水分代謝、血液を血管内にとどめる働きもしています。

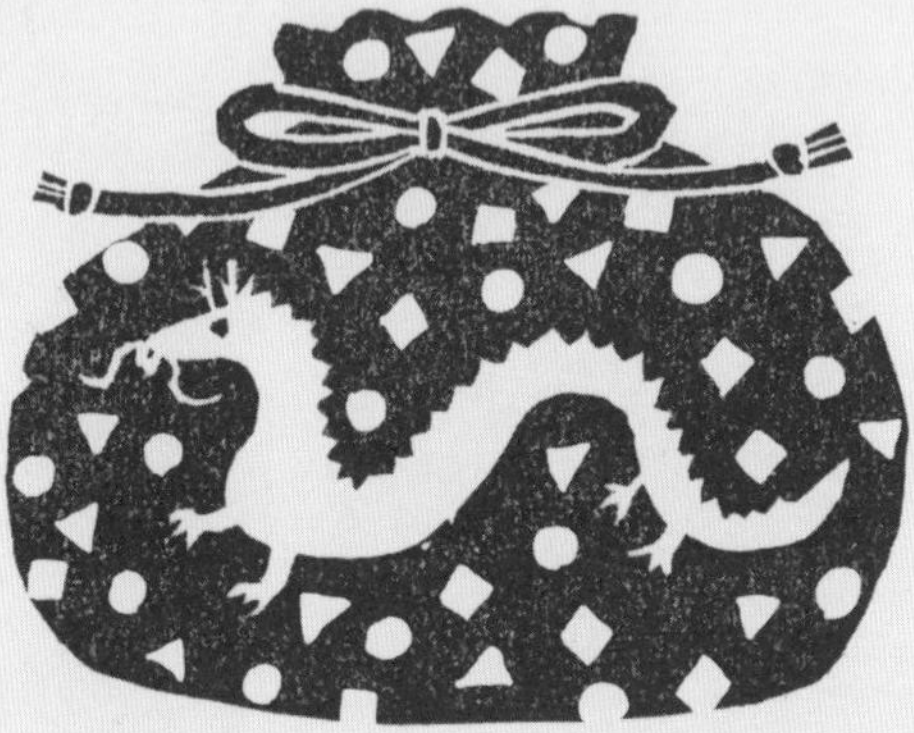

脾の機能が低下すると、気（エネルギー）や栄養を運ぶ血が不足し、下痢や消化不良などの症状に加えて、元気がない、力が出ないなどの症状もあらわれます。

★脾を元気にする食材
…米、長いも、やまといも、自然薯、さつまいも、かぼちゃ、キャベツ、しいたけ、鶏肉、かつお、大豆

9月30日

胃腸が弱ると カゼにかかりやすくなる

体を外敵から守る衛気《えき》は、おもに口にした飲食物から脾胃《ひい》（消化系）で作られるので、油っこいものや甘いもの、味の濃いもの、体温より冷たいもの、過剰な水分など、脾胃を弱らせるものをとり過ぎていると、衛気の生産力が低下して、外敵から守る力が弱くなります。

衛気が少ない人はカゼにかかりやすく、下記のような症状が見られます。体を守るバリアエネルギーが不足していないかチェックしてみてください。

- □疲れやすく元気がない
- □汗をかきやすい
- □鼻水が出やすい
- □肌の弾力やツヤがない
- □冷たい風に当たるとすぐに体調を崩す
- □冷房が苦手
- □軟便気味

10月1日

気温差に弱い人は、体の表面を覆うバリアが不足

体表は「気」というエネルギーでできたバリアで覆われていて、それがあることで外界の変化から身が守られていると中医学では考えます。

気は、過労、加齢、睡眠不足、暴飲暴食や偏食による栄養不足など、さまざまなことで消耗していきます。そうすると、体を守るバリアのエネルギーも不足して、外的刺激にやられやすくなります。

バリアのエネルギーが少ないのは、薄っぺらい服しか着ていないか、ひどい場合には真っ裸の状態であり、暑さ寒さの影響を受けやすくなります。また、こういった方は気温差に弱いだけでなく、外からのあらゆる刺激に弱くなり、敏感になります。たとえば、カゼをひきやすかったり、疲れがたまって抜けなかったり。洋服やテレビなどの激しい色に対して敏感になっていると感じることも多くなります。

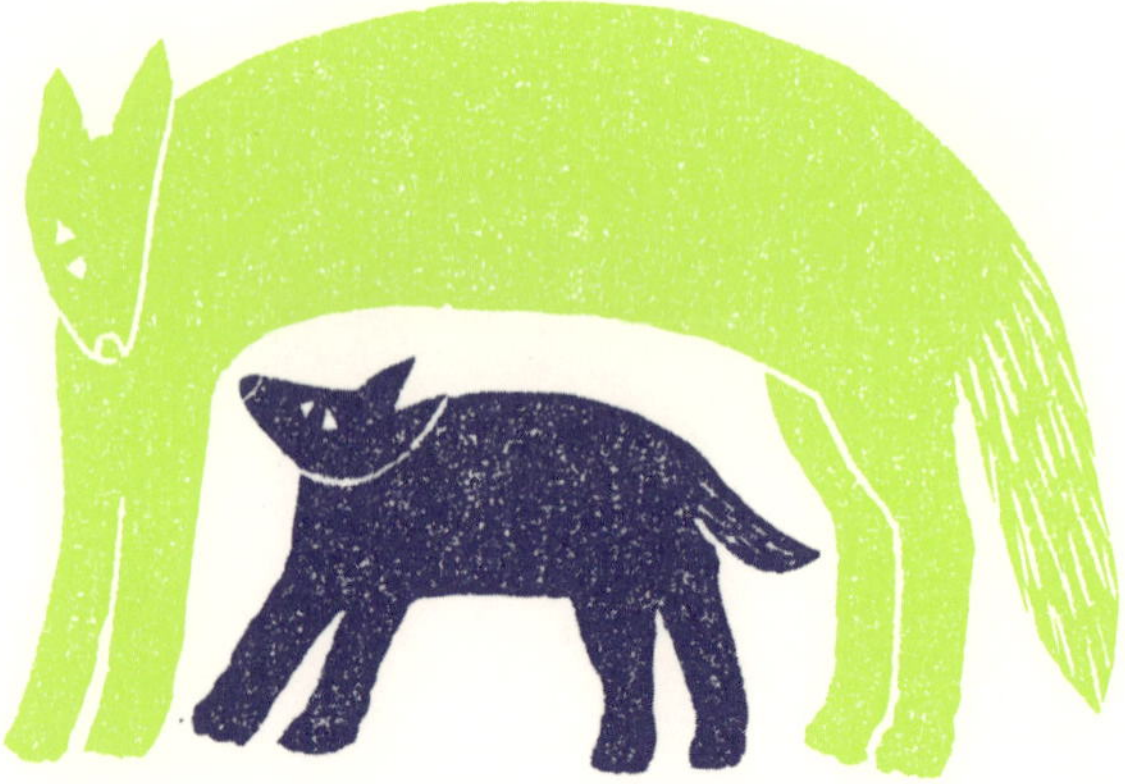

気温差の影響を受けやすい人は、P321で紹介している対策をとりましょう。

10月2日

カッカしてばかりだと、頭痛はよくなりません

漫画などで、カーッとなった人を描くのに、頭から湯気を出してそれを表しますよね。まさに漫画で描かれるように、イライラや怒りというのは、熱を生み出します。これが頭痛のもとになるのです。

そうならないためには、ストレスをためないことが解決策ですが、「イライラしないで、ストレスを発散しなさい」と言われても、言うは易しかもしれませんね。

おすすめは、何か好きなことに没頭する時間を設ける、木々や水、風など自然に触れながら散歩をする、深呼吸をする、好きな香りを嗅ぐことです。

余分な熱を取る食べもの（セロリ、緑豆もやし、きゅうり、トマト、ゴーヤー、緑豆春雨、柑橘類）を食べたり、菊花茶、柿の葉茶、ミントティー（フレッシュなものをそのまま食べてもいいです）、緑茶を飲んだりするのもいいですね。

10月3日

秋はマスクをして乾燥と冷たい風から肺を守る

中医学で、秋は「肺系」に属します。中医学で考える「肺」とは、鼻や気管支といった呼吸器系のほか、皮膚や大腸にもつながっている場所です。肺は潤いを好み、乾燥を嫌うので、秋の乾燥が影響し、空咳や肌の乾燥、呼吸のしづらさ、のぼせ、便秘などが出やすくなります。また、肺は悲しみの感情と関連しているので、肺が弱るともの悲しくなります。秋はセンチメンタルな季節とよくいわれますが、これは、肺の機能低下と関連すると中医学では考えています。

肺は外気に触れる器官なので、乾燥や冷えなどが直接影響してしまいます。この時期の養生としては加湿する、マスクをするなどして、乾燥と冷たい風に気をつけるようにしてください。そして、早寝早起きを心がけ、朝のきれいな空気を肺一杯に取り込んで、気持ちよく1日をはじめましょう。肺を元気に保つには、しっかりと深い呼吸をすることですよ。

10月4日

潤いと血《けつ》不足による低血圧は、早く寝ましょう

肉、魚介
…レバー、さば、さんま、牡蠣
野菜、果物
…にんじん、ほうれん草、長いも、トマト、いちご、キウイ
その他
…うずら卵、豆腐、黒米、小豆、わかめ、ひじき、クコの実、レーズン、黒ごま

潤いや血《けつ》が不足すると、血管内にかかる圧力が弱くなるので、低血圧になります。こうしたときは、過度な発汗や、血を消耗する目や脳の使い過ぎ、睡眠不足に気をつけましょう。1時間でも10分でも早く寝るように心がけ、スマホやテレビを見過ぎないようにしてください。

食事対策では、上記のような食材をとるのがおすすめです。

10月5日

痰《たん》には見える痰と見えない痰があります

痰《たん》は、体内にたまった泥水のような余分なドロドロの水分です。中医学が指す痰には、2つのタイプがあります。ひとつは、目で見ることができる・触ることができる・音を聞くことができる「見える痰」。もうひとつは、目で見ることができない・触ることができない「見えない痰」です。

痰は、その人の食生活が大きく影響します。たくさん水を飲むのが健康によいと思い、毎日何リットルもの水を飲んでいたら、めまいがするようになった、むくみが出た、下痢になった、体が重くだるくなったといった症状は、すべて痰が体内に生まれている状態です。水であろうと、高価な栄養ドリンクであろうと、炭酸飲料や缶コーヒーであろうと、それらがきちんと体外に排出されなければ、どれも痰になってしまうんです。さらにやっかいなことに、痰はそのネバネバとした特徴から、一度発生すると、なかなか取り去ることができません。

痰の対応策は、P355で紹介しています。

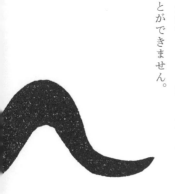

10月6日

舌の形のチェックも欠かせません

中医学には、舌の色を見て、健康をチェックする方法があります。そのときは、同時に舌の形がどうなっているのかも確認します。具体的には、歯形やサイズ、裂け目の有無などを見ます。

1 歯形があって、全体的に締まりがなく、ふくらんでいるようなときは、エネルギー不足を疑います。
2 舌が小さいのは、栄養や潤いを運ぶ血《けつ》の不足です。
3 表面に裂け目があるのは、乾燥して潤いが不足した状態です。

それぞれどのような対策をとればいいのかは、P309で説明します。

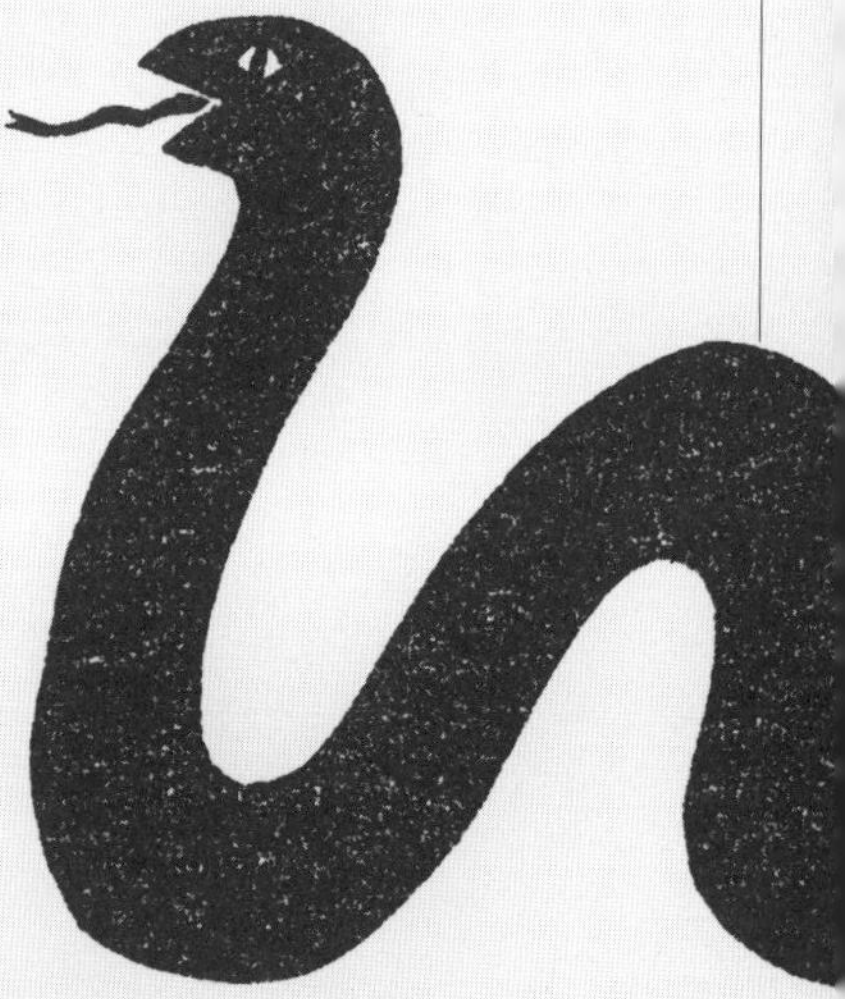

10月7日

寒い、高湿度、強風の自然現象も足がつる原因

湿気の多い日に体が重くなって足がつったことはありませんか？ または、湿度が高くて風が強く、寒い日に足がつる経験をしたことはありませんか？

このように、湿気や寒さによって気血《きけつ》（エネルギーや栄養）の巡りが悪化することも、足がつる原因となります。湿気や冷え、風など

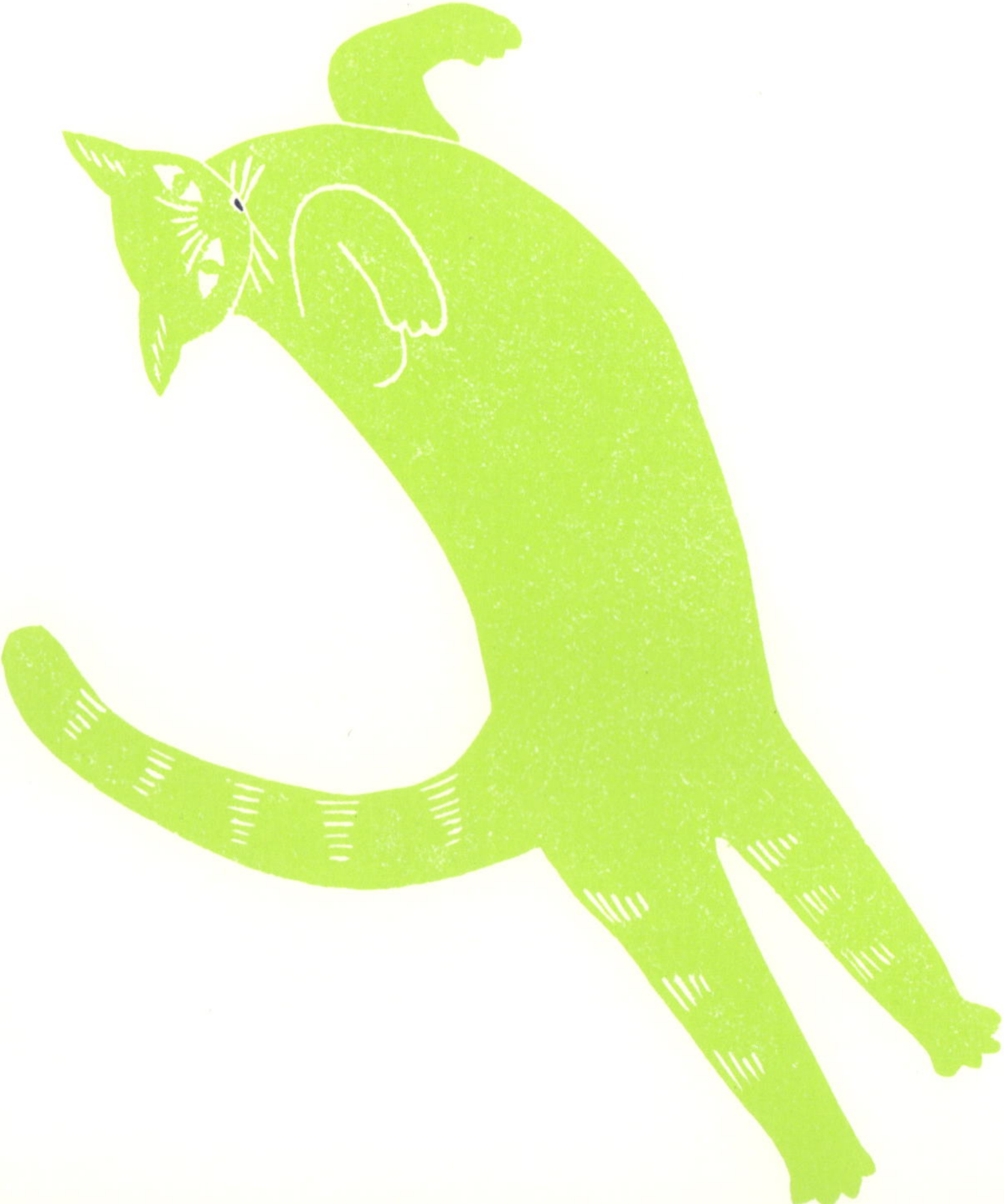

の自然変化が気や血の巡りを悪化させ、足がつるという症状を引き起こすのです。最近、よく足がつると感じている人は、こうした環境下にいないか、思い返してみましょう。

10月8日

血《けつ》の不足は、黒と赤の食べもので補って

血《けつ》は体を潤し、栄養を与える物質です。女性の体は月に一度血を失っているので、血の不足に陥りやすく、注意が必要です。不足すると冷えたり、乾燥したり、心が落ち着かなかったりします。男性でもこれらの症状で悩んでいる方は、血を補う対策をおすすめします。

　血の不足におすすめの食材は、豚肉、烏骨鶏（または地鶏）、うずらの卵。そして、黒豆、まいたけ、牡蠣、黒ごま、黒糖などの黒色の食材（黒い食材には、血や潤いを補う働きがあります）。さらに、にんじん、トマト、ナツメ、クコの実、いちごなどの赤色の食材（赤い食材には、血を補う働きがあります）。ほうじ茶や紅茶もいいですね。

　血は脾胃《ひい》（消化系）で作られるので、冷たいもののとり過ぎや偏食は、脾胃を弱らせ、血の不足を招いてしまうことも覚えておきましょう。

10月9日

母乳を詰まらせないために、甘・油を控えて

子育てママの悩みのひとつに、「乳腺炎」があります。甘いものや油っこいもののとり過ぎや、疲労やストレスなどから母乳が詰まってしまうのが原因のひとつです。

予防としては甘いもの、油っこいものはできるだけ控え、さっぱりとした味つけの粗食にしましょう。母乳は余らせずに出しきり、血流を促す葉酸が多いブロッコリーなどを食べて、しっかり休むことです。

乳腺炎予防に、病院で葛根湯《かっこんとう》が出されるということもあるようですが、中医学的にいうと、すべての乳腺炎に葛根湯がいいわけではありません。もし熱っぽさがなく、悪寒がする状態なら使えますが、乳房が腫れて熱っぽいなら、熱を冷ます牛蒡子《ごぼうし》（ごぼうの種）が入った漢方のほうがいいでしょう。また、葛根湯は本来発汗を促す処方なので、ただでさえ潤いが消耗し、体力を失っている状態の母体には向きません。予防のために葛根湯を飲み続けるというのも、あまりおすすめできません。乳房の腫れが気になるときは、漢方の専門家に相談してください。

10月10日

閉経後は太りやすい!?

閉経が近づくと、加齢による基礎エネルギー代謝の低下が見られるようになります。仕事や家庭の問題などで、ストレスによる過食なども重なる頃かもしれません。このように、太りやすい条件は増える一方です。

肥満は外見だけの問題ではなく、糖尿病、心臓病、動脈硬化、高血圧、ひざや股関節の関節炎などを引き起こす要因となるので、注意が必要です。

運動をすると食欲が増して、かえって太るという方がいますが、これは逆です。運動することにより食欲は抑えられます。家でゴロゴロしているときのほうが、食べる量は増えるものです。

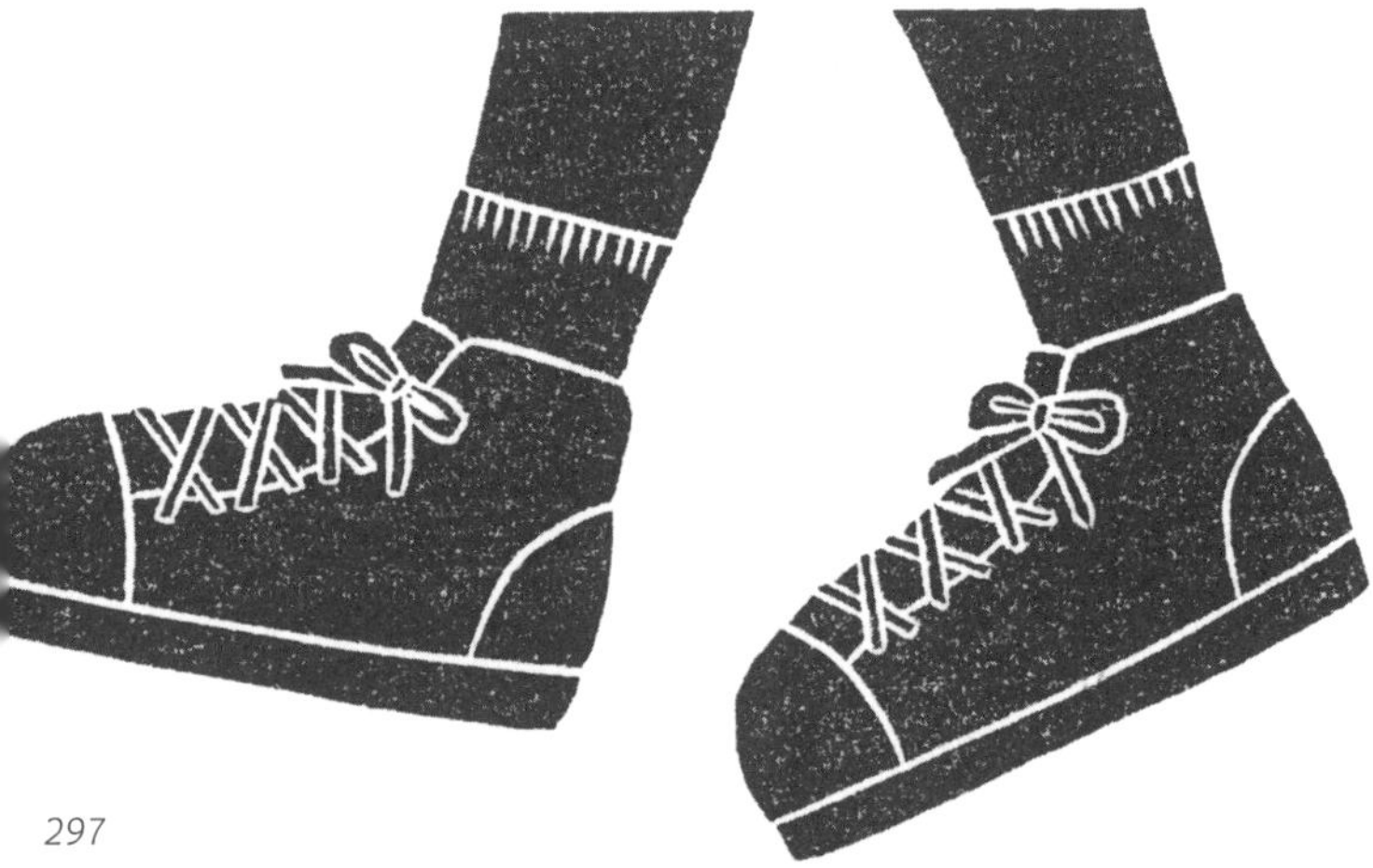

10月11日

月経が不定期 1 イライラや落ち込みが激しいタイプ

月経が不定期の人は、次のような症状がありませんか？

- □基礎体温の変動が激しく、安定しない
- □低温期から高温期への移行に時間がかかる
- □月経痛がひどかったり、ときには月経がなかったりする
- □月経前におなかが張る
- □イライラする
- □ため息や肩こり、頭痛が起きやすい
- □乳房が張って痛む
- □ストレスに弱く情緒が不安定

これらの症状があるならば、気の流れの滞りが、月経リズムをくるわせていると考えられます。中医学では、体内に気というエネルギーのスムーズな流れがあり、そのエネルギーが内臓や脳、ホルモンなどの活動を促していると考えます。心臓も胃腸も、そして月経のリズムさえも、この気の流れによってコントロールされています。精神的なストレスや寝不足、過労などが重なり、正常な気の流れが滞ってしまうと、ホルモンの分泌が乱れて月経が不定期になってしまうのです。対策は次項でご紹介します。

10月12日

月経が不定期❶の人は、呼吸を深くしましょう

気の巡りをよくするために、まずは呼吸で体内に正常な空気の流れを作ってあげましょう。呼吸は無意識のうちに行なっていますが、ストレス過剰な状態だと、深い呼吸ができておらず浅くなりがちです。基本はしっかり吐いてしっかり吸う。肩ではなく、おなかで呼吸する腹式呼吸（Ｐ３２７）ができていることが重要です。腹式呼吸が難しい人は、大声を出すのがおすすめ。大きな声で歌うカラオケは、気の巡りの解消にとても効果的ですよ。カラオケが苦手な人は、人のいないところに行って大声で叫んでみるのもいいでしょう。そういう場所はたいてい自然が豊富ですから、自然に触れることで気がさらに巡りやすくなる福作用もありますよ。

食材では、ジャスミン、ミント、ローズ、菊の花などのお茶や、三つ葉、春菊、パクチー、セロリ、パセリ、しそなどの香りのよい野菜がおすすめです。辛いものは避けてください。

月経が不定期の人には、もうひとつ別のタイプがあります。それは、P326で紹介しています。

10月13日

タイプCは、食欲旺盛、早食い、冷・油・甘が大好き！

P237のタイプCに該当した人は、がっちりとした固太りで、エネルギーにあふれ、食べる量が多く、食べるスピードも早い。元気いっぱいで、疲れ知らず。冷たいもの、油っこいもの、甘いものも大好き。こういった行動が見られます。

実は、この食欲は、熱の邪気《じゃき》によって興奮しやすくなっているためで、正常な空腹感からくるものではありません。冷たいものを好むのは、体内に不要物がたまって熱を持ってしまい、それを冷まそうとしているのです。顔が赤くなったり、体がほてったりするのもそのためです。このタイプの好物である油っこいものは、熱をこもらせてしまう食べもののひとつ。そうしたものを食べて自ら熱をこもらせ、それを冷ますのに冷たいものをとるという悪循環を生んでいます。冷たいビールやハイボールといっしょに揚げものをおつま

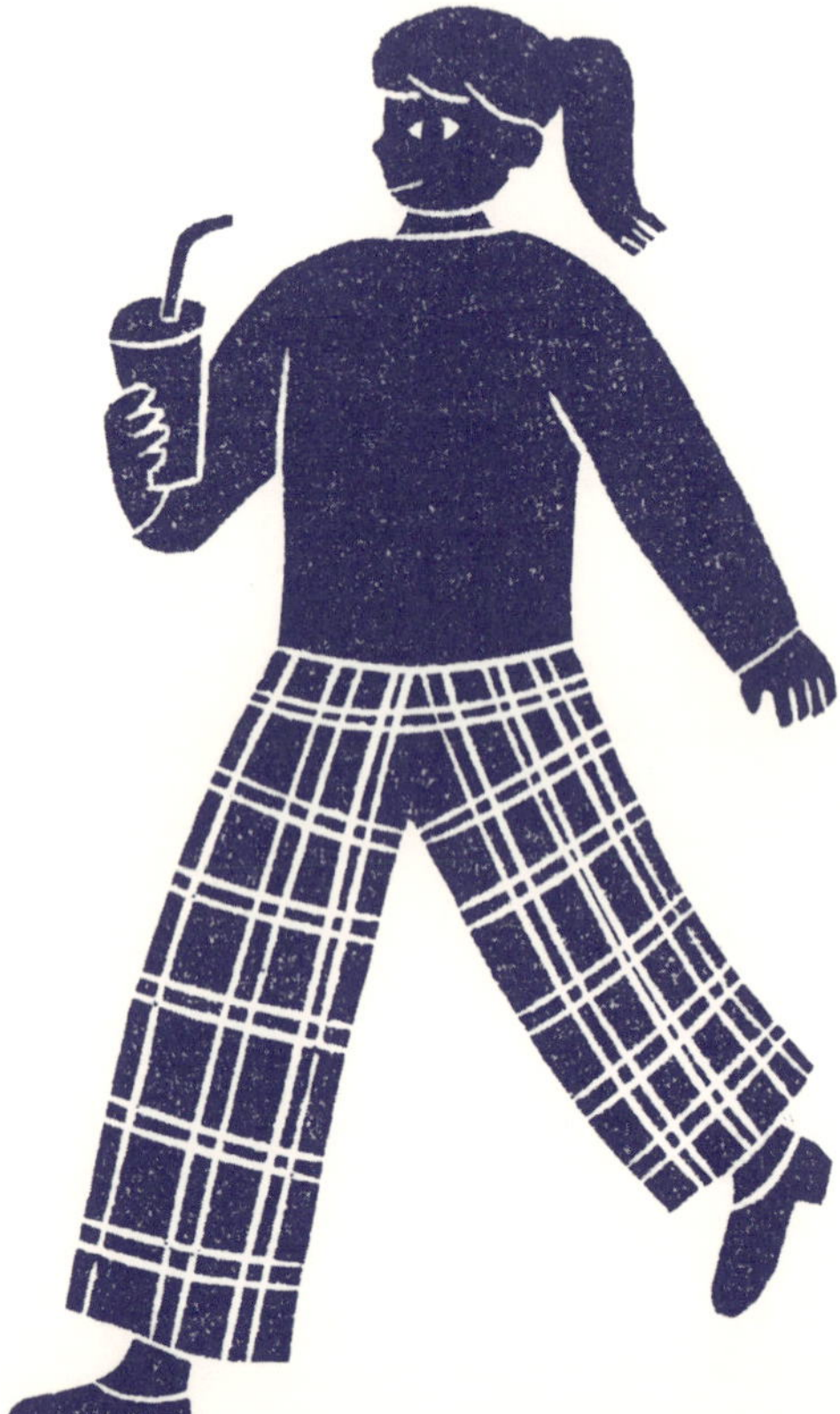

みにするのが習慣になっている方は、太りやすい体質を自ら作り出していますよ。
対策は次項をご覧ください。

10月14日

タイプCは、食事をゆっくりとることを心がけましょう

タイプC（P237）の人は、食べたものはしっかり排出する習慣を作り、体内に余分なものをためないようにしましょう。快便は規則正しい生活リズムから生まれます。体力を過信した夜ふかしをやめて、しっかり寝て、しっかり起きて、必要な量をしっかり食べて、しっかり出す。リズムが大切です。早食いはいけません。脳の満腹中枢が満腹を感じ、食べるのやめ！と体に命令を送るまでには、大体20分程度かかるといわれていて、それ以上のスピードで詰め込んでいくと、必要以上の量を食べ過ぎてしまうからです。お酒、甘いもの、油っこいもの、唐辛子などの刺激物も熱を助長し、食欲を増進させるので避けましょう。しかし、食べたいのをがまんすると、反動でまた食べ過ぎてしまうので、回数を多く、量を少なく食べるようにしてみてください。甘い炭酸飲料の飲み過ぎにも注意です。
対策は次ページに続きます。

早食いの人は、小さなスプーンで食べるのがおすすめですよ。口に入れる量が少なくなるので、時間をかけて食べることにつながります。すると、体が満腹を感じて、むだな詰め込みが減らせ、早食いが防げます。

10月15日

タイプCは、見せかけの体力に要注意！

タイプC（P237）の人は、エネルギー不足になっている場合が多く見られます。このタイプは一見エネルギッシュなので、エネルギー不足という真逆の診断に「え？」と思うかもしれませんが、過食によって胃腸が疲れて、食べてもエネルギーをうまく作り出せない可能性があるのです。胃腸は体内の余分な水分を排出する役割もあるので、そこが弱ってしまうと余分な水分が体内にたまりやすく、積み重なると腐ったように熱を帯びます。そうすると、また食欲を増進させ、太りやすくなってしまいます。

運動は積極的に行って、汗をかき、体にたまった熱とドロドロを発散しましょう。汗をかくのが嫌という方には、水泳もおすすめです。

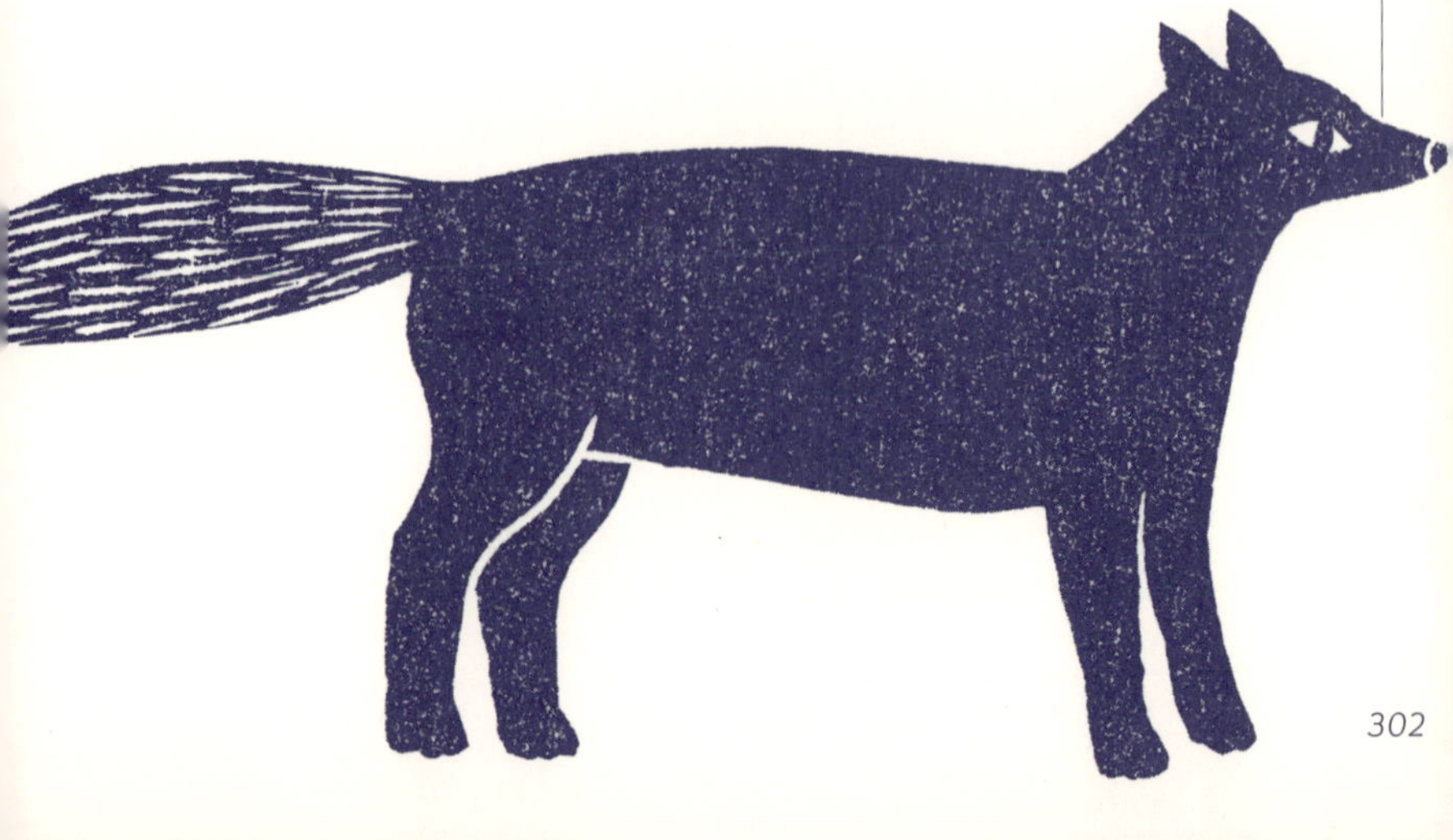

10月16日

冷えによる頻尿や尿もれは、とにかく冷えを回避！

寒くなってくると汗をかくことが少なくなるので、膀胱には尿がたまりやすくなります。頻尿や尿もれが、夏よりも寒い時期に多く見られるのはこのためです。また、日頃から冷え性の人はこの傾向が強くなります。

　このような温める力が弱いタイプは、普段からとにかく冷やさないよう心がけること。カイロなどを腰に貼るなどして冷えを遠ざけてください。足湯や腰湯もいいですね。湯船がない、湯船につかる時間がないという人は、洗面器に湯を入れて足をつけながらシャワーを浴びてみてください。滑るので座って行ってくださいね。食材では、しょうが、ねぎ、シナモン、にんにくなど温めるものを積極的にとりましょう。

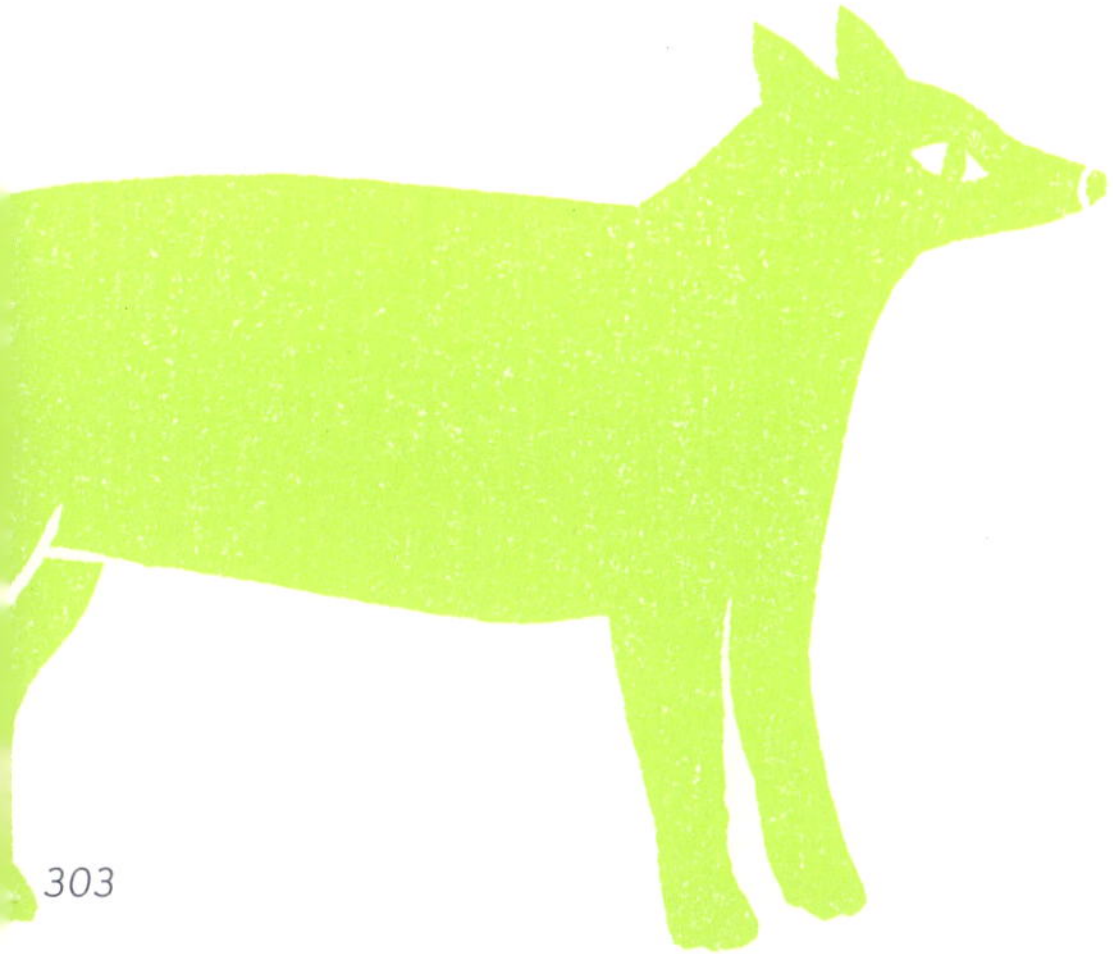

10月17日

日々のちょこっと運動が貧血に功を奏します

貧血は偏食や無理なダイエット、月経や出産での血の喪失などが原因としてあげられますが、過度な運動によっても血を消耗することをご存知ですか？　これは、運動する際に筋肉が鉄をどんどん消費していく*ことや、発汗による鉄の喪失、足を強い力で地面に打ちつけることによって赤血球が破壊されることなどによるそうです。もともとあまり運動していない人が急に激しい運動をしたり、マラソン選手が貧血になったりするのは、これらが関係していると考えられます。

だからといってまったく運動をしないというのもよくありません。運動することで、内臓にしっかりと栄養と酸素が届けられて機能が回復し、鉄分の吸収を高めて血液の生産を活発にする働きを保てます。

運動習慣のない人は、階段を使ったり、通勤時などにひと駅分歩いたりして、少しでも多く歩くようにしてみてください。

*筋肉を動かすためには、エネルギーと酸素が必要です。酸素を全身に運んでいるのは赤血球なので、激しい運動をするには赤血球の材料となる鉄の必要要量も増加します。

10月18日

ストレス緩和には呼吸が大事！

普段の私たちの生活では、頭と心が別々のことをしている状態が多くあります。この別々の状態が続き過ぎてしまうと、感情が暴走したり、あせりや不安が生まれたり、頭痛や不眠、めまいなど、体にさまざまな不調が出ます。ところが、病院に行っても「ストレスですね。ためないようにしてください」という、何ともどうしようもないことを言われてしまいます。そうなる前におすすめなのが、呼吸です。

呼吸は、「心と体をつなぐ乗りもの」といわれています。「吸って吐いて」、これをくり返し頭の中でつぶやいて、目を閉じ、呼吸をしてみてください。こうしている間、心と体は同じことを行なっています。頭が「吸って吐いて」と考え、体も同じく「吸って吐いて」だけを行っているわけですから。この「心と体が同じことをする」ということが、とても重要です。呼吸を通して心と体のアンバランスを埋めて、気持ちと体を安定させましょう。

10月19日

青いカゼは、風が寒邪《かんじゃ》（冷え、体の熱を奪うもの）を連れて体内に侵入した状態で、下記のような症状があります。

青いカゼは、風が寒さを連れてきた状態です

- □ゾクゾクと寒気がする
- □厚着しても寒い
- □水っぽい鼻水や痰《たん》が出る
- □のどはあまり渇かない
- □手足が冷える、節々が痛い

青いカゼは、発汗を促し、体を温めることで寒気をなくして、治します。

10月20日

カゼにかかりにくい人、かかりやすい人がいるのは？

同じ環境にいても、カゼをひく人とそうでない人がいます。一般的には免疫力が高い人とそうでない人というように解釈されますよね。中医学的には、この差は「衛《え》気《き》の充実度」として考えます。

衛気とは体表や粘膜を多い、ウイルスや菌、花粉などの外敵や、気温の変化、そして風などから体を守っている、いわばバリアのようなエネルギー（気）です。これが十分にある人とそうでない人がいて、少ない人はすぐカゼをひくし、花粉症などの症状も悪化しやすいし、冷たい風に当たるとすぐに体調を壊すのです。

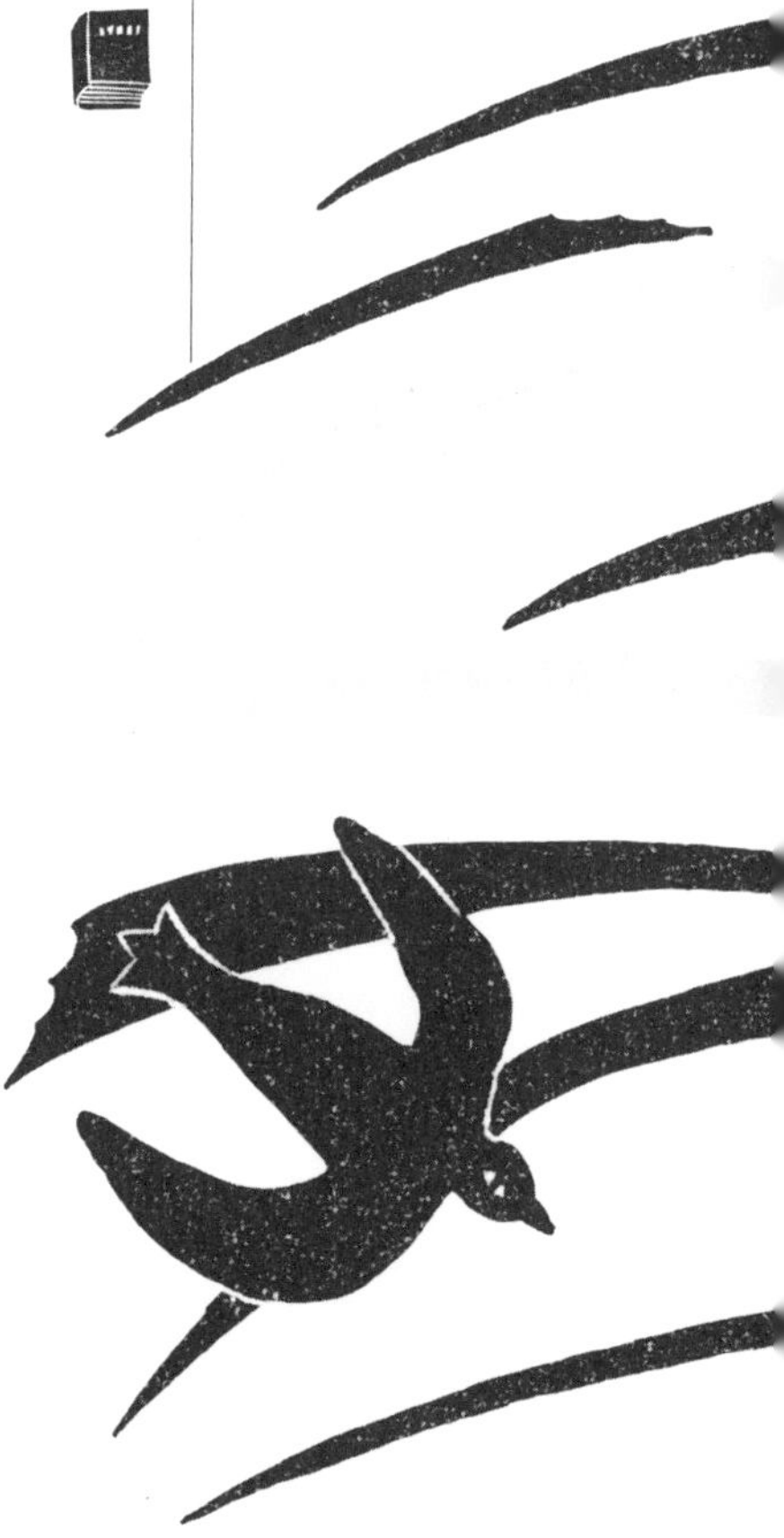

10月21日

基礎体温の情報をもとに、妊娠しやすい体作りを目指します

中医学の不妊治療に対する基本の考え方は、「妊娠しやすい体作り」をすることです。それには今の体の状態を詳しく知ることが必要で、基礎体温から得られる情報がとても重要です。

基礎体温は、見るべきポイントがあります。たとえば、低温期はしっかりと低温層にあるか、高温期はちゃんと高温を維持できているか、低温層から高温層へ、またはその逆の移行時にメリハリや安定感はどうかなど。こうしたことを慎重に見ていき、月経日数や周期などからさまざまな可能性を頭に思い浮かべ、体をよりよい状態へと導くための対策を提案していきます。そして、適した時期に最適な漢方薬を服用して、もともと体に備わっている自然なリズムを取り戻させ、妊娠しやすい体作りを目指すのです。

こうした提案をするためには、基礎体温を見て問題となっているところを探すことが、はじめの一歩です。

10月22日

舌の形によって、体調がわかります

舌に締まりがなく、ぼてっとしている人（P293の**1**）は、エネルギーが不足しています。疲れや軟便、冷えなどはありませんか？　しっかり眠り、エネルギー不足を補う米や豆類、いもなどを適度にとりましょう。精をつけようとして焼き肉やステーキなどを食べると、消化するためにエネルギーを逆に消費して、悪化することもあるので気をつけてくださいね。

舌が人よりも小さい人、薄くてぺらぺらの人（P293の**2**）は、全身の栄養が足りていない状態。虚弱体質や高齢者に多いです。栄養を吸収する胃腸に負担をかけないさっぱり味の食事を心がけてください。

舌に苔がなく、亀裂がある人（P293の**3**）は、潤い不足です。寝汗やドライアイ、ドライマウス、便秘やほてりなどが見られませんか？　適度な水分補給も大切ですが、加熱した野菜をたっぷり食べるようにしましょう。

10月23日

心のトラブルがある人にアドバイスはいりません

もし、あなたのまわりに心に傷を負っている人がいたら、もし大事な人が悩んでいたら、できる限りのサポートをしてあげてください。正直、これには相当な忍耐が必要です。ですが、怒らないで、イライラしないで、「大丈夫だよ」、「きっとよくなるよ」と伝えてあげてください。ひとりで立とうとしているところを支えてあげてください。とくに何もしなくてかまいません。何も言わなくていいです。ただそばにいてあげてください。話を聴いてあげてください（あえて、耳に入ってくる「聞く」ではなく、注意深く耳を傾ける「聴く」の字をあてました）。「大丈夫だよ」、「気にしなくていいよ」、「きっとよくなるよ」と心で伝えてあげてください。

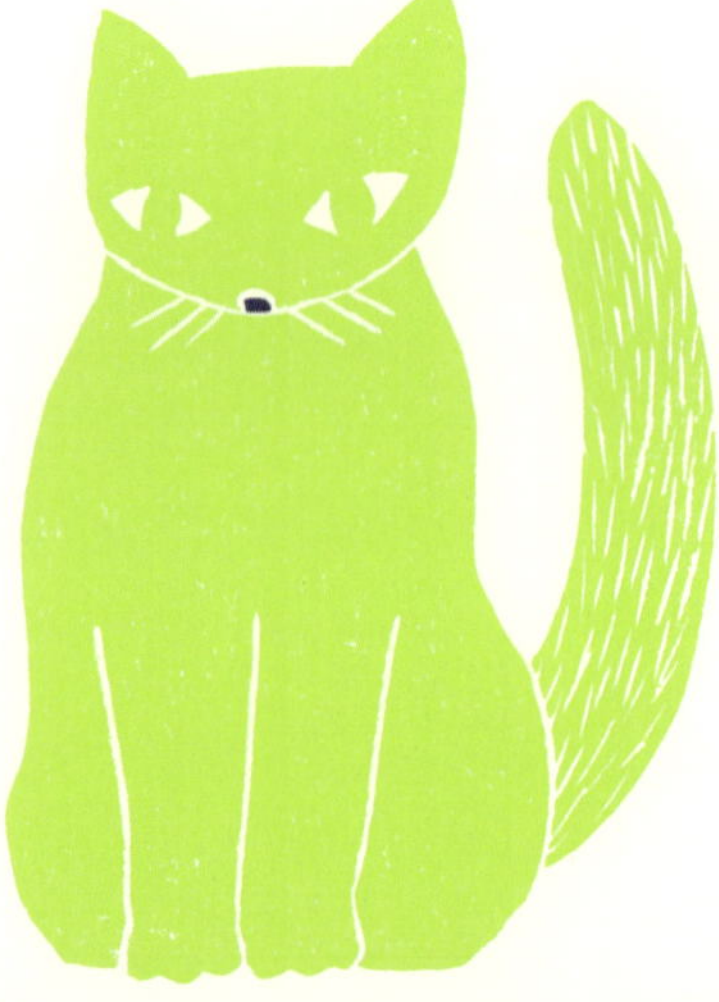

10月24日

ときにはプチ断食で消化器系の調子を整えて

食欲がないのに、なんとなく時間だから食べているという人は、いませんか？　それは、消化系を指す「脾《ひ》」が弱っているサインですので注意が必要です。

脾は体を元気に動かすエネルギーを作り出す役割がありますが、過度な飲食により弱ってしまいます。すると、疲れが取れない、おなかがすかない、だるい、軟便、むくむなどの症状が見られるようになります。実際に私のところに相談にくる方の話を聞いていても、食べ過ぎ飲み過ぎにより、肥満、疲労や体のだるさ、食欲不振、血流障害を引き起こし、のぼせやイライラが作られている場合が多く見られます。

こうした場合、まずは飲食の節制をすることが大切です。油っこくて味の濃いもの、甘いもの、体温よりも冷たいもの、生もの、過剰な水分を避けて、消化によいお粥や湯豆腐、たっぷりの野菜をよく煮込んだ鍋やみそ汁などを少しずつとるとよいでしょう。そして、食べたくないときは食べない、おなかがちゃんとすいてから食べるというように、頭ではなく、体の声に耳を傾けてあげることも大切です。

10月25日

アトピーの基本対策は、こもった熱を冷ますこと

アトピーはさまざまな肌状態が混在し、また日によっても変化します。それに合わせて対策を変えていくことが重要ですが、基本的にはこもった熱を冷まして、潤いを補い、乾燥を防いで、外から保湿してバリアをしっかり作る。これがアトピー対策の基本です。

食材では、ゴーヤー、きゅうりなどのウリ類、トマトなどの夏野菜、白菜や小松菜などの葉野菜を加熱してたっぷりとりましょう。

そして油っこいもの、甘いもの、味の濃いものと乳製品、餅は避けてください。これらは、熱をこもらせて肌の状態を悪化させるからです。

ただし、熱がこもっているけれど、手足が冷えるというケース、体表だけに熱があって、実際には冷えているという場合もあるので、アトピーの対策は専門家に相談してください。

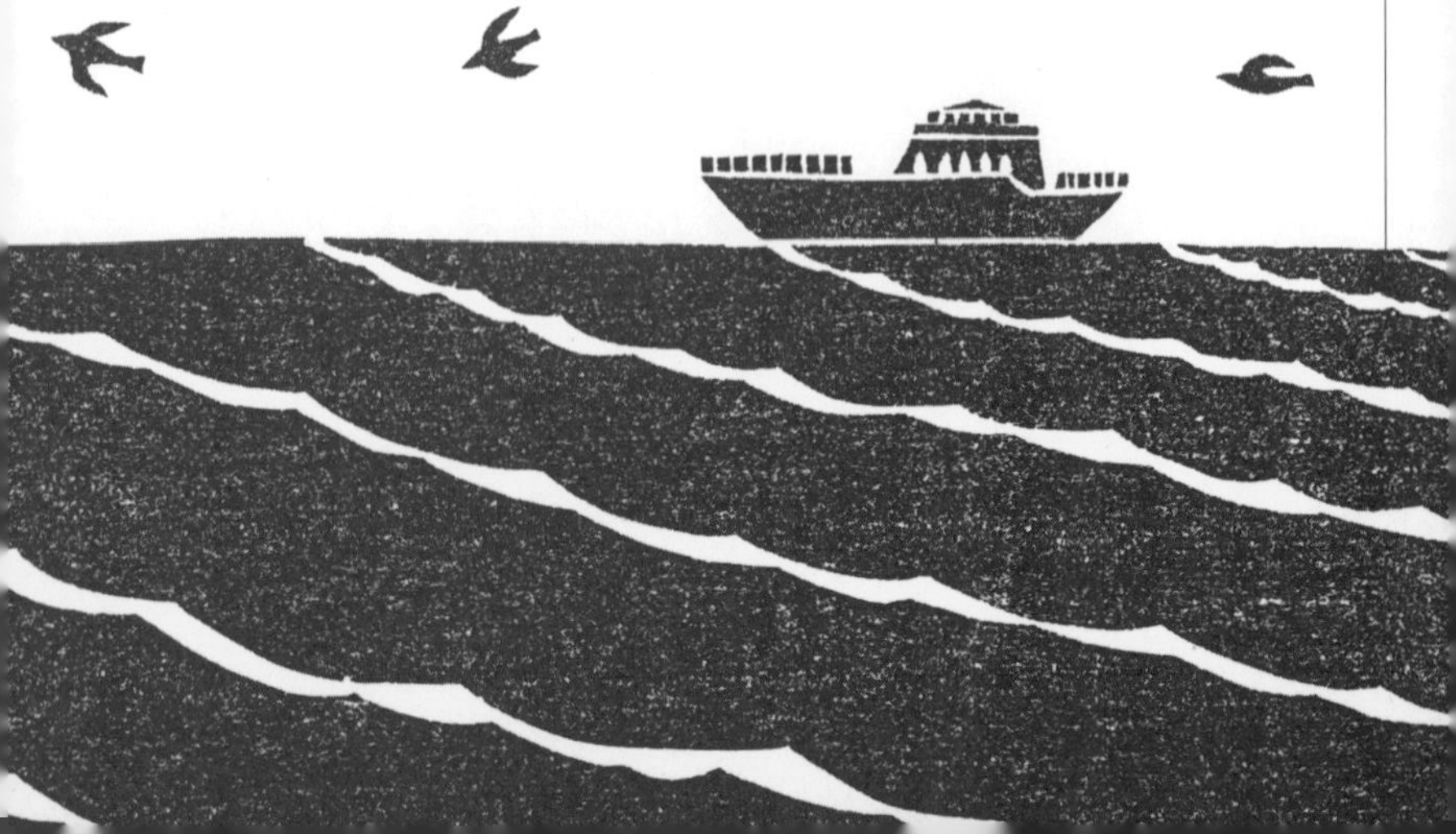

10月26日

アンチエイジングには鹹味《かんみ》をとりましょう

酸味・苦味・甘味・辛味・鹹味《かんみ》という5つの味のうち、鹹味とは、塩からい味のこと。かたいものを柔らかくする作用や、通便作用があり、腎の働きをよくする作用もあります。

中医学において、腎は成長と発育、ホルモンの分泌、潤いの貯蔵など、人体の生命力の源が詰まっている場所です。ですから、腎が弱ると、足腰が弱り、精力が低下し、記憶力が弱り、冷えやすくなり、トイレが近くなり、骨が弱り、耳が遠くなり、髪が薄くなります。これは、老化の症状ですね。つまり、腎が弱ることは、老化が進むこととイコールなのです。アンチエイジングを考える場合は、鹹味をぜひとってください。

鹹味に分類される食材は、昆布、わかめ、海苔、えび、いか、あさりなどです。

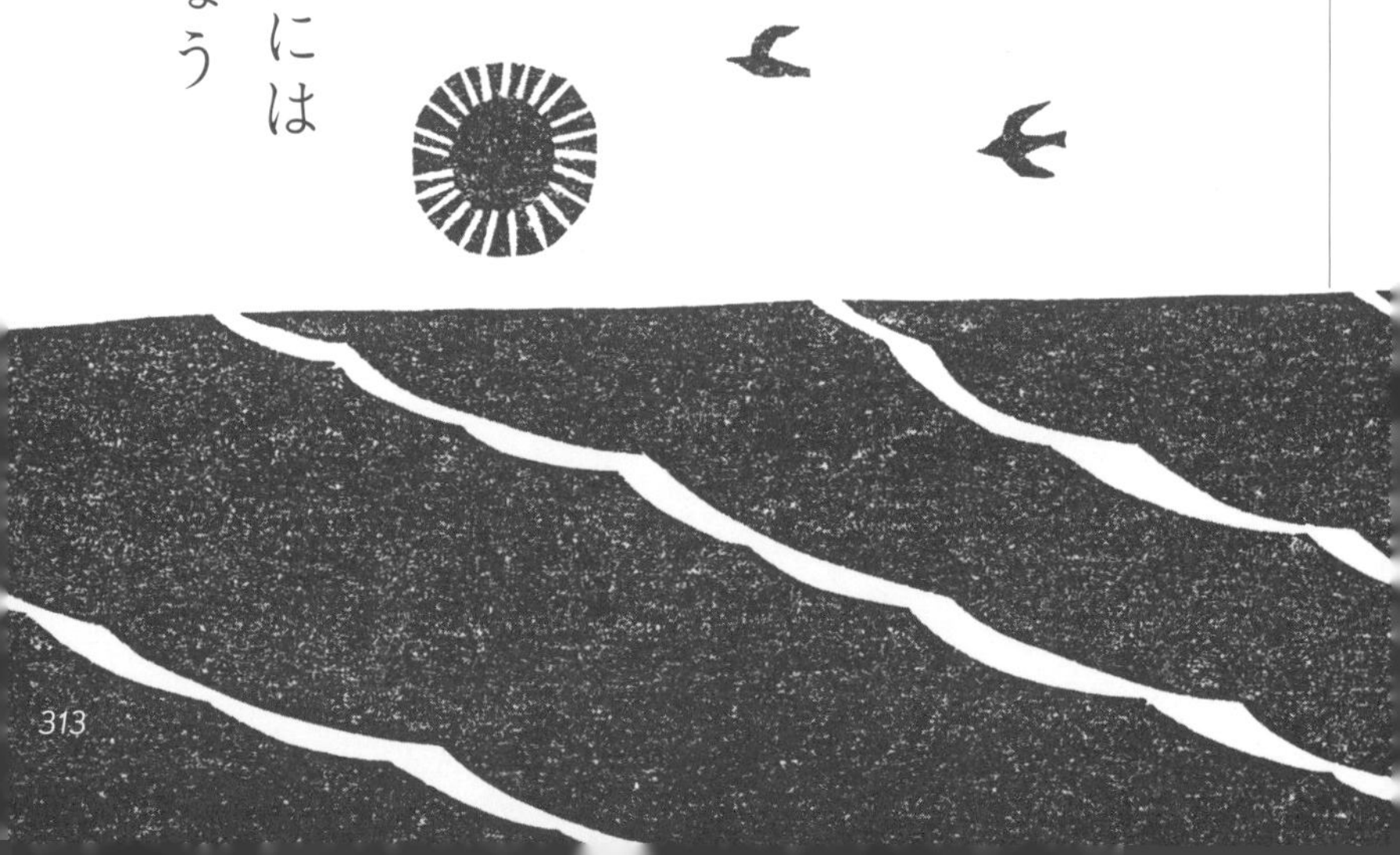

10月27日

口のまわりの困った症状は脾《ひ》の弱りのあらわれ

消化吸収を担う脾《ひ》の状態は口やその周辺に出やすく、食べ過ぎなどで脾が弱った場合、口のまわりにニキビができたり、口角が切れたりします。唇の色ツヤが悪い場合や、唇の皮がよくめくれるなどの症状も脾の機能低下を疑います。

また、「脾は乾燥を好む」とされ、余分な水分を嫌います。そのため、梅雨や夏場など湿度が高い時期や、冷たい水分をとり過ぎると食欲不

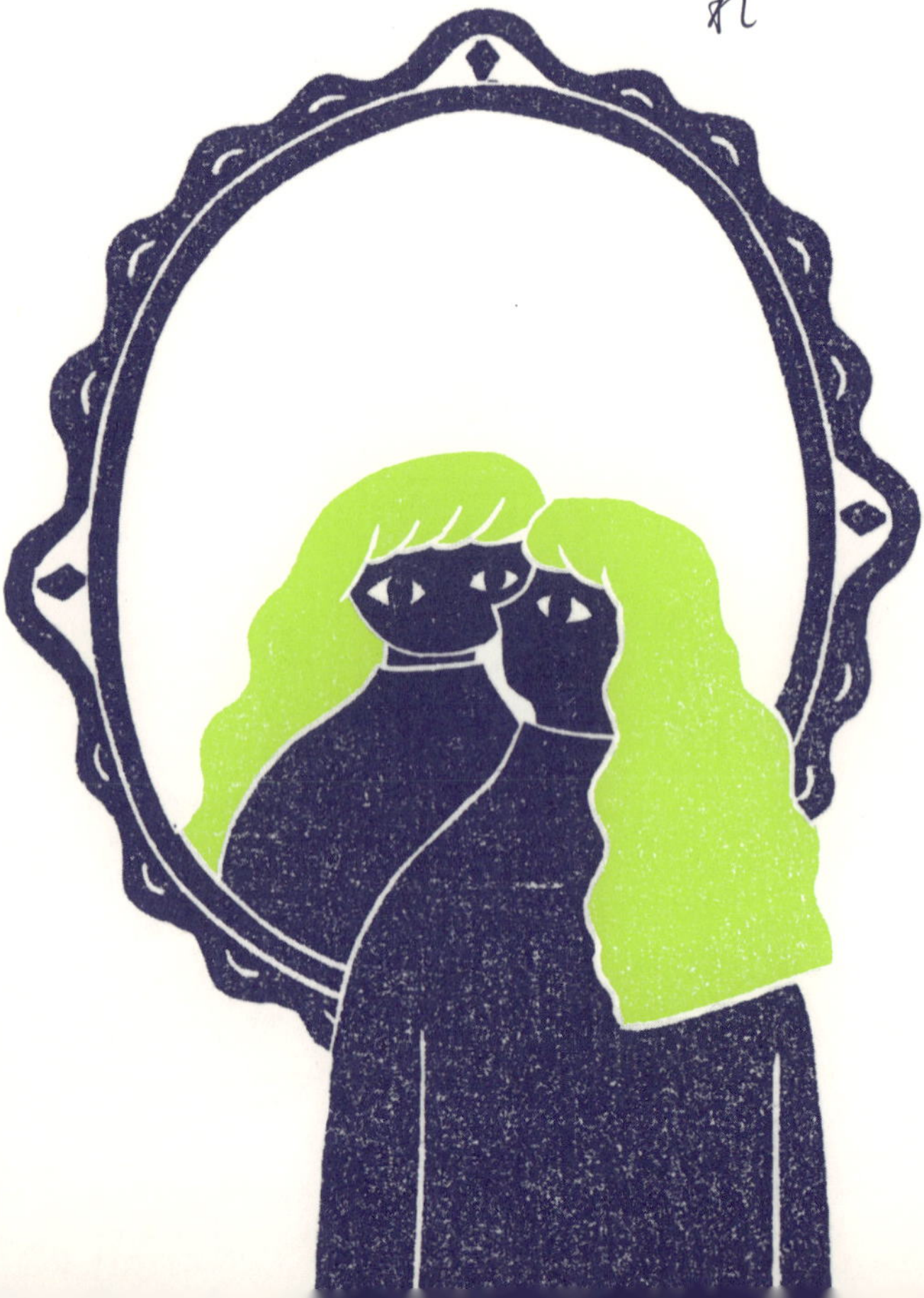

振、軟便や下痢になるのです。秋になると食欲が出てきて「食欲の秋」などといいますが、これは秋になって空気が乾燥しはじめたことも影響していると中医学では考えます。

10月28日

潤い不足を感じたら白い食べものを

白い食べものには、肺を癒やす力があります。

中医学が指す肺は、呼吸器系、免疫系、体温調節を担い、肌や気力、そして大腸の活動の一部を支えています。肺が弱ると、咳やぜんそく、疲労、肌の乾燥、便秘などがあらわれます。そこで、白い食材を日常的にとることで肺の力を補い、肺の弱りからくる不調が回避できます。

肺は乾燥に弱いので、秋はとくに白い食べものを意識してとりましょう。また、秋に体調をよく崩す人も、肺が弱っている可能性があるので、しっかり白いものを食べてください。

★白い食べもの
…豆腐、豆乳、松の実、白きくらげ、ゆり根、長いも、れんこん、大根、米、白ごま、豚肉、いか、ほたて

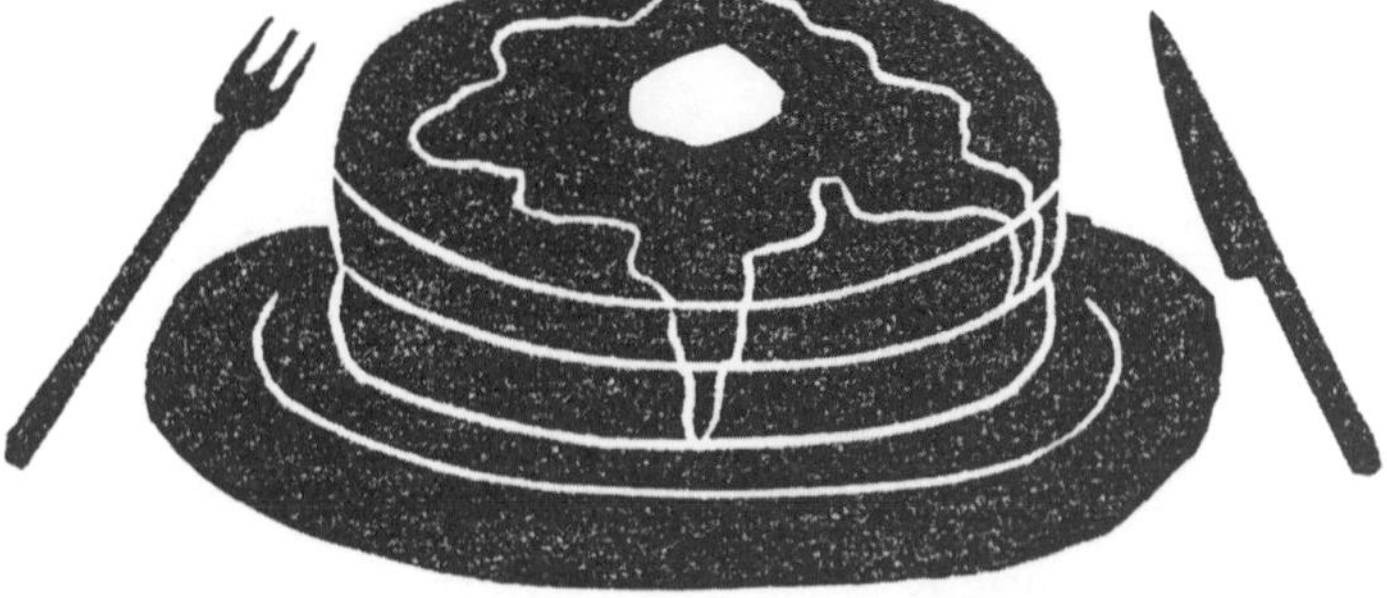

10月29日

甘味を欲する人は、緊張やストレス過多

甘味には、消化を担う脾《ひ》の働きを助け、元気を養う作用や、痛みや緊張を緩和する作用などがあります。ですから、甘いものを好む方は、普段から胃腸に負担がかかる食事をしていたり、ストレスによって胃腸が元気を失っていたり、または緊張からの緩和を求めている方かもしれません。

甘味に属する食材では、米、豚肉、卵、白魚、まぐろ、バナナ、ぶどう、ピーナッツ、はちみつ、バター、ごま油などがあります。

ところで、右記の食材例に、まぐろがあげられていることに違和感を覚えた方もいるかもしれませんね。たいていは、梅なら酸味というように、味と食材は一致しますが、そうとも限らない場合もあります。

10月30日

五《ご》臓《ぞう》と六《ろく》腑《ふ》はつながっています

「五臓六腑《ごぞうろくふ》」という言葉を耳にしたことはありますか？　よくいわれる五臓六腑は内臓を指す言葉として使われていますが、もともとは中医学の言葉なんですよ。五臓は肝、心《しん》、脾《ひ》、肺、腎のこと。そして、六腑には胆、小腸、胃、大腸、膀胱、三焦《さんしょう》があります。

これら五臓と六腑は、肝と胆、心と小腸、脾と胃、肺と大腸、腎と膀胱がつながっていると考えます。三焦は、全身の水液分布を司る場所で、現代医学が指すリンパ管のような働きをし、五臓のすべてとつながりがあります。

五臓と六腑は、一方がうまく働いていないともう一方もうまく働けない、逆に、五臓がしっかりしていれば六腑もしっかり働けるという関係です。

10月31日

のどの不調には、梨の薬膳デザートが効果大

秋口、ちょうど10月から11月頃、紅葉がきれいな時期に増えてくるのが、のどや咳のトラブルです。これは冷たい乾燥した空気がのどや鼻の粘膜を痛めることによるものと考えられます。

そんなときにおすすめなのが、梨の薬膳デザート「氷糖燉梨子《ビンタンドゥンリーズ》」です。梨には、潤いを生み、渇きを癒して、余分な熱を取り、痰《たん》をなくすという力があります。いっしょに蒸す氷砂糖には、鼻、気管支、皮膚などに潤いを与えて、咳を止めて痰をなくすという力があります。蒸すだけと簡単ですが、とっても効果があるので、のどの不調を感じたら、薬を飲む前に一度作ってみてください。熱々の梨は、不思議な食感かもしれませんが、結構はまる方も多いですよ。

梨の薬膳デザート

1 梨のヘタの部分を蓋になるように少し切る。

2 芯をスプーンでくり抜き、氷砂糖を3個ほど、しょうがの薄切りを1枚入れる。

※氷砂糖がなければ、はちみつ大さじ1、水大さじ1でもよい。ただし、1歳未満の乳児には使用しないこと。

※しょうがはカゼや冷えを発散させるためのもの。のどがひどく痛い場合は入れない。

3 1の蓋をして、深めの皿に入れ（果汁があふれるため）、蒸し器で40〜50分蒸す。やわらかくなり、皮が裂けたら完成。

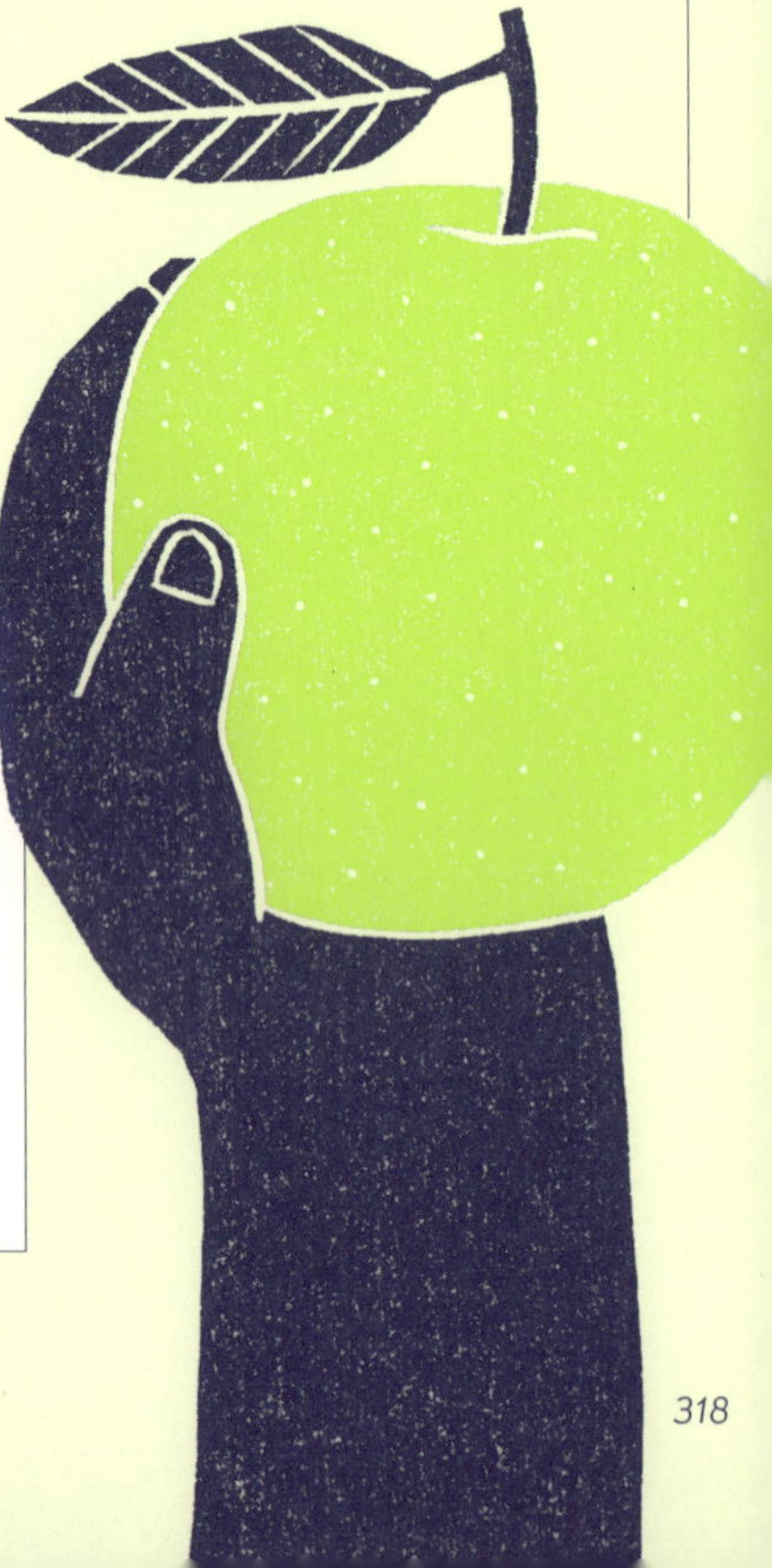

とくに、高齢者や薬を嫌がるお子さんに、ぜひ作ってあげてくださいね。熱々をシロップごと召し上がってください。

11月1日

胃腸が弱いことによる低血圧は、歩いて深呼吸

胃腸が弱く、血《けつ》や血を流すエネルギーを生み出す元気がないと、低血圧になります。その場合、冷たいもの、油っぽいもの、甘いもの、過度な水分は胃腸を弱らせることにつながるので、控えるようにしましょう。それ以外に、しっかり歩くことと、深呼吸を意識してみてください。歩くことや深い呼吸は気血《きけつ》の巡りをよくしてくれます。

おすすめの食材は下記の通りです。ただし、一度にたくさん食べると胃腸に負担がかかって余計に弱るので、食事の時間だからと無理に食べずに、おなかがすくまで待って少量ずつとりましょう。

- 肉
  …牛肉、鴨肉
- 野菜、果物
  …じゃがいも、さつまいも、やまいも、枝豆、オクラ、にんじん、ねぎ、白菜、ブロッコリー、れんこん、オレンジ
- その他
  …米、ハトムギ、黒豆、アーモンド、ナツメ

11月2日

腎を元気にすると頭痛もよくなります

頭痛の原因のひとつに過労や加齢がありますが、これらは体の根本的なエネルギーを蓄える「腎」の弱りに影響を及ぼします。腎には、脳を養う「髄《ずい》」が蓄えられています。過労や加齢によって腎が弱ると、髄も足りなくなります。すると、脳が養われず、頭が空になったように痛むといった頭痛が発生するのです。

腎は呼吸とも深くつながる臓器なので、腹式呼吸（P327）で腎に刺激を与えましょう。また、「腰は腎の器」といわれているので、腰を曲げ伸ばしすることも腎を健やかに保つために有効です。歩くことも腎にとってよい刺激になります。階段を使う、ひと駅歩くなどしてみてください。足の裏の土踏まずにある「湧泉《ゆうせん》」というツボは腎に効くので、青竹踏みもおすすめです。腎は冷えに弱いので、寒さを感じた日はシャワーで済まさずに湯船につかりましょう。洗面器に湯をためて、足湯をするのも効果的です。

そして、腎を養う働きのある真鯛、えび、うなぎ、ほたて貝柱、はまぐり、羊肉、鶏肉、黒豆、にら、キャベツ、ブロッコリー、栗などを食べましょう。

11月3日

呼吸をしっかりして
外からの刺激をはねのけて

気温差など外界の変化に弱い人は、体を守るバリアエネルギーをよい状態に保つことを心がけてください。それには、睡眠や休息、食事を大切にして、日頃からエネルギーを蓄えておくことが大切です。また、バリアエネルギーは、肺によって全身にくまなく巡らされているので、肺を元気に保つ呼吸も欠かせません。何かに集中しているときにうっかり呼吸が止まっている、または呼吸が浅くなっていることは、実は1日のうちでけっこうあります。1時間に1回は深呼吸して肺をしっかり動かすようにし、エネルギーを巡らせるよう気をつけましょう。とくに朝日を浴びながらの深呼吸は、太陽から1日の活動エネルギーを取り込むためにもとても大切です。朝起きたらカーテンを開けて、できれば窓も開けて深呼吸してくださいね。

11月4日

足がつる原因によって、食べるべきものは変わります

足がつる原因は、おもに3つです。1つ目は血《けつ》が足りない血虚《けっきょ》（P224）。2つ目は潤いが足りずに熱がこもってしまっている陰《いん》虚《きょ》（P265）。3つ目は湿気や寒さによって気血《きけつ》の巡りが悪化すること（P294）です。

該当ページを見て、自分にどの傾向が強いかチェックしてみてください。そして、それぞれに合った下記の対策をとりましょう。原因が複数ある場合は複数の対策をとってくださいね。

✴血不足が原因なら

レバー、豚肉、烏骨鶏（または地鶏）、うずら卵、牡蠣、にんじん、トマト、ほうれん草、プルーン、ナツメ、クコの実、黒米、黒豆、黒砂糖、ほうじ茶、紅茶など

✴潤い不足が原因なら

ゆり根、やまいも、かぶ、白きくらげ、いか、豆腐、豆乳、松の実、梨などの白いもの（白いものは潤い補給の働きがある）。黒ごま、黒豆、牡蠣など黒いもの（黒いものは血や潤いを補う働きがある）。そのほか、豚肉、鴨肉、はまぐり、ピータン、トマト、きゅうり、すいか、メロン、ライチ、レモン、ミントティー、緑茶、菊花茶など

✴冷えが原因なら

しょうが、玉ねぎ、にんにく、らっきょう、シナモン、鶏肉、牛肉、羊肉など

11月5日

子どものカゼには、りんご!?

中医学では小さい子どもを「純陽」といって、「陽気のかたまり」と考えます。陽気とは活動のエネルギーですから、得てして熱を帯びやすい。だから、冷え性で悩む子どもは、ゼロではありませんが少ないのです。そして、子どものカゼにおいての症状も、高熱が出たり、顔が真っ赤になったり、黄色い鼻水が出たり、膿がたまる中耳炎になるなど、中医学的な熱症状がよく見られます。

こうした小さい子どものカゼに、すりおろしたりんごを食べさせることがありますが、りんごには冷ます力があるので、これは理にかなっています。また、嘔吐や下痢を伴うウイルス性胃腸炎の場合、大人では脱水を防ぐために経口補水液を用いますが、子どもでは味がなじめず飲んでくれないことが多いものです。そのようなときは、100%りんごジュースを水で半分に割ったものを飲ませるとよいというのが、昨今の研究でわかってきたことも興味深いです。

11月6日

見えない痰《たん》は少々やっかいです

痰《たん》には「見えない痰」というものがあり、これがやっかいで、中医学には「怪病《かいびょう》多《た》痰《たん》」という言葉があるほどです。怪病とは原因不明とか複雑怪奇といった意味があり、怪病多痰とは原因が特定しにくい病気には痰が多いという意味です。原因不明のめまい、だるさ、半身不随や精神疾患などもこの見えない痰が影響していると考えます。

見えない痰と言われても、わかりにくいと思うので、ひとつの例をあげましょう。人前で話すときに、何かのどに詰まったようになって咳払いすることがありますよね。あれが、見えない痰です。

この場合は軽い症状ですが、もしストレスが持続すると、今度はのどに何か詰っている感じがするけれど、実際は何もないというような、のどの詰まり感が取れなくなるときがあります。これが見えない痰の代表ともいえる「梅《ばい》核《かく》気《き》」です。西洋医学では「ヒステリー球」などとも呼ばれています。このように精神的なストレスからも、痰が生まれることがあります。

精神的な負担が目の充血を起こすことがあります

目の充血は、ストレスなど精神的な負担が重なって起こる場合もあります。とくに目を酷使していないのに充血している場合は、ストレスが影響していることが多いです。中医学でストレスは、肝に熱がこもると考えます。イライラすることが重なったり、強い怒りを感じたりすると、ストレスの影響で肝に熱がこもり、血管が拡張して目が充血するのです。

まずは肝に熱がこもる状態を解除する策をとる必要があります。それには、滞った気の流れをよくしてあげることが効果的です。香りのよいハーブティーや柑橘類など、気の巡りをよくする食材の中でも涼性という熱を冷ます働きがあるものをとりましょう。食用菊の花を乾燥させたものが手に入れば、お茶にして飲んでみてくださいね。また、ゴーヤーもイライラをしずめる力があります。そのほか、こめかみにある太陽というツボや、足の甲の親指と人差し指の付け根にある行間《こうかん》というツボを刺激するのもいいでしょう。

月経が不定期② 生命力が弱っているタイプ

月経が不定期だけれどP298のタイプには当てはまらない人は、腎の弱りが原因かもしれません。

中医学で腎は、成長、発育、生殖を司る場所とされていて、正常なホルモン分泌の要であるといえます。この腎が弱ってしまうと、腎に蓄えたエネルギーが足りずに、ホルモンのバランスが崩れて、月経リズムがくるってしまいます。腰痛や足腰の疲れ、冷えなどを感じる方もいます。

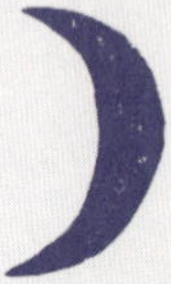

腎が弱るのは、先天的な虚弱体質のほか、慢性的な疲労や過労、セックス過多、出産過多（難産、流産、堕胎）、恐れや驚きなどの精神的なストレス、老化などが原因です。対策は次項をご覧ください。

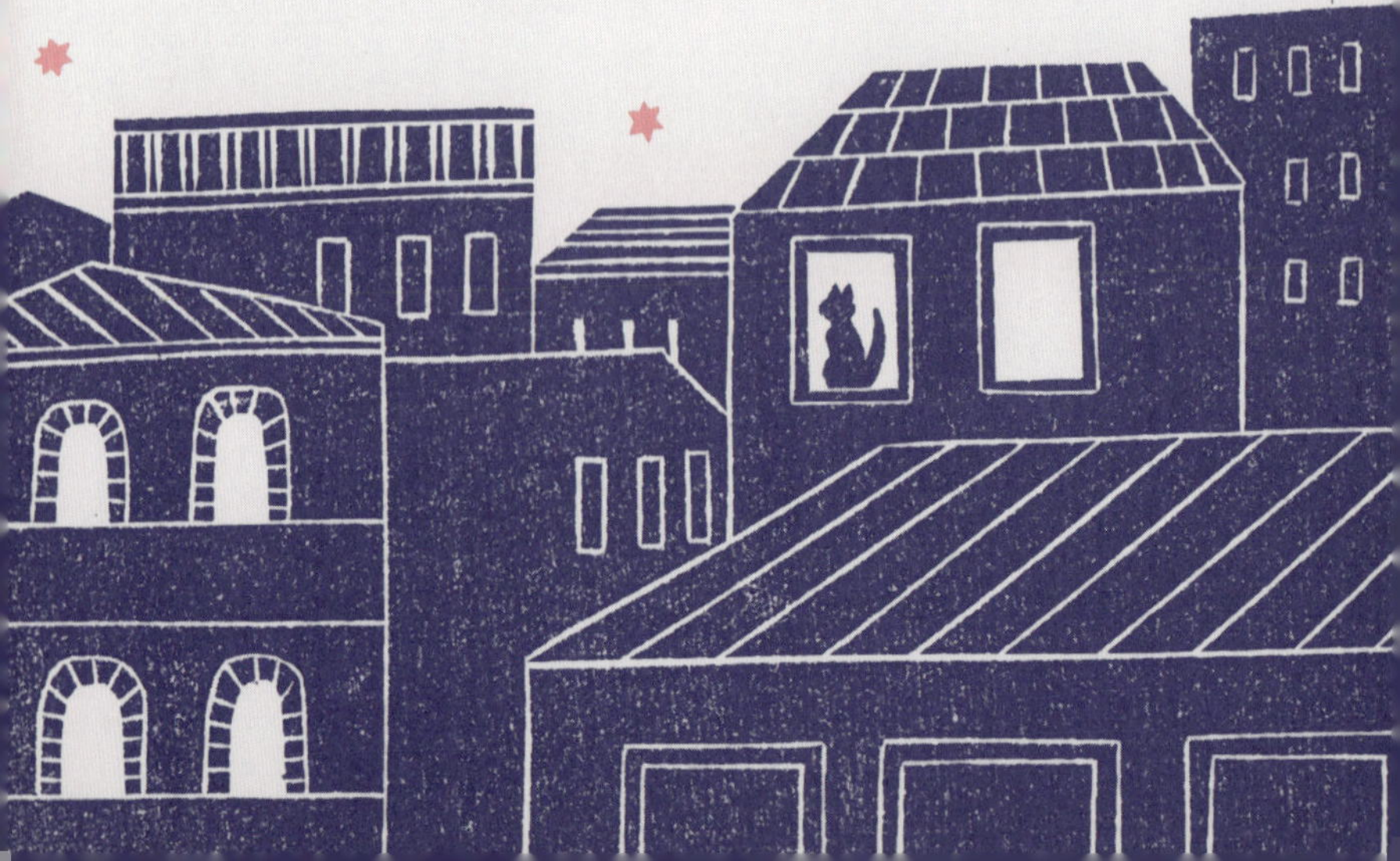

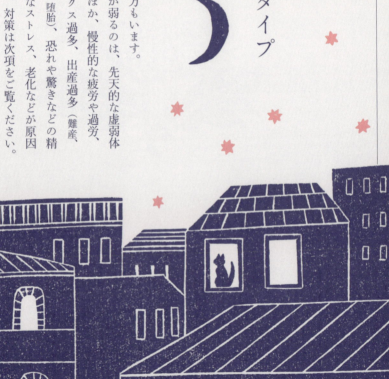

11月9日

月経が不定期②の人は、腹式呼吸で腎に刺激を

このタイプは、深くしっかり息を吸うこと（腹式呼吸）で、腎に適度な刺激を与えて、活性化させます。腎はホルモン、体の成長・発育などを管轄するほか、呼吸にも関与しているからです。腹式呼吸が苦手な人もいるかもしれませんが、これを機会にマスターしてみてくださいね。また、腎は腰という器の中に入っています。ですから、腰をしっかり鍛えることも重要です。スクワットや散歩をして腎を鍛えましょう。食材では、黒豆、黒ごま、黒きくらげ、ひじき、黒酢、海苔など、腎を補う黒い食材をとりましょう。

腹式呼吸のやり方

1 仰向けに横になり、両手をおなかの上に置きます。

2 おなかがへこむのを感じながら、5秒かけてゆっくりと口から息を吐きます。

3 全部吐ききったら、今度は鼻からゆっくり5秒かけて空気を吸い込みます。このときおなかがふくらんでいくのを感じてくださいね。イメージでは、鼻から吸った空気が背骨の中を通り、へそ下、骨盤の中に広がっていく感じです。

4 もう吸えないくらいまで吸い込んだら、2秒息を止めます。

5 次は、口からゆっくりと5秒かけて、おなかがへこんでいくのを感じながら、息を吐きます。

6 **3〜5**をくり返してください。

毎朝10分、寝る前に10分、ベッドや布団の上で行いましょう。

月経が不定期の人には、もうひとつ別のタイプがあります。それは、P298で紹介しています。

11月10日

みそ汁や鍋で、更年期の不快症状を軽減！

更年期障害を軽減する策のひとつは、ホルモンと深い関係がある腎を元気にすることです。腎はミネラル（カルシウム、マグネシウム、亜鉛など）で養われています。このミネラルは、残念なことに、毎日老廃物とともに尿で排泄されてしまいます。そのうえ、甘いものや、ジュース・お茶・ビールなど水分のとり過ぎ、強いストレスによって、より多くのミネラルが尿に溶け出します。ですから、できれば毎日摂取することが大切です。

ミネラルは、海藻、貝、天然の塩、ごま、豆類に多く含まれています。こうした食材を取り入れやすいみそ汁や鍋は、腎を養うのにとても効果的なメニューですね。

11月11日

青いカゼは、しょうがで追い払いましょう

しょうがは、いわずと知れた体を温める食材。生のしょうがは、寒さを散らす力があるので、ゾクゾクと急にはじまる悪寒（青いカゼ）にはうってつけです。おすすめのレシピは、手軽な「しょうが湯」です。

鍋に、すりおろしたしょうがを5g入れ、黒砂糖と片栗粉をそれぞれ小さじ1杯ずつ加えます。水を適量加えて沸騰させればできあがりです。温める力はしょうがだけでなく、黒砂糖にもあるので、ダブルで効果が望めますね。片栗粉を入れるのは、とろみをつけることで冷めにくくするためです。葛粉があれば、なおいいでしょう。

11月12日

ストレスがおなかの張りの原因なら、体を動かして

おなかが張る原因が脾胃《ひい》（消化系）を動かすエネルギーの滞りによる場合（P248の**2**に当てはまる人）は、ストレス過剰状態です。それを解消する方法として、古典には「考えるのをやめて身体を動かすこと」と書かれています。深呼吸をしたり、散歩をしたりして気分転換をしてください。仕事中はとくに同じ姿勢でいることが多く、エネルギーが巡りづらくなるので、気をつけて動くようにしてくださいね。おなかが張るときは、ストレス過剰のサインと考えて、運動を心がけるようにしましょう。

春菊やセロリ、パクチーなどの野菜や、オレンジなどの柑橘類、ミントやローズなどの香りのよい食材を適度に食事に取り入れるのもいいですよ。

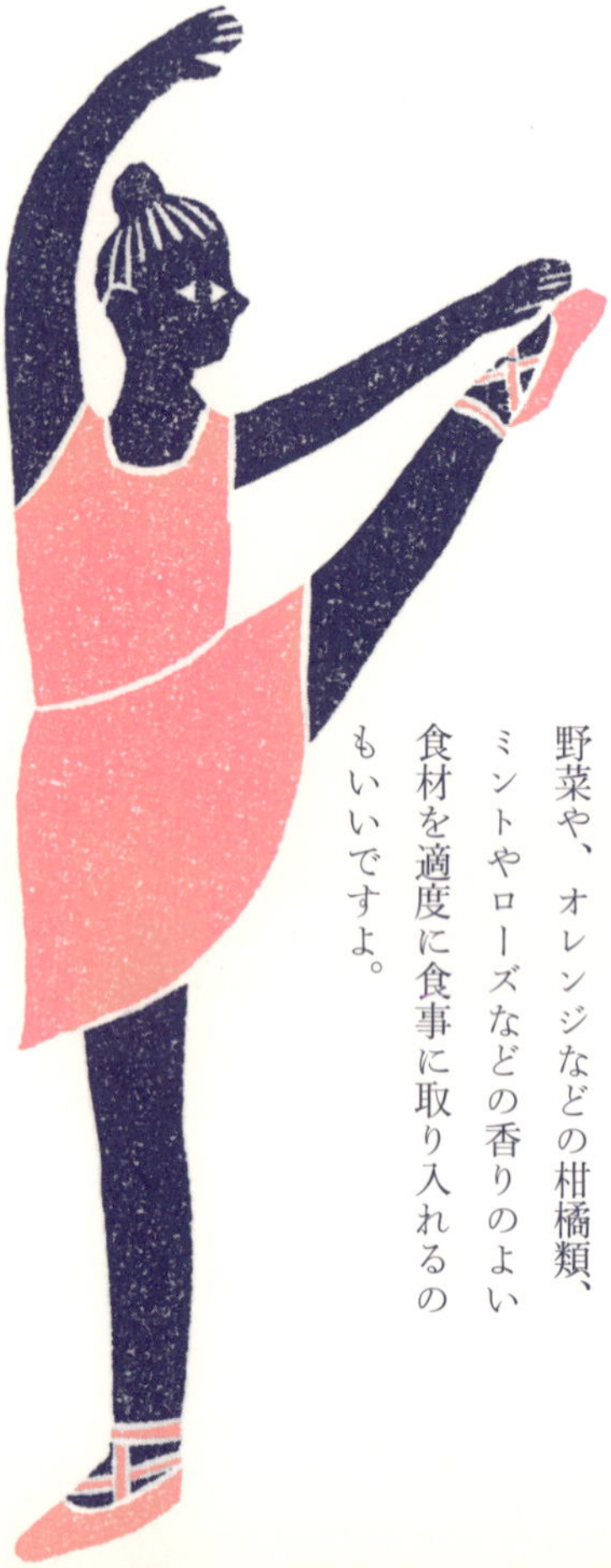

11月13日

姿勢を整えて呼吸をする準備をしましょう

ストレス緩和におすすめなのが、呼吸です。呼吸は誰もが当たり前に無意識にしていますよね。でもこの呼吸がとっても大事なんです。その方法を紹介する前に、まずは準備をしましょう。

1 床に座り、両足首を太ももの上にのせ、足を組んだ状態にします。両足首をのせるのが難しい場合は片足だけでもかまいません。それも苦しければ正座や、あぐらを組んで座ってもかまいませんが、いつかは正しい姿勢（両足首をのせる姿勢）で座れるように練習しておいてください。

2 足を組んだら、少し厚めの、座り心地のよいもの（座布団や枕を折ったものなど）の上にお尻だけをのせましょう。そして、両ひざを地面につけてください。

3 手を上に伸ばし、息を吐きながら体を前に倒します。完全に倒れたら、先に顔だけを起こして、次に手を上げながら上体を起こします。これで背筋がまっすぐになります。

4 次に、両手のひらを上にして両ひざの上にのせ、親指と中指の指先同士が触れるか触れないかのぎりぎりのところで止めてください。この「触れるか触れないか」というのが重要で、触れてもだめで、触れなくてもだめです。必ず触れるか触れないかの1点が存在しますので、瞑想中に探してみてください。

呼吸法は次項へ続きます。

11月14日

正しい姿勢ができたら、次は呼吸を整えます

呼吸をするために準備を整えたら（前項参照）、ストレスを緩和するのに効果的な呼吸法を実践してみましょう。

まずは、口から深くゆっくり息を吐ききります。そしてゆっくり、5つ数えながら深く息を吸い込みます。そしてまた5つ数えながらゆっくりと息を吐きます。

このとき、鼻から大きく息を吸い、口から吐き出します。口は開けていてかまいません。むしろそのほうが、筋肉もゆるむので、口の力を抜いて開けておきましょう。

そしてもうひとつ、一番大事なのは、呼吸は肩ではなくおなかですることです。鼻から吸った空気が背骨を通り、骨盤の中、へその下に広がってたまっていくようなイメージで吸ってみてください。そうするとうまくいきます。

これを腹式呼吸といい、正しく行えると、空気を吸うとおなかがふくらみ、吐くとへこみます。肩は上下に動いてはいけません。肩が動くと、おなかはふくらみません。手をおなかに当てて確かめてみてください。

何回か腹式呼吸をして、その後、呼吸が落ち着くのを待ちましょう。ちょうど寝ているときのような呼吸状態になれば、次のステップへ進む準備が完了です。

腹式呼吸の方法はP327でも紹介しています。そちらでは順を追って説明をしているので、あわせて活用ください。

11月15日

前項で紹介した方法で呼吸をしていると、さまざまな感情や考えが浮かんでくると思います。しかしその感情や考えは、追いかけたり、嫌ったり、心配したり、ましてや恐れたりするものではありません。そのまま意識の中を通過させます。通過させて整理しておきます。そのために、浮かんでは消え、浮かんでは消えする考え一つひとつ、感情一つひとつに「メモ」を貼り付けていきます。

冷蔵庫の音が気になったら、「冷蔵庫の音が気になったな」と。悲しさが込み上げたら、「悲しいと感じているな」と。悲しい感情が続くなら、「まだ悲しいと感じているな」と。「きっと隣の人はどこかに出かけるんだな」と考えたら、そう考えているなと。それが続いたら、「まだそう考えているな」と。こうしてメモを貼ることが何を意味するかは、次項で説明します。

呼吸中に思い浮かんだ思考は、自分の中にメモ

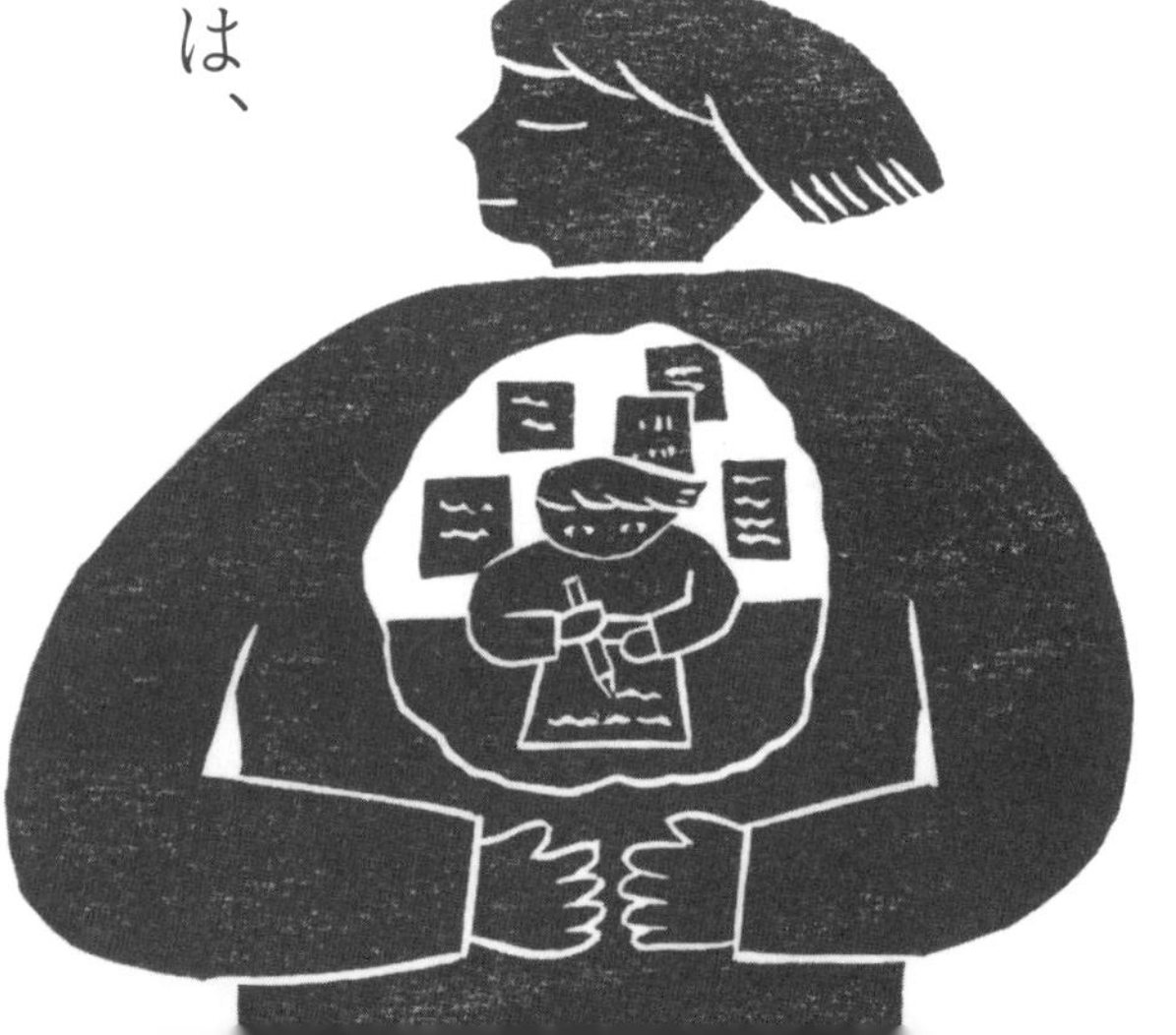

11月16日

呼吸は「心のストレッチ」です

前項で紹介した通り、呼吸をしている間に思い浮かんだことをメモし、心の入り口を見張っておけば、心の中に何があるかわかるので、もう恐れることはありませんし、振り回されることもなくなるでしょう。また、感情や考えにメモを貼り付けることで、心の中の整理整頓ができ、勝手な感情や、考えが暴れ出さないようになります。そのためには、すべての感情を消したり、なくしたりしようとせず、そして解決しようともせず、存在することを認識するだけに努めます。

これは、「マインドフルネス」といい、心に浮かぶ思考や感情に従ったり、価値判断をしたりするのではなく、ただ思考がわいたと一歩離れて観察するという心のストレッチ法です。やってみたあとは、心と頭が洗濯されたようにすっきりしますので、一度だまされたと思って試してみてください。

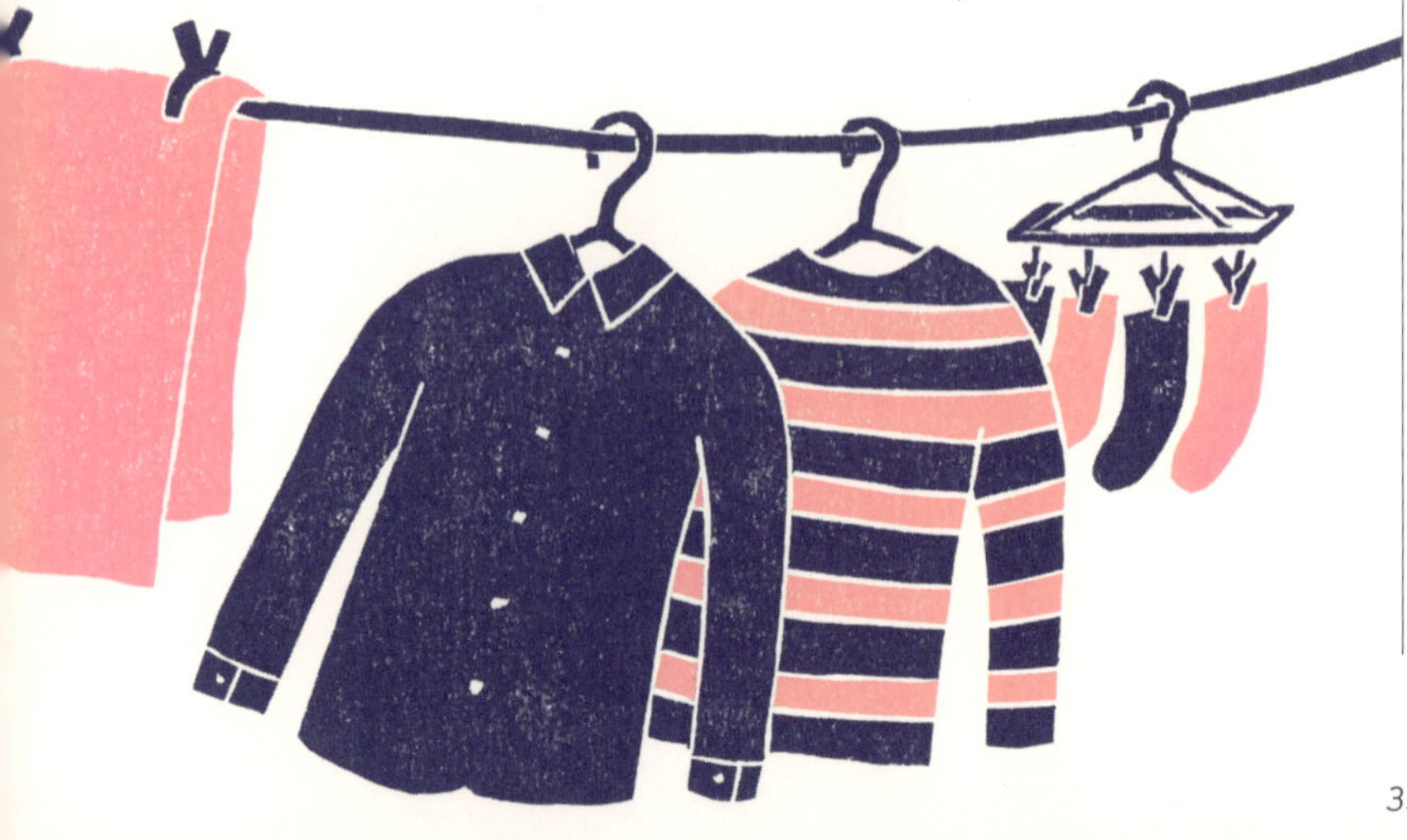

11月17日

母乳が出にくいときは、ナツメがおすすめ

初産の場合、母乳は出にくいものです。子どもが飲むうちに安定してくると思いますが、安定しない、初産ではないのに出ないという場合は、母乳のもとになる血《けつ》の不足が考えられます。そのときおすすめしているのはナツメです。乾燥ナツメ（砂糖は使っていないもの）などをおやつ代わりに食べると、血が増えて母乳が出やすくなります。ただし、甘みが強いため、食べ過ぎは乳腺炎を起こす原因となるのでご注意ください。また、小豆《あずき》を煮て食べるのもいいでしょう。このときも、砂糖を入れたあんこにしないようにしてくださいね。血を増やす食材としてよく名前のあがるレバーは脂肪分が多く、これもとりすぎると乳腺炎のもとになるので、ご注意ください。

ナツメを購入する際は、デーツを間違えないようにご注意ください。デーツはナツメヤシの実なので名前からして紛らわしいですが、この2つは別物ですよ。

タイプDは、30代から太り出し、食べなくても痩せない

P237でタイプDに当てはまった人は、若い頃は痩せていたのに、年齢を重ねるごとに太り出した人に多いです。食生活に問題はないけれど、食事の量を減らしても効果がないといった悩みを抱えている人も少なくありません。肌のくすみやシミが多く、内臓脂肪が多くて見た目よりも体重があります。

こうした方は血《けつ》の巡りが悪く、ドロドロ血の瘀血《おけつ》がたまっているかもしれません。タイプA〜Cの人も症状が進むと、血の巡りが悪くなり、瘀血がどんどん増えていくので、瘀血はさまざまな不調が続いた結果ともいえます。

このタイプは、血がドロドロと流れにくくなっているため、高血圧や高脂血症などの生活習慣病につながりやすく、月経痛や不妊など婦人科系のトラブルを抱えることも多いです。早めに体のバランスを整えることが大切です。

11月19日

タイプD（P237）の人は、なにはともあれ瘀血《おけつ》の予防を。それには、一にも二にも体を冷やさないことです。防寒はもとより、食べるものも体を冷やさない食事を心がけましょう。冷たいサラダや果物、清涼飲料水、アイスなどを避け、美食、過食も避けるようにしましょう。にんにく、玉ねぎ、らっきょうなどは血《けつ》の巡りをよくします。さんまやいわしなどの青背の魚もおすすめです。

お風呂もシャワーで済まさず、できるだけ湯船につかりましょう。湯船がない人は、シャワーを浴びている間、洗面器で足湯をするといいですね。

女性では、月経のときの生活習慣がとっても大切です。体を冷やさない、疲れ過ぎない、ストレスをためこまないように注意して、いきいきとした血の流れを保つよう心がけましょう。

適度に運動をして、血行も改善しましょう。デスクワークの人は、ずっと座り続けるのはよくありません。1時間に1回は立ち上がったり肩を回したりして、動くようにしてください。流れる水が腐らないのは、体内でも同じですよ。

タイプDは、冷え・ストレス・過労の三大悪を退治！

11月20日

胃腸の元気を取り戻せば、おなかの張りも解消

おなかが張る原因が脾胃《ひい》（消化系）を動かすエネルギー不足の場合（P２４９の**3**に多くチェックが付いた人）は、体に蓄えられている生命エネルギーそのものが不足しています。

エネルギーは、普段の食事と呼吸によって作られ、腰にある腎に蓄えられています。ですから、偏食に気をつけて、深呼吸するようにしましょう。エネルギーを補う食材は、長いもやもち米など粘りのある食材、黒豆、黒ごまなど黒い食材、そして、自然の塩味を持つ牡蠣、昆布、海藻など。これらを日々食べるようにしてください。

また、しっかり歩いて足腰を鍛えることも、腎を鍛えることにつながるので、階段を使う、１駅歩くなど、足腰を使うようにしてください。そして、働きすぎに注意して、意識して休むこと。睡眠不足は一気に生命エネルギーを損傷するので、できれば日付が変わらないうちに寝るようにしてくださいね。

11月21日

鬱《うつ》は生活を見直す「チャンス」です

中医学では「およそ病は、鬱《うつ》にて起こること多し」といわれるほど、鬱は多くの病気のはじまりです。何だかやる気が起きない、感情の起伏が激しい、なぜだか涙が出るなど、いつもと違うと感じたら、それは鬱のはじまりかもしれません。病気だと悲観的に捉えず、日々の生活を見直すチャンスと考えて、早めの対策を心がけてくださいね。

生活面では積極的にアウトドア活動に参加するようにしましょう。気分が落ち込みやすい秋冬は、とくに外に出て太陽の光を浴びる時間を増やしてください。みんなで楽しめるスポーツ、たとえばダンスやボールを使うものがおすすめです。運動に限らず、囲碁や将棋、カラオケなどは、人とかかわるのでいいですよ。

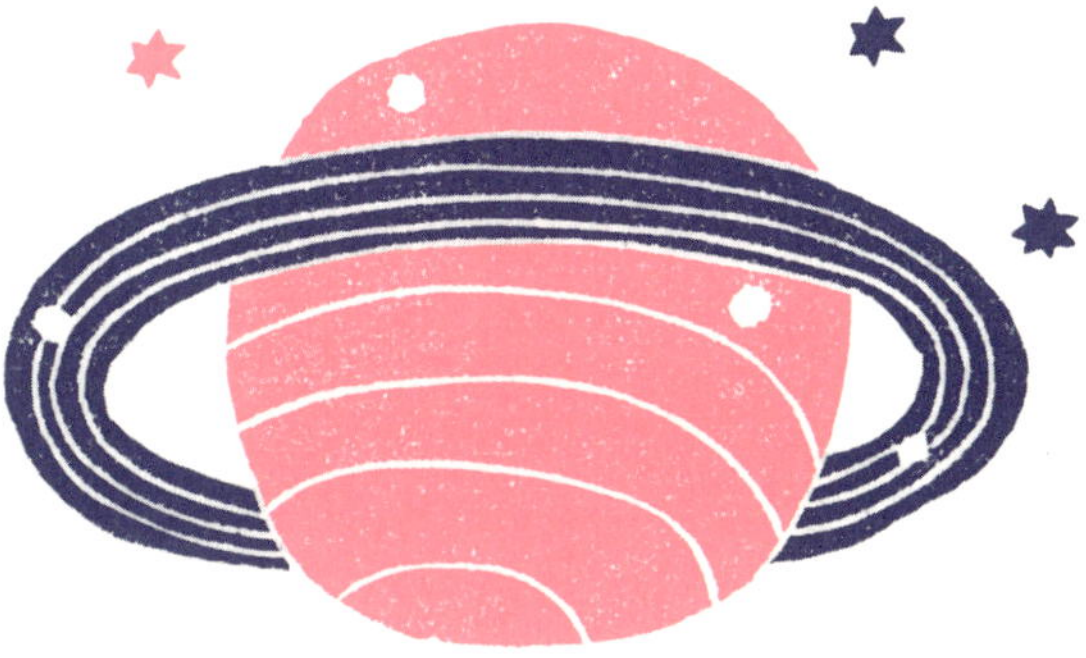

鬱が悪化して人と関われなくなっている人は、自分のペースを取り戻すよう、朝は早く起きることを習慣化してみてください。

11月22日

冷え性の人や、寒い季節には「温、熱」の食べものを

「温、熱」には体を温め、気血《きけつ》をよく動かし、新陳代謝を高める働きがあります。たとえば、冷えを取ったり体を温めたりするときによく使われる、しょうががそれにあたります。また、「温、熱」はある種の興奮作用を指す場合もあり、たとえばシナモンがそうです。

冷え性の方や、元気がない、鬱《うつ》々としやすい方は、これら温める食材が不足している場合があります。しかし、かといってこうした食材をとり過ぎると、興奮しやすく、熱がこもってしまうので、あくまでも適度にとることが大切です。

温性の食材は、じんわりと温めるので、冷えがちな人におすすめです。熱性は常に寒い人、寒い時期にはしもやけになるという人は、ぜひ取り入れてください。それぞれのおもな食材は左記の通りです。

温性の食材

- 魚介
…いわし、あじ、鮭、たちうお、なまこ
- 野菜、きのこ、果物
…玉ねぎ、長ねぎ、かぼちゃ、にら、菜の花、らっきょう、まいたけ、ライチ、金柑
- その他
…栗、くるみ、松の実、納豆、黒砂糖、シナモン

熱性の食材

唐辛子、こしょう、山椒、シナモン、羊肉

11月23日

男性の妊活は、木の実を食べて熱を遠ざける

中医学では、精子の運動力が弱い、少ない、奇形が多いなどの場合、生命力を蓄えている「腎」の力が弱っていると考えて対処しています。

腎を補う漢方薬では、鹿茸《ろくじょう》や魚鰾《ぎょひょう》（魚の浮袋）などが有名ですが、それ以外にもさまざまなものを、その人に体質に合わせて使い分けます。たとえば、クコの実やくるみなど「実」のものは、生殖に関連する腎によい食材ですから、日頃から食べるようにするといいですね。

また、たんぱく質である精子は熱に弱いです。だから精巣（睾丸）は体の外にぶら下がっているのです（体温より冷ます必要があるため）。

体内で熱のもとになるお酒やタバコはもちろん、ひざの上でノートパソコンを長時間使う、ジムでエアロバイクに長時間乗る、サウナや熱い風呂にしょっちゅう入るというのも精巣の温度を上げることになるので、避けるほうがいいでしょう。下着もできればブリーフは避けて、風通しのいいトランクスがいいですね。

11月24日

緊張したときは、深呼吸をしましょう

緊張は、気の回りの停滞によって生じると中医学では考えます。ですから、緊張をやわらげるためには、気を正しく巡らせることです。スピーチなど短時間で終わるものならどうにかなりますが、緊張状態が長期間続くと気の回りの停滞も長引き、体の不調はどんどん悪化します。そうならないためには、下記の深呼吸法で体内に正しい空気の流れを作り出し、しっかりと気を巡らせましょう。

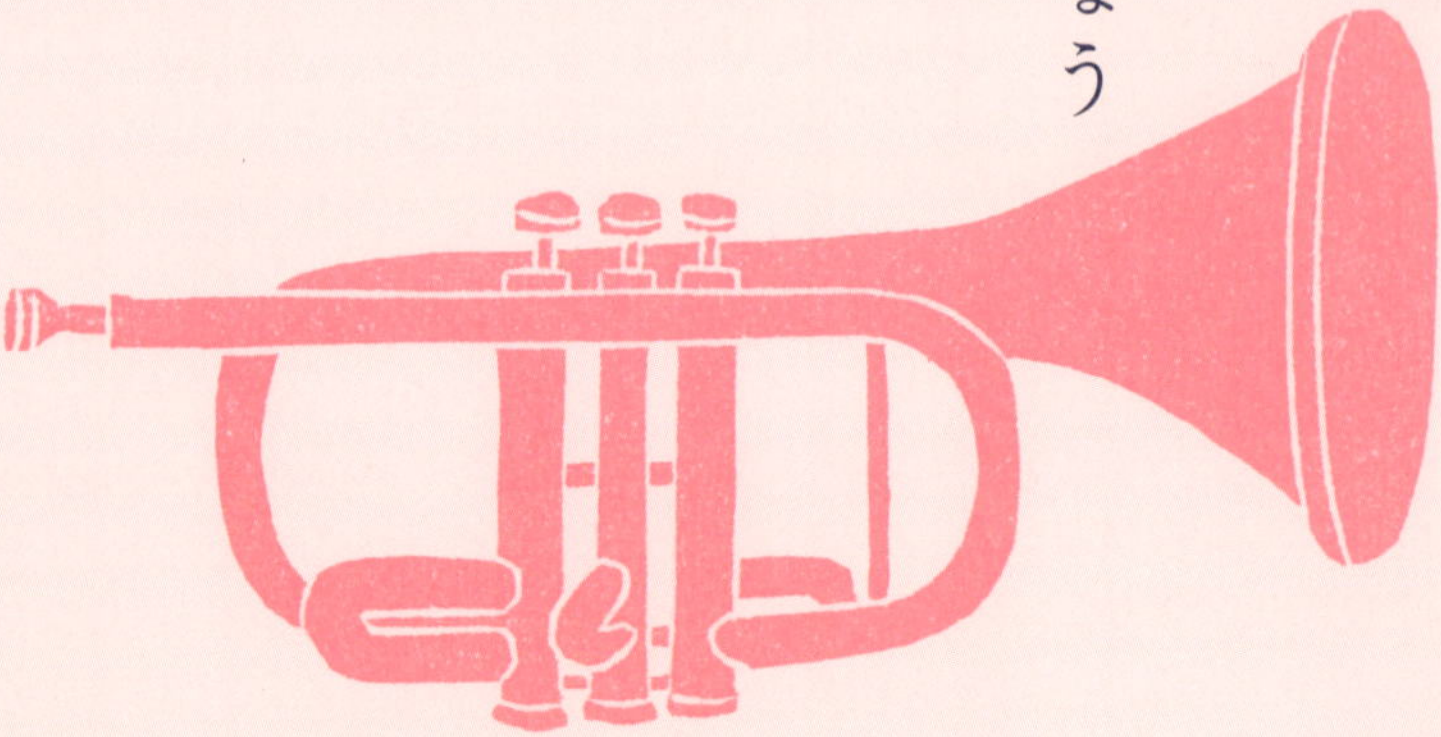

1 まずは、立って肩を回します。そうして肩まわりの筋肉の緊張をときます。

2 次に、腕を上げ、あごを上げて空や天井を見て、鼻から大きく深呼吸しましょう。深く呼吸するには、まず吐ききれる限り息をゆっくり吐き出してから、吸い込みはじめてください。

3 ゆっくり吸って空気が鼻を通って気管支を通り、肺に広がり、それから全身を巡るのをイメージします。吐き出すときは、手をおろし、体内を巡って汚れを回収した空気を吐き出すイメージで行いましょう。

11月25日

舌の苔はなくてもあり過ぎてもダメ

中医学には、舌の色や形を観察して、健康状態を見る方法があります。そのときは、舌の苔の有無や厚さ、舌の裏側の静脈もチェックします。

舌の苔はないほうがよいと思われがちですが、薄く白い苔が全体にあるのが正常で、まったくないのは乾燥していて潤い不足です。ところどころはがれているのは、エネルギーと潤いが両方足りない状態です。厚くべとべとした苔があるのは、ドロドロとした必要のないものがたまっている状態です。

その苔が白いなら冷えタイプ。水分や不必要なものがたまっている証拠です。黄色い苔ならば熱がたまっています。厚い苔は暴飲暴食の証拠、または胃腸機能低下をあらわします。

舌の裏は静脈の状態を見てください。舌の裏の2本の太い静脈が紫色に張ったような状態は、血《けつ》の流れが悪くなった瘀血《おけつ》（ドロドロ血）を疑います。静脈にこぶがあるのも瘀血です。

舌の苔の状態を正常に戻す、つまり健康になるには、食事の見直しが必要です。具体策はP371をご覧ください。

11月26日

週3日以上の飲酒は アルコール依存症への入り口!?

「酒は百薬の長」と言う一方で、「酒は万病のもと」という言葉もありますね。これはどちらもその通りで、お酒にはよいところも悪いところもあります。

お酒の薬膳的効能には、冷えた胃を温める、寒気を散らす、血行を促す、筋肉痛をしずめるなどがあります。胃腸が弱くて冷え性で血行が悪い方は、少しお酒を飲むことで食欲が出て症状が改善されるでしょう。しかし、もともとのぼせがちで熱っぽい方は、症状を悪化させる可能性があるため控えるほうがいいですね。

先日、「ビールだと500㎖を1缶、清酒だと1合を、週に3日以上飲む人は『習慣飲酒』という状態で、アルコール依存症への入り口になると言われているんですよ」とTwitterで紹介したところ、予想外にたくさんの反響がありました。お酒は、少しならストレス発散や、血《けつ》の巡りの改善、明日への活力となり得ますが、度を越すと、あっという間に自分、そしてまわりの人も傷つけてしまう危険なものになってしまいます。できれば週3日以上の飲酒は控えましょうね。

11月27日

髪をきれいに保つには手軽な黒ごまがおすすめ

中医学の古典『本草備要《ほんぞうびよう》』に「髪者血之余」という記述がある通り、「髪は血《けつ》の余り」と考えられています。

血は栄養やホルモンなどを含み、栄養の循環と老廃物の回収・除去を行っています。つまり、質のよい血が潤沢に滞りなく循環していることで、美しい髪は作られるのです。

また、中医学には「髪は腎の華」という言葉もあります。「腎」は精（生命力、生殖力の源）の貯蔵庫で、「華」とは「状態を表す」という意味です。髪が細い、少ない、弱い、乾燥しがち、ツヤやコシがないという方は、生命力が弱まっている可能性もあります。

こうしたことから、きれいな髪を作るには、血を補う食材と、腎を補う食材をとることが得策です。*なかでも、おすすめは黒ごま。理由は簡単で続けやすいからです。何にでも黒ごまをかけて食べるようにするといいですね。

*血を補う食材は、レバー、豚肉、牡蠣、かつお、ほうれん草、小松菜、トマト、桃、ぶどう、レーズン、プルーン、ブルーベリー、黒砂糖、黒豆、小豆、ナツメなど。腎を補う食材は、黒ごま、やまいも、さといも、黒豆、黒米、黒きくらげ、海苔、くるみ、松の実、クコの実など。

11月28日

肌の乾燥には、潤いを補う白い食べものを

中医学において、肌は肺の管轄です。ですから、肌をみずみずしく保つには、肺を丈夫にすることが大事です。

中医学が指す肺とは、呼吸だけを行うのではなく、体液のバランスと皮膚の調整、発汗、体温調整などにも関与しています。肺が弱い人は、乾燥に弱く、辛いもので咳が出やすい、便秘になりやすい、むくみやすい、顔色が白っぽい、カゼをひきやすいといった症状が見られます。

肺は白色と関連しており、白い食べもの（豆腐、豆乳、白菜、じゃがいも、ゆり根、りんご、梨、白ごまなど）

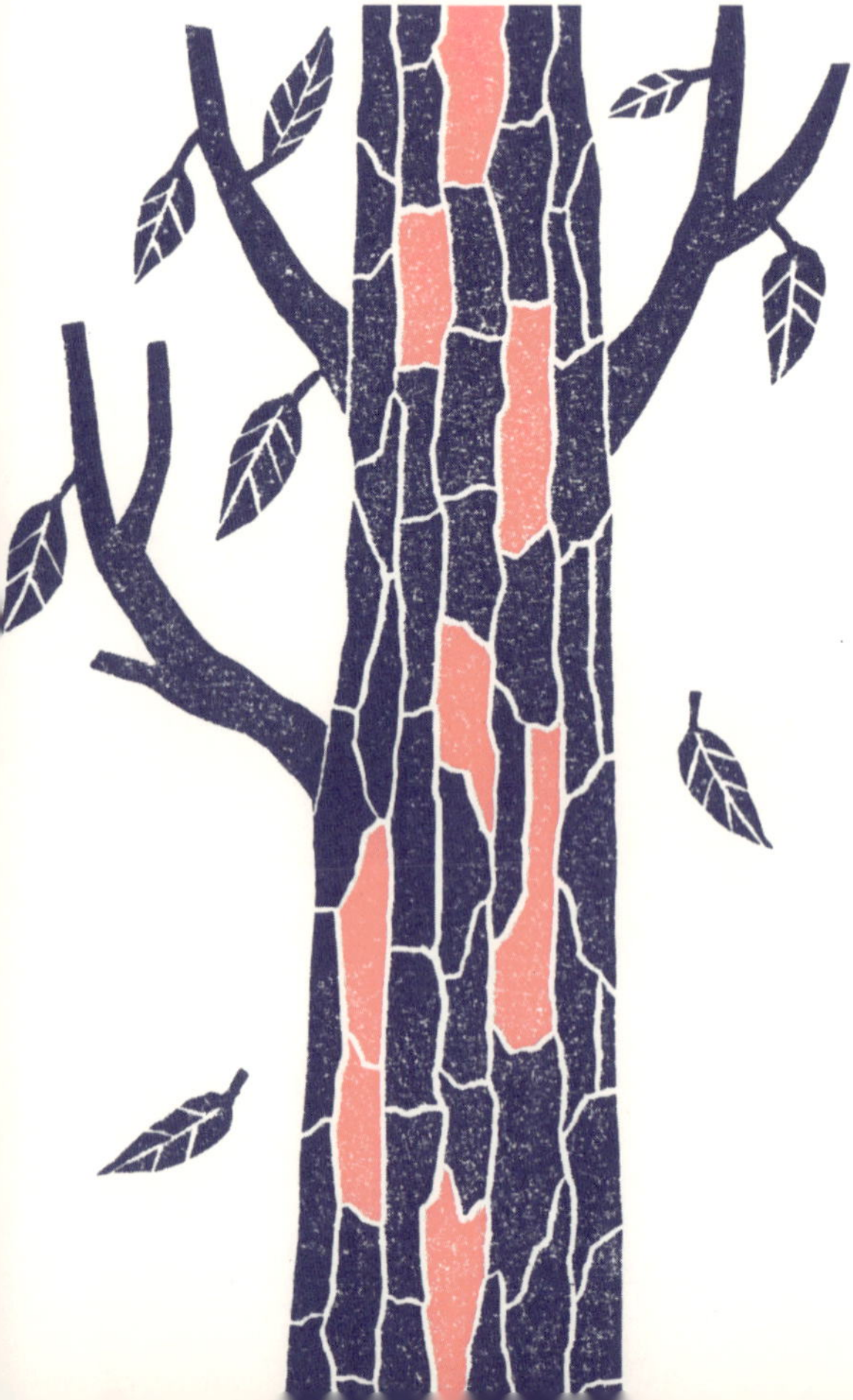

には肺を潤す性質があります。そして、その潤いが肌も潤すと考えます。

また、新鮮な空気をたっぷり吸うことも大事です。空気がきれいな朝に少し早めに起きて散歩する、深呼吸するのはとってもいいことです。ただし秋冬の乾燥した空気は、潤いを好む肺には負担になるので、マスクなどを活用しましょうね。

11月29日

イライラが強い人は苦味不足かもしれません

苦味には、心《しん》や循環器を強化し、体にたまった余分な熱を冷ます働きがあります。また、排泄作用や、体内の余分な水分や老廃物を取り除く作用、神経を鎮静させる作用などもあります。興奮しがちな方や、のぼせがちな方は、苦味をとることが大事です。

以前、薬膳の先生が「最近の日本人は、きちんと淹れた緑茶を飲む機会が減っているから、不安やイライラが強いんじゃないか？」と言っていたことがあります。精神的に不安定な方は、食後のお茶習慣を大事にするといいかもしれませんよ。

食材では緑茶のほか、ゴーヤー、みょうが、ぎんなん、チンピ、ハスの実などがあります。

11月30日

肺は空気や潤い、栄養を全身に運びます

五臓の「肺」は、新鮮な空気を取り入れ、全身に送り出す呼吸に似た働きのほか、潤いや栄養分の運搬・分配も担っています。また、皮膚や粘膜などの生体バリア機能や、免疫とも深く関係しています。ですから、肺の弱りは、感染症、ぜんそくや咳などの呼吸器系のトラブルを引き起こし、アトピー性皮膚炎やじんましん、花粉症など免疫系のアレルギー症状の要因にもなります。

肺は潤いを好むので、空気が乾燥する秋や冬は、呼吸器系のトラブル、咳やのどの痛みが出やすくなります。肺は外気と通じているため、気温変化や乾燥、気圧変化などの影響を受けやすく、弱い臓腑「嬌臓《きょうぞう》」（嬌は弱々しいという意味）といわれています。

肺を元気にする食材

しそ、しょうが、白菜、玉ねぎ、れんこん、大根、梨、ハトムギ、松の実、ぎんなん、くるみ

12月1日

冬は早寝遅起きで、がんばらずゆったりのんびりと

中医学で、冬は「閉蔵」といって、「蔵を閉じて護る季節」とされています。何を護るかというと、「陰と陽を護る」とされています。

陰とは、ざっくりいうと潤いのことで、陽とはエネルギーのことです。陰は日が沈んでから、陽は太陽が昇ってから養われるので、冬の時期はいつもよりほんの少し早く寝て、ほんの少し遅く、太陽がちゃんと昇ってから起きるのがよいとされています。また、室温を暖かく保ち、しっかり厚着をして、陽気が逃げ出さないようにすることも大切です。

気持ちの面でも守りが大切で、新しくチャレンジしたり、あれもこれもと欲を出したり、気分を発散させるようなことは、できるだけ避けるほうがよいとされています。それらは草木が芽吹く春や活動の夏にとっておいて、冬はがんばらず、ゆったりのんびり、現状維持を目指しましょう。

12月2日

高血圧の人は、少し運動をするのが第一歩

慢性的な高血圧は、血管内にたまった汚れやドロドロの影響で血が流れにくくなっていて、それを流すために余計な圧力がかかっている状態です。こうした血流の悪さには、血流をスムーズにすることが大切です。そのためにできることとして考えられるのは、適度な運動。ずっと同じ姿勢でいると、血流は必ず悪くなります。時間を見つけて歩く、深呼吸するなどして、体内に動きという刺激を与えるようにしましょう。また、早く寝ることも血流改善につながります。湯船につかるのもいいですよ。食事面では、血流をスムーズに

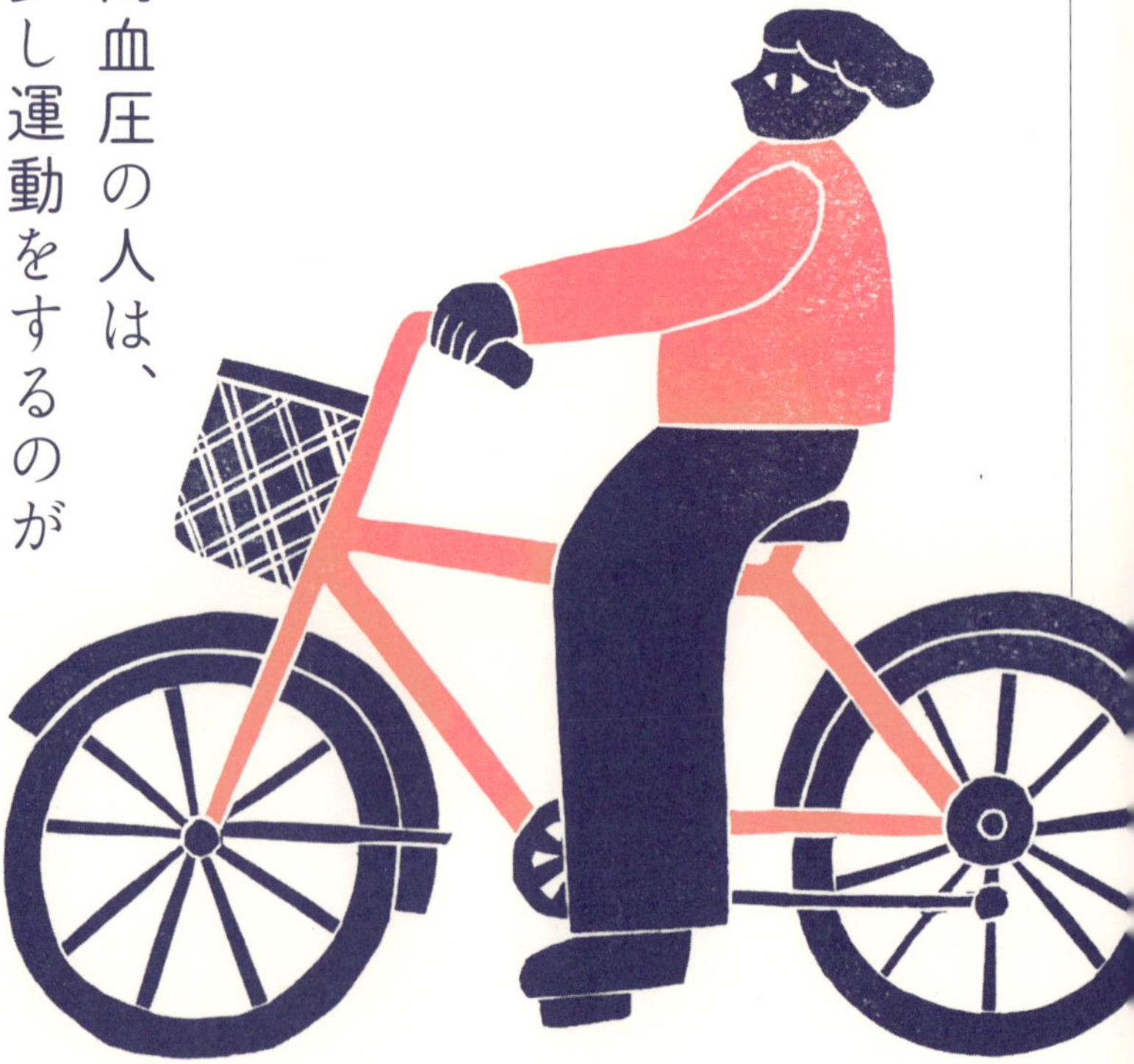

する食材（さんまやさばなどの青魚、玉ねぎ、にんにく、ねぎ、らっきょうなど）をとりましょう。血管内にたまった汚れやドロドロをなくすきのこ類、わかめや昆布などの海藻類もおすすめです。

12月3日

胃腸の弱りが頭痛の原因なら、菓子パンをやめて！

頭痛の要因のひとつとして、胃腸の弱りや、不摂生な食事があげられます。一見、頭痛とは無関係のようですが、こうしたことによって体内にドロドロの不要物（痰《たん》湿《しっ》）がたまり、それがやがて頭に流れ着いて、頭痛のもとになるのです。

不要物である痰質は、過剰な水分や生もの、味の濃いもの、油っこいもの、甘いものなどの過食によって生み出されます。ですから、これらは日常的に避けるようにしましょう。とくに、朝食に菓子パンやパンケーキなどを食べている人は要注意。これらは食事ではなく、お菓子ですよ！　朝食には、お粥や具だくさんのみそ汁、湯豆腐など、さっぱりしたものをとりましょう。

12月4日

肩こりを引き起こす冷えは根源を絶って

冷えによる肩こりの場合は、夏場でもエアコンの風で肩がこわばり、痛みにつながることがあります。いつでもストールなど1枚羽織るものを持っておきましょう。会社では、座る場所によってはエアコンの風が直接当たる人もいると思いますが、それも冷えの原因のひとつになります。エアコンの風の吹き出し口に設置して風をやわらげる製品が売られているので、そういったものを活用してみるのもいいでしょう。

また秋口や春先、冬はとくに素肌を風にさらさないよう注意してください。寒い時期に、くるぶしが出るくらい短い、いわゆるスニーカーソックスをはくのはもってのほか。ファッション性を重視するあまり、健康を犠牲にする典型ですよ。また、シャワーで済ませず湯船につかるようにしましょう。

食べものでは体を温めるしょうがやねぎ、シナモンなどがおすすめです。シナモンとしょうがと黒糖を牛乳で煮出したところに紅茶を加えたチャイ風の飲みものもいいですね。

足がよくつるならば、まずは足を温めてみて

足がつる人は、足を冷やさないようにすることが大事です。そのためには、スカートをはかない、シャワーではなく湯船につかる、家でも靴下をはく、腰や足首などの関節部の皮膚を外気にさらさない、これらに気をつけてください。とくに、秋から冬にかけては足腰を冷やさないように注意しましょう。イベントの多い12月には、外出も増えておしゃれをしたくなると思いますが、薄いストッキングにパンプス、ましてや素足なんていうのは言語道断。分厚いタイツをはいて出かけてください。とにかく、冷えにより組織や筋肉を収縮させないようにすることが大切です。

そして、陰や血《けつ》を消耗させる寝不足、目の使い過ぎにも気をつけましょう。ときに湿度の影響でつる場合もあるので、梅雨や台風の時期など、湿気が多いときは除湿器を使うのもいいでしょう。

12月6日

のどの痛みに、はちみつ大根は正しい！

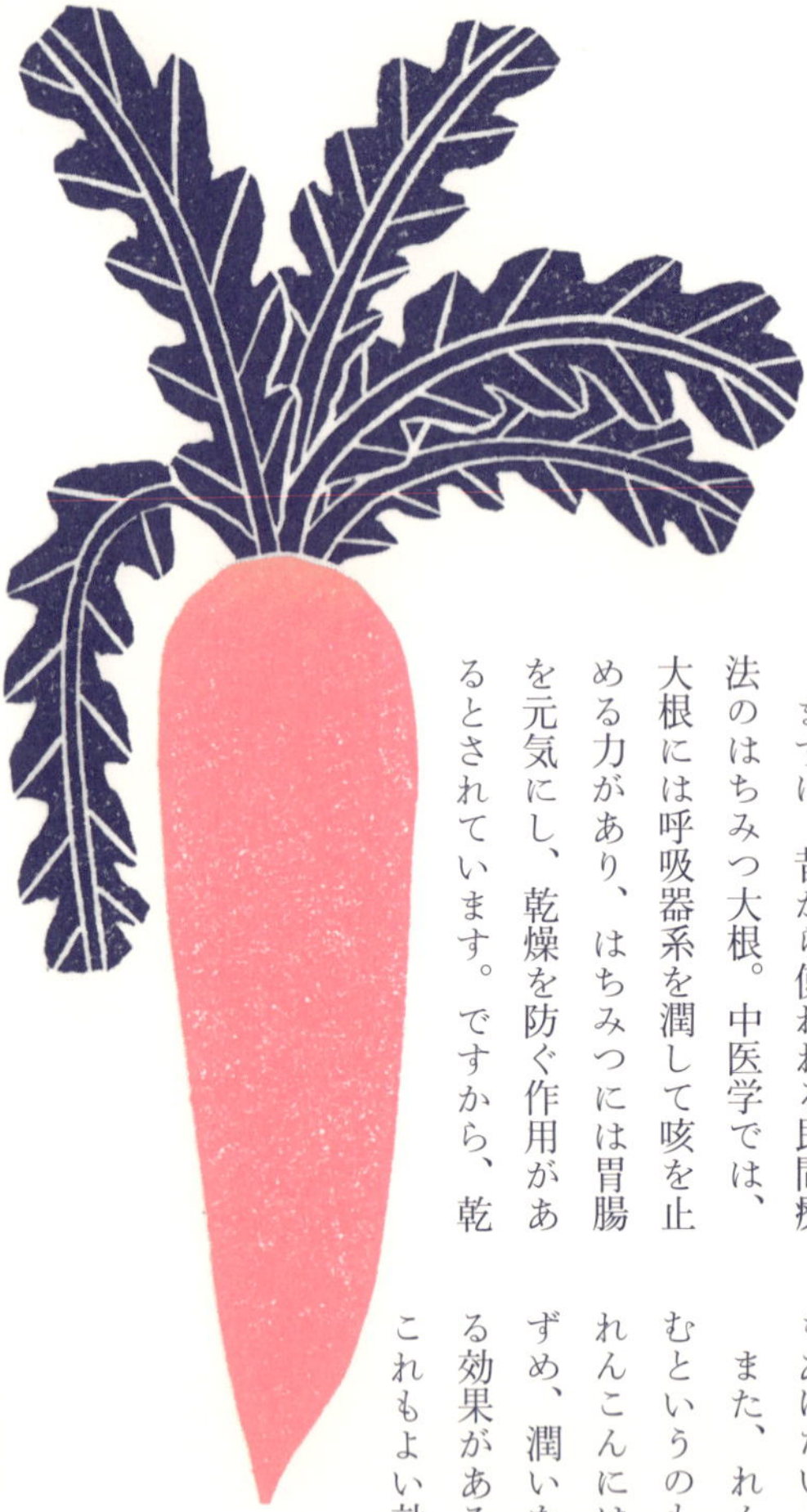

のどの痛みに効くといわれている民間療法は数多くあります。それを中医学的観点からいくつか見てみましょう。

まずは、昔から使われる民間療法のはちみつ大根。中医学では、大根には呼吸器系を潤して咳を止める力があり、はちみつには胃腸を元気にし、乾燥を防ぐ作用があるとされています。ですから、乾燥でやられたのどに、はちみつ大根はとても効果的ですね。ただし、1歳以下の乳児は、乳児ボツリヌス症の心配があるので、くれぐれもあげないようにしてください。

また、れんこんのしぼり汁を飲むというのもあります。薬膳では、れんこんには呼吸器系の炎症をしずめ、潤いを補って乾燥を改善する効果があるとされているので、これもよい効果がありそうです。

それから、頭痛にしょうが汁というのもよく聞きます。しょうがには、体表の血管を拡張して発汗を促し、冷えを散らすという効果があるので、冷えによる頭痛にはよく効くでしょうね。

12月7日

痰《たん》の色を見て、対策を考えます

中医学の診断に望診という方法があります。体形や舌の形、顔色、肌色などを見て、体の状態を判断するというものです。そのほか、鼻水や痰《たん》など分泌物の色も判断材料のひとつになります。痰の色が水っぽく透明な場合は、冷えが原因。体を冷やした、冷たいものをたくさんとったなどが考えられます。

黄色の痰は熱の痰で、炎症症状が強いか、辛いものや油っこいものをたくさん食べたなどが考えられます。

目で見える痰も見えない痰*も、余分な水分をとらないことが、まず何よりも大事です。あとは、冷たいものや生ものも控えるようにします。そのうえで、玄米、雑穀、たけのこ、ごぼう、冬瓜、海藻、こんにゃく、緑豆、あさり、しじみ、ハトムギなどをとり、不要な水分を排出するようにしましょう。

*目で見えない痰というのは、精神的なストレスから生まれる痰のこと。詳しくはP292をご覧ください。

12月8日

もっとも簡単なドライアイ対策は、まばたき

中医学において、目を潤す働きを担っているのは肝や腎。ドライアイは、本来、これら肝や腎の潤いや血《けつ》が少なくなったことによって起こるもので、高齢者によく見られます。しかし、パソコンやスマホでの作業が増えた昨今では、若い人にもよく見られるようになりました。

同じ画面をずっと見続けると、まばたきが少なくなり、目が乾燥してきます。また、睡眠不足が続いていたり、過労やストレスが慢性的に続いたりすることでも潤いが消耗し、目が乾燥します。目の乾燥から、痛みやしょぼしょぼ感を訴える人も少なくありません。

目の乾燥は、体の潤い成分が減ることで起きると中医学では考えています。潤いを補うには、にんじん、クコの実のほか、ほうれん草、オクラ、黒豆、ブルーベリーなどもおすすめです。また、普段から意識してまばたきすることも大切。そうすることで、目の表面に涙がいきわたり乾燥を防ぐことができます。

冬は防寒保温に気をつけ、適度に歩いて

冬は、寒さが苦手な腎にとって負担のかかる季節です。中医学で腎は、成長、発育、生殖を司る、生命力の源です。腎が弱ると、足腰が弱り、精力が低下し、記憶力が弱り、冷えやすくなり、トイレが近くなり、骨が弱り、耳が遠くなり、髪が薄くなります。つまり、腎が弱ることは、老化が進むことと同義。とはいえ、若い人も他人ごとではありません。腎は生殖にも深く関与しているため、腎の弱りは、男女ともに不妊につながるからです。

腎を守るには、まずは防寒保温が大切です。足腰はとくに冷やさないようにしましょう。また、適度なミネラル分をとることも大切です。冬は魚や貝、海藻など、海のものを火を通して食べるようにしましょう。そのほか、歩くことも大切です。腎を支えている足腰の筋力を鍛え、血流を促進します。

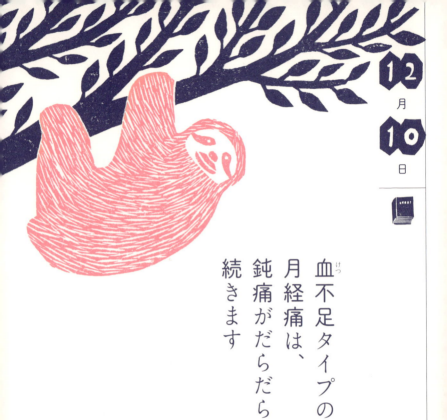

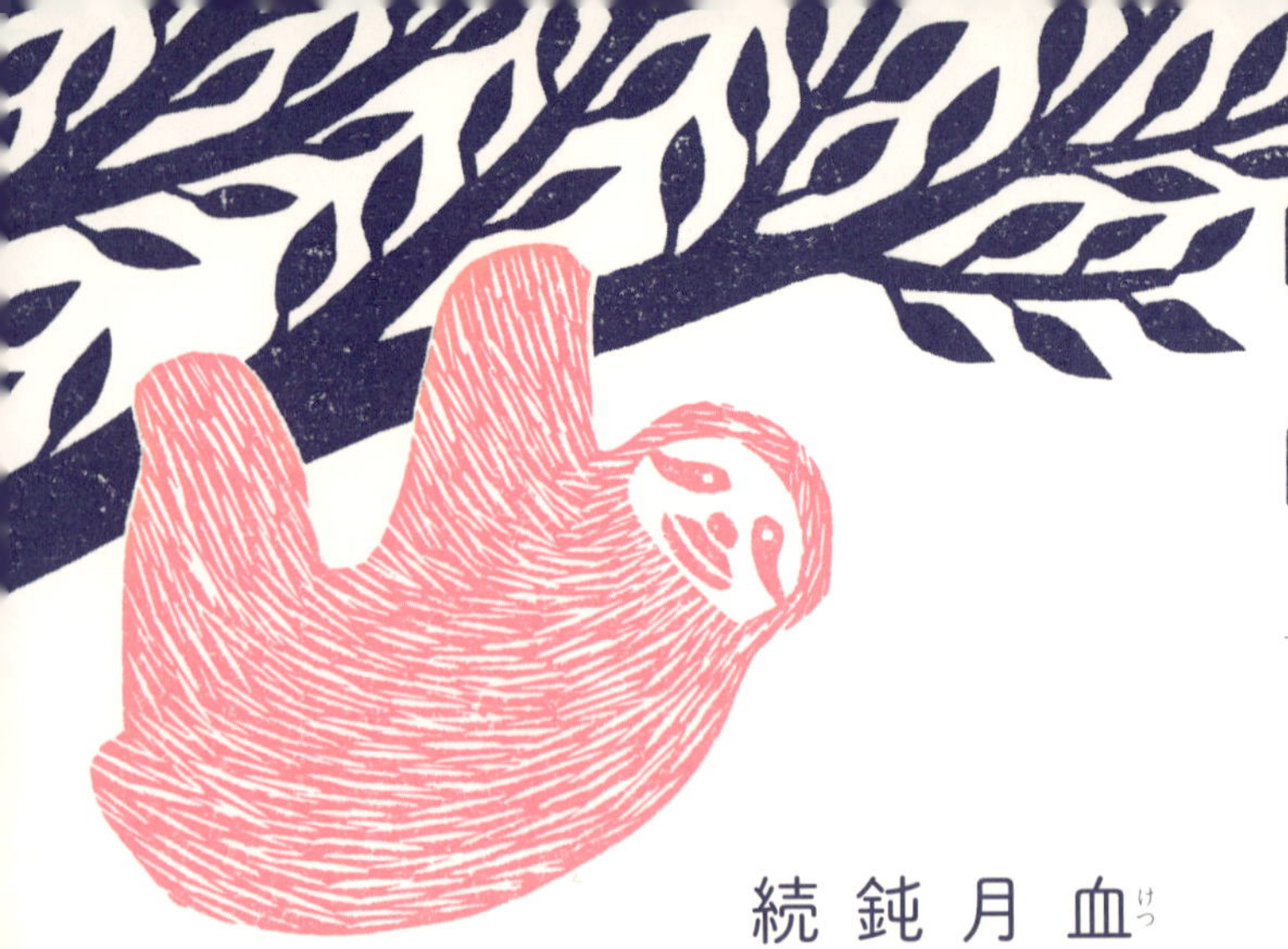

12月10日

血《けつ》不足タイプの月経痛は、鈍痛がだらだら続きます

月経痛の原因が血不足によるタイプの場合（P81）は、重だるい鈍い痛みが続き、痛いところをさすると楽になり、だるさや眠気を伴います。月経が終わりかけの頃に痛みや倦怠感が強まり、終わってからも痛みが続きます。経血の色は薄く、さらっとしています。

　これは、体内を巡るエネルギーの気や、栄養を運ぶ血《けつ》が不足することで、子宮や卵巣に栄養やエネルギーが届かないためです。すると、女性ホルモンの力も弱くなり、月経周期の乱れや経血が減少します。その結果、月経中に体がだるくなったり、疲れやすくなったり、

12月11日

血《けつ》不足タイプは、十分な休息と睡眠を

　月経痛の原因が血不足によるタイプは過労を避けて、休息や睡眠を十分にとりましょう。血《けつ》を十分に巡らせるために、軽い運動と深

鈍い痛みを感じやすくなるのです。
対策は次項をご覧ください。

呼吸を意識してください。ただし、激しい運動は禁物です。
　食生活では、やまいも類、にんにく、きのこ類、羊肉、牛肉、鶏肉、レバー、うなぎ、えび、牡蠣、卵、黒豆、小豆、栗、くるみ、黒ごま、米、桃などをとりましょう。

12月12日

イライラは、まさに頭から湯気が上がった状態

イライラを中医学では「熱が火に変わった状態」と考えます。漫画などで、怒っている人の頭から湯気が上がっているように描く、まさにあれです。「頭に血が上る」と言い表すこともありますね。瞬間的に沸騰し、熱が火となって燃え上がっている状態です。これを中医学では「煩躁《はんそう》」と呼びます。

煩躁の煩は、煩《わずら》わしいと自分が感じている症状で、躁は客観的に見られる症状を指しています。つまり、煩躁とは、自分から見ても他人からみても「イライラしている」という状態です。

煩躁は、心火《しんか》や肝火《かんか》*といった「火熱《かねつ》」が原因です。火や熱は、自然界でも上昇気流を生み出し、上にのぼりやすいですよね。そして、心火や肝火は心臓や肝臓に熱がある状態ですので、その熱が達するところ、要するに顔や頭に症状が出やすくなります。だから、イライラすると目が血走る、頭痛がする、めまいがする、鼻血が出るなど、顔面や頭部に症状が出やすいというわけです。

*心火は、焦りがあって、いてもたってもいられず、不眠、動悸、胸苦しさを感じます。肝火はイライラが強い、怒りっぽい、ヒステリーなどが特徴的な症状です。

12月13日

心のもやもやは、骨折と同じです

何かのきっかけで、前に進む力がなくなってしまったとき、多くの人はそれが「甘えだ」と感じたり、「がんばらないと」と言ってみたり、「努力が足りない」、「がまんが足りない」と精神論で過小評価してしまっているように感じます。

こうしたとき、あなたはどうしていますか？　もし足の骨が折れてしまったら、放っておいてくっつくまで待っている人はいません。きちんとしかるべき処置をうけ、休息して療養しますよね。ねんざ程度なら一時の休息でどうにかなるでしょう。でもそれが骨折ほどの状態なら、必ず治療が必要です。心のトラブルも同じです。むしろ、心の状態は外からは見えないため、見た目には元気な人と同じに見えてしまうので厄介です。だからこそ、自分で自分をいたわることが大事なんです。

12月14日

ストレス緩和には、1日20分の「心のストレッチ」

P331～334で紹介した呼吸法は、1日のうちで20分程度行うのが理想的です。そうして、すべてのストレスから解放された時間を持つようにしましょう。しかし、はじめはそのたった20分がめんどうだろうと思います。なので、まず5分でもできる時間でいいのではじめてみてください。きっと20分続けられる頃には、心は落ち着きを取り戻しているでしょう。

日常の雑踏の中では紛れてしまっていますが、私たちの心の中は無意識にさまざまなことを感じ、気付き、考えています。この小さな意識の破片が、実は私たちのほとんどの意思決定を左右しています。普段はそれほど気にしたり意識したりしませんが、それが積り積もってしまうと、大きな不調として体に訴えかけるのです。そうならないために、「心のストレッチ」である呼吸法をぜひ覚えておいてください。

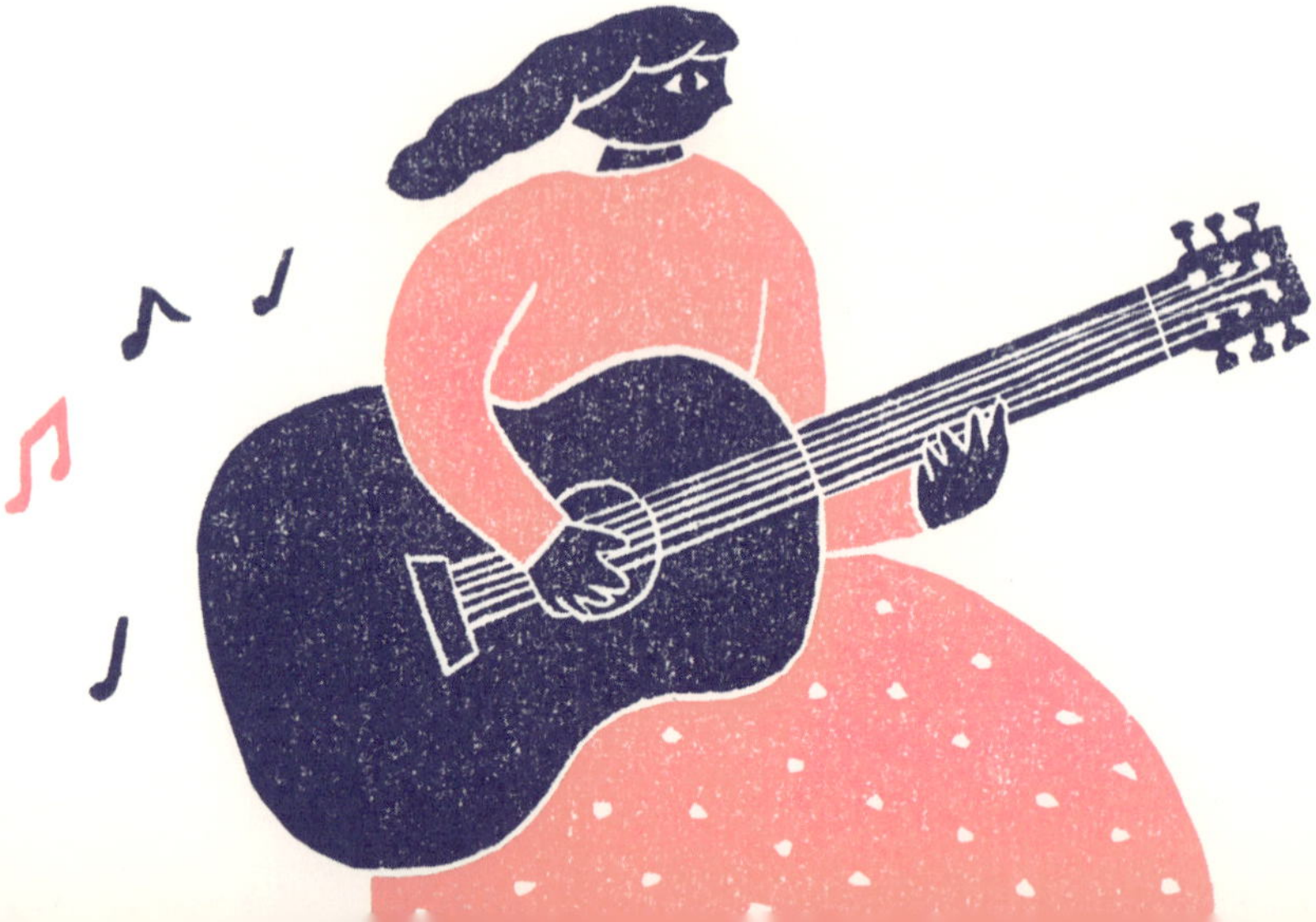

12月15日

食事の不摂生は下痢に直結

下痢をすると、「何か傷んでいるものでも食べたかな？」と思いがちですが、油っこいものや味の濃いものの過食、お酒の飲み過ぎなど、日々なんとなく口にするものが原因のこともあります。また、普段から冷たいものや生もの、水分や甘いものなどを多くとる人にも下痢は見られます。

毎日油っこいものや甘いもの、味の濃いものなど、脾胃《ひい》（消化系）の負担になりやすい食事を続けていると、脾胃が弱ってきちんと消化吸収できなくなり、下痢を起こします。下痢は内臓に負担がかかって、食べものを体内に留めておけなくなった状態であることを認識しましょう。

旅行や忘年会シーズンなどで暴飲暴食が続いたときは、それ以外では鍋やお粥にするなど養生をして、脾胃を休ませましょう。脾胃がもし人間だったら……と考えて、残業はさせず適度に休ませるようにしてあげてくださいね。

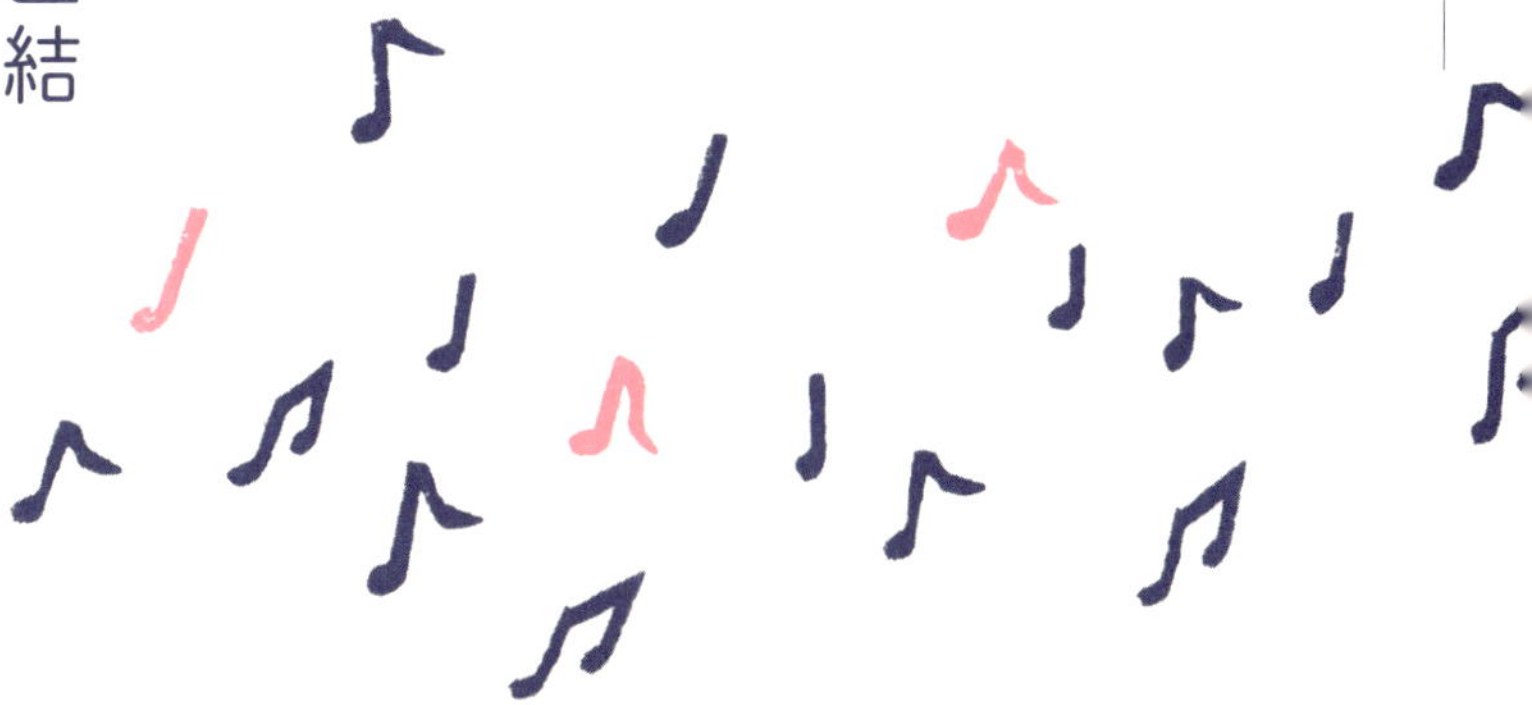

12月16日

妊娠を望むなら、まずは自分自身の体を整えて

正常な月経周期に戻すことは、食事や生活習慣を自己判断で見直すだけでは難しいので、気になる方は専門家に相談するのがおすすめです。なぜなら、妊娠しやすい体作りのためには基礎体温のチェックが重要ですが、その見方が複雑だからです。見るべきポイントはありますが、実際には周期ごとに違うパターンが見られたり、複数のパターンが重なり合ったりしていることが多くあり、その他の症状と合わせて考える必要もあります。中医学では、基礎体温から読み取れる10のパターンがあるので、あなたはどのパターンなのかもぜひ聞いてみてください。

すべての体質や状態に対していえることは、つきなみではありますが、できるだけ早く寝て、体を休ませること。冷やさない、冷たいものを食べない、飲まない、過労やストレスをできるだけ避けることです。とくに睡眠不足はあらゆる不調のもとです。できるだけ日付が変わる前に寝ましょう。

12月17日

冬は、足も頭も関節も冷やしてはいけません！

健康法の代名詞のように「頭寒足熱」という言葉をよく聞きますね。ちなみに、これは中医学とは関係のない言葉で、回りまわって日本語に間違った翻訳がされ、それが今になって「東洋医学の言葉」と認識されて残っているという説もあります。

それはさておき、冬は足だけでなく、頭や関節も冷やしてはいけません。頭には毛穴があり、冷やしてしまうとそこから冷えの邪気《じゃき》が侵入し、血流を悪くして痛みを生み出します。また、関節はさまざまなツボが集まる場所ですから、冷やしてしまうとそこから経絡《けいらく》（エネルギーである気の通り道）を伝って内臓にも冷えが伝わり、機能が低下します。関節を冷やすと痛みやすくなり、関節炎の要因にもなります。

寒い外から帰ってきたときには、足湯をするとよいでしょう。冬場に素足をさらして歩いているのは、自ら病気を呼び寄せているようなものです。絶対にやめましょう。

12月18日

閉経後は、皮膚や粘膜が乾燥しやすくなります

閉経すると、腎の力が弱まります。腎は人体の潤いを貯め込むタンクであり、その潤いを適切なところに送り込む仕事を担っている、いわば体の水道局のような存在です。その腎の機能が低下すると、皮膚や粘膜の潤いも失われます。

その結果、尿道が縮こまって小さくなり、頻尿や膀胱炎になりやすくなります。また、膣の潤いも減り、性交痛につながります。皮膚や粘膜をみずみずしく保つには、全身にみずみずしい血液が流れていることが大切です。

潤いのもとである食材（貝類、れんこん、ごま、長いも類、はちみつ、豆乳、豆腐など）を食べること。そして、血流対策のための軽い運動と、冷やさないことを心がけてください。

12月19日

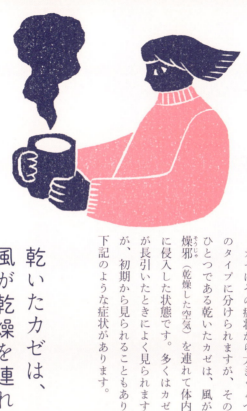

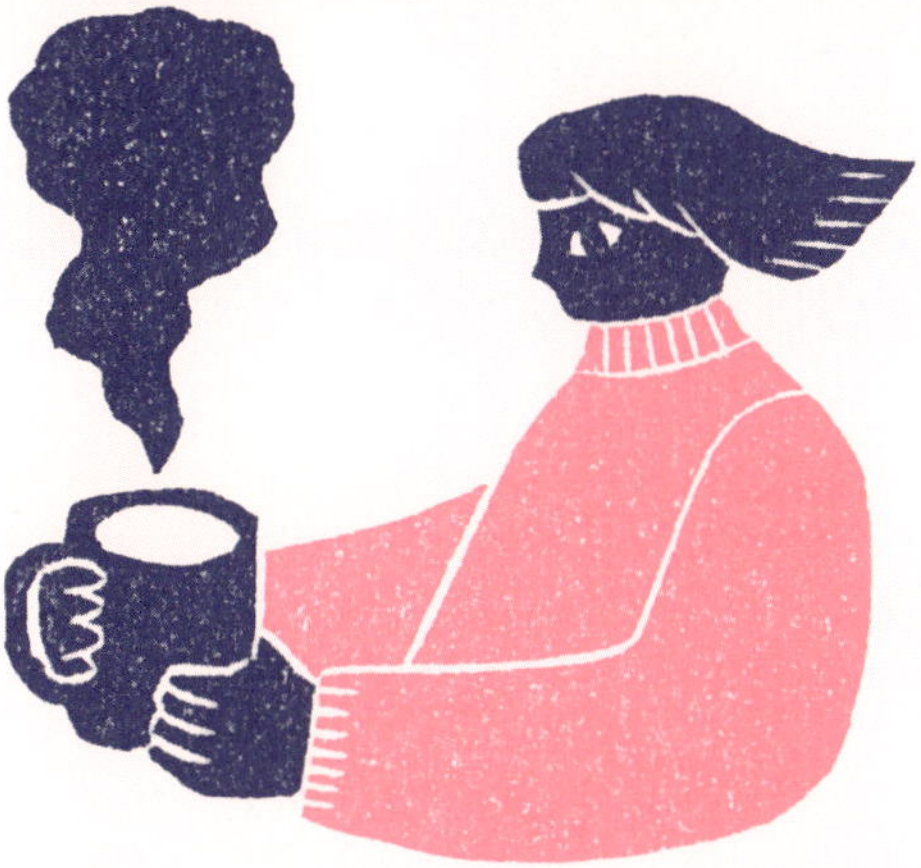

乾いたカゼは、風が乾燥を連れてきた状態です

カゼはその症状から大きく4つのタイプに分けられますが、そのひとつである乾いたカゼは、風が燥邪《そうじゃ》（乾燥した空気）を連れて体内に侵入した状態です。多くはカゼが長引いたときによく見られますが、初期から見られることもあり、下記のような症状があります。

- □空咳が出る
- □少量の痰《たん》がからんで出にくい
- □口が渇く
- □皮膚が乾燥する
- □便秘

対策は潤すこと。マスクや加湿器などを使い、乾燥を防ぐ工夫も心がけましょう。

12月20日

食べもので体のバリア機能を高めてカゼ知らず！

★野菜
…長いも類、にんじん、ピーマン、パプリカ、かぼちゃ、玉ねぎ、ねぎ、しょうが、みょうが、きのこ類

★果物
…オレンジ、みかん、りんご、いちご

★その他
…もち米、卵

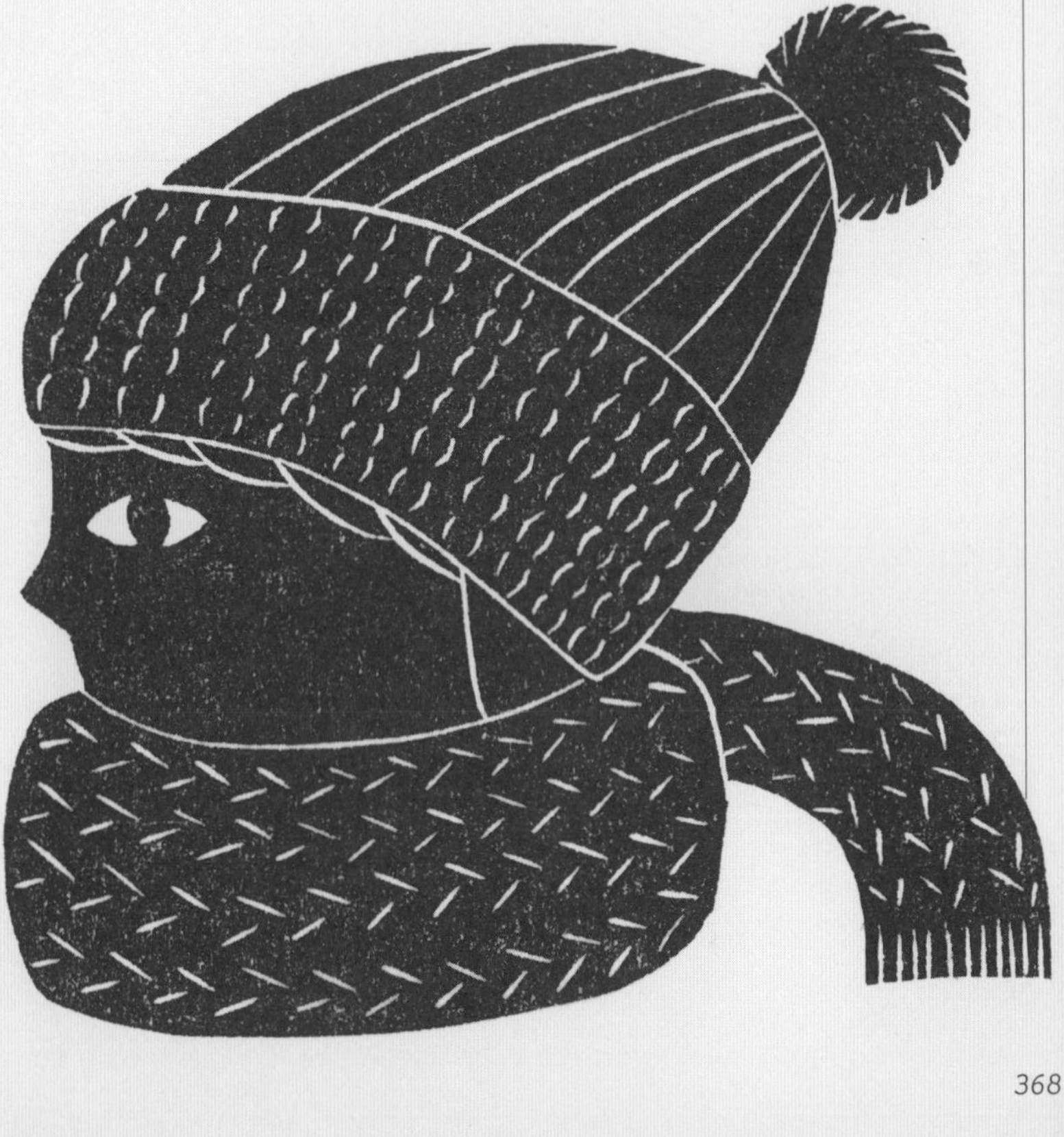

カゼをひかないためには、毎日の献立に、右記のような食材をプラスするのがおすすめです。ただし、果物はとり過ぎると体を冷やしてしまうものも多いので、まずは果物以外をしっかりと食べること。果物は、食後のデザートとして少量食べましょう。また、脾胃《ひい》（消化系）が弱っている場合は、魚や肉類などは避けて、野菜やきのこなどを積極的にとるようにしてください。

12月21日

性欲がある＝精子が元気とは限りません

よく勘違いされるのは、性欲があれば精子に問題がないという考えです。性欲と精子の状態は、必ずしも一致しません。性欲があるからといって精子が元気かというとそうでもありません。また、射精することができても、その中に精子が1匹もいない無精子症というのもあります。これはなんと100人に1人ともいわれています。また、たとえ精子がいたとしても、数が少ない（乏精子症）、元気がない（精子無力症）、奇形が多い（奇形精子症）などの可能性も。それでは、なかなか妊娠には至りません。

12月22日

極度の緊張にはレモンの丸かじり！

緊張したときには深呼吸が有効ですが、それでも落ち着かないようなとき、たとえばパニック症などの極度の緊張感が襲ってきて、何も考えられなくなってしまうような場合は、「生レモンをかじる」のがおすすめです。

酸味は、気の巡りをコントロールする肝を整える力を持っており、レモンのような柑橘系の香りには、気を巡らせる作用があるとされています。また、レモンの強烈な酸味が「それしか考えられない状態」から意識をそらしてくれます。酸っぱ過ぎて、体に一瞬強く力が入ることで、逆に力を抜きやすくなる効果も期待できます。

12月23日

食事を見直せば舌の苔も健康に

舌の苔が白くべっとりついていたら、水分や不必要なものが体内にたまっている証拠。むくみやだるさ、胃腸機能低下などが考えられます。まずは冷たいもの、水分を避けて、消化によいものを食べるようにしてください。

黄色い苔がべっとりついている人は、熱がたまっています。悪夢を見たり、皮膚症状が悪くなったりしていませんか？　熱をとる働きのあるきゅうり、冬瓜、トマト、ドロドロを流す海藻類などがおすすめです。

苔が厚いのは、食の不摂生か消化不良に関係しているので、まずは食を見直してみてください。辛いもの、味の濃いもの、甘いもの、そして食べ過ぎや飲み過ぎは避けましょう。

12月24日

日本のウコンと中国の鬱《う》金《こん》は違います！

私はお酒が強くないので、飲みの席では悪酔いしない対策が欠かせません。そこでみなさんが思いつくのは、あの「ウコンのドリンク」ではないでしょうか。ウコンは、なんとなく生薬っぽい、漢方っぽい、何かの植物というイメージを持っているかと思いますが、ウコンという表記、専門家としてはちょっと引っかかります。なぜなら、日本でウコンと呼ばれているものは、中医学でいうウコンとは違うものなんです。

中医学が指す、生薬の鬱金《うこん》とは、ショウガ科姜黄《きょうおう》もしくは鬱金の「塊根《かいこん》*」を乾燥させたものです。

これに対して、一般的に日本でウコンと呼ばれているものは、中医学では姜黄といいます。姜黄は、ショウガ科姜黄もしくは鬱金の「根茎《こんけい》*」です。

同じ植物でも中医学の鬱金は「塊根」のことを指していて、日本のウコンは「根茎」を指しているのです。

塊根のほうの鬱金は熱を冷ます作用、根茎のほうのウコンには温める作用があります。お酒は総じて温める作用があるので、中医学的な考えですと、温めるウコンではなく、熱を冷ます鬱金のほうが適しているといえます。

＊塊根とは、いもなど、根につくかたまりです。熱を冷ます作用があり、中医学的には血（けつ）や気の巡りをよくしたり、血の熱を取って止血したり、体内にたまった不要物を排出する力があるとされています。根茎とは、根のように見える茎の一部です。冷えや湿気からくる痛みや、肩関節の痛み、冷えによる月経痛などに使用されています。

美肌には、サラサラ血作りが必須です

肌のくすみ、透明感、これらは中医学的には、「血《けつ》の巡り」が大きく関与していると考えます。シミやそばかすも、同じく血の巡りが悪化した結果です。さらに、唇の色や歯ぐきの色が悪かったり暗かったりするのも、血の巡りが悪くなっているサインです。

きれいな肌には、栄養に富んだ血がサラサラとスムーズに滞りなく流れていることが重要です。

よい血を作るには、黒豆、黒きくらげ、黒ごまなどの黒い食材や、ナツメや鮭、にんじんなどの赤い食材が有効です。そして、それらをサラサラとスムーズに巡らせるためには、肉よりも青魚、そして玉ねぎ、らっきょう、ねぎなどをしっかりとりましょう。

もちろん、適度な運動も大切です。運動というと大げさに聞こえますが、座る時間よりも立つ時間を増やす、階段を使う、寝る前にストレッチをする、歯みがきをしながら足踏みをするなど、日常生活の延長でできることをはじめましょう。

12月26日

傷ややけどに効果抜群の漢方の塗り薬

傷を治す漢方の軟膏に「紫雲《しうん》膏《こう》」というものがあります。やけどや傷にはとてもよい塗り薬です。

私自身も、料理中に指を切ったときに使ったことがあります。かなり深い傷でしたが、紫雲膏をべったり塗ってばんそうこうを巻いておいたら、数日で傷跡もなくきれいになりました。それとは別に、昔ハサミで指を傷つけてしまったときに、市販の抗生物質を塗って同じくばんそうこうを貼って治したこともあります。その部分は、いまだに傷が残っています。

紫雲膏はアトピー性皮膚炎にもよく使われる軟膏です。ただし、油脂が多いので、ジュクジュクし

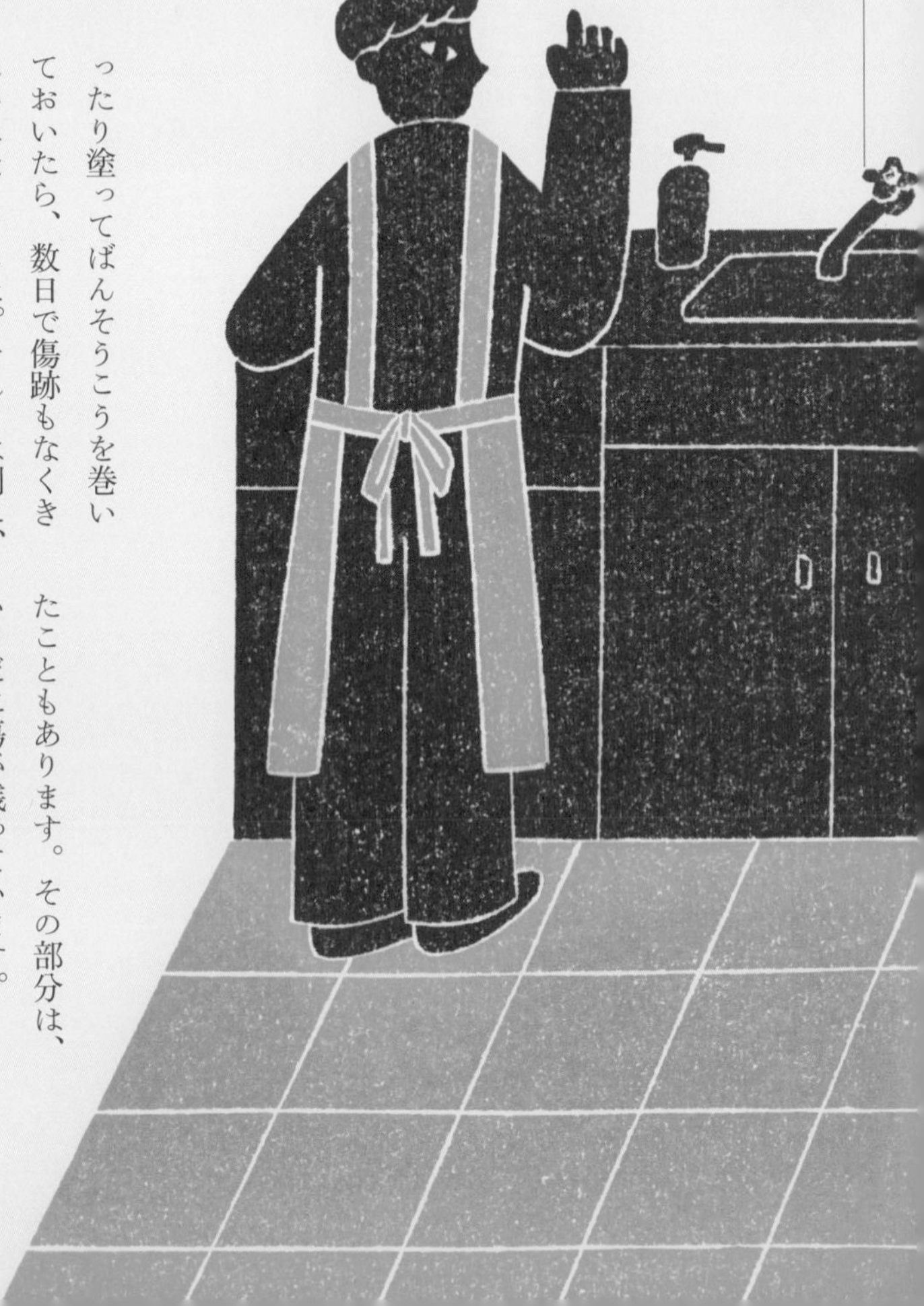

ている患部や化膿しているところには向かないのでご注意ください。

12月27日

腎は生命に関わる司令塔です

中医学が指す、五臓の「腎」は、尿を作り出すだけの器官ではありません。人体の成長や発育、生殖を司り、ホルモンの分泌や、骨や歯、知能、知覚、運動系の発達と維持にも関与し、人体の生命力の源を蓄える場所です。そのほか、体を温めたり、潤い成分をためたり、血《けつ》の生成の一部にも関与しています。

腎が弱ると、腰痛や骨や歯の衰えに加え、精力、知力、体力の低下などが見られるようになります。すぐ座りたくなる、何もないところでつまずくようになったなどは腎の衰えをあらわす症状です。

また、中医学には「腰は腎の器」という言葉があり、腰痛がある方は腎に何らかのトラブルを抱えている、または負担がかかっていると考えます。

腎を元気にする食材

うなぎ、すっぽん、えび、なまこ、羊肉、長いも、にら、ぶどう、黒ごま、クコの実、くるみ、栗

熱カゼには、りんごのすりおろし

私が幼い頃、カゼのときには、母がすりおろしたりんごを食べさせてくれました。りんごには、熱を取り除き、潤いを生じさせるという働きがあり、発熱、のどの渇き、呼吸器系の乾燥と熱感を取り除くには、とてもよい食べものです。空咳や熱を伴う「乾いたカゼ」や、のどの痛みや熱の症状がある「赤いカゼ」のときは、ぴったりですね。また、りんごには下痢を止める力があるので、熱っぽくて下痢をしているときにもおすすめです。ただし、りんごは冷ます力を持っているので、ゾクゾクと寒気がする「青いカゼ」には向いていませんし、冷えからくる下痢にも向きません。

12月29日

太陽の光が心《しん》や肺を元気にします

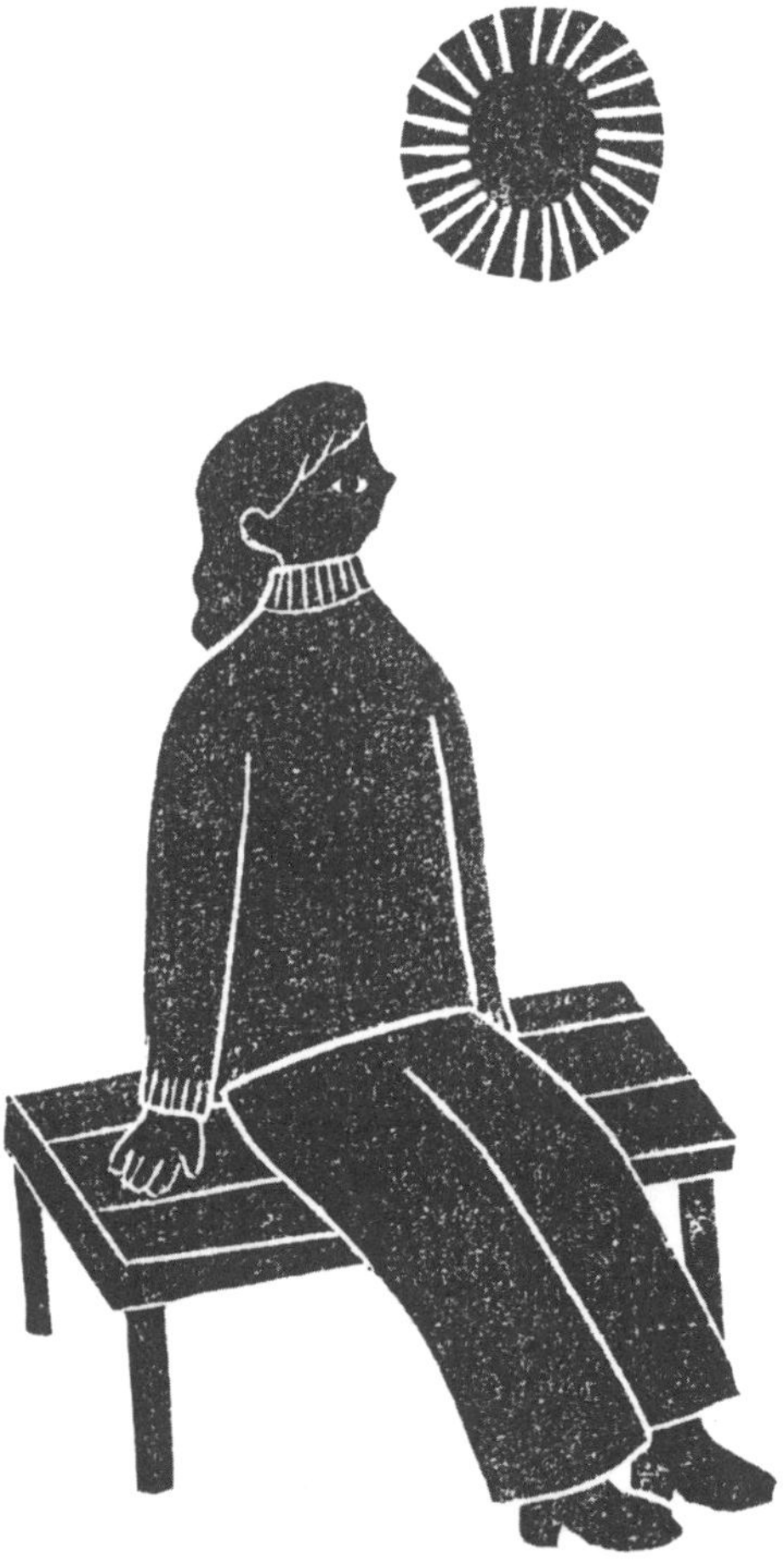

日光を浴びると心肺機能が高まると中医学では考えますが、中医学が指す「心《しん》」は太陽や火の象徴とされ、全身に血《けつ》を巡らせるポンプとしての役割のほか、体全体を温めて、内臓や細胞のすべての活動を促進しています。また、心は精神、思考、記憶などの管理センターでもあり、私達の精神意識が宿る場所とされています。ですから、心が弱ることは、全身の弱りにつながり、すなわち生きる力の低下といえます。

　もう一方の「肺」は、大気中から清気というエネルギーを取り込んで全体に供給しています。肺はエネルギー生産のおおもとであり、肺が弱ることもまた、全身の弱りにつながります。カゼを引きやすい、鼻が詰まる、呼吸が浅い、体に力が入らないなどは肺が弱っている状態です。

　こうした心や肺の弱りを回避するためにも、しっかりと太陽の光を浴びることがとても重要です。

12月30日

舌が白い人は体を温めて

舌の色が白い人（P97の**5**）は、体が冷えています。手首から上、足首から上にも冷えが見られます。そして寒くなるとすぐしもやけになりがちです。

こうした人は、入浴はシャワーだけで済まさず、できるだけ湯船につかりましょう。太陽の光を浴びるのもいいですね。また、外出のときは、必ず1枚羽織るもの持っていきましょう。そして、体を温めるしょうがやねぎ、シナモンなどをとるよう心がけてください。

12月31日

言わずと知れた健康食品のごま。たっぷり、手軽にとるのにおすすめなのが「ごまミルク」です。ミルクといっても牛乳ではなく豆乳を使います。豆乳は大豆の栄養がそのままとれるうえ、大豆からでは吸収しにくい栄養分もしっかり吸収できます。潤い効果に加えて、体力を補う力もあるとされ、薬膳では虚弱体質の方や、病後、産後に、お粥に豆乳を入れて煮る「豆乳粥」をすすめるほどです。そんな元気のもとである豆乳に、不老長寿の実・ごまを加えたドリンクが、ごまミルクです。

　産前産後の虚弱や貧血、また体重の減少や疲れを改善したいときにとてもよいほか、ぜんそくやのどの乾燥にも効果的です。また、むくみや便秘にもおすすめです。

不老長寿のごまは、体力を補う豆乳といっしょにどうぞ

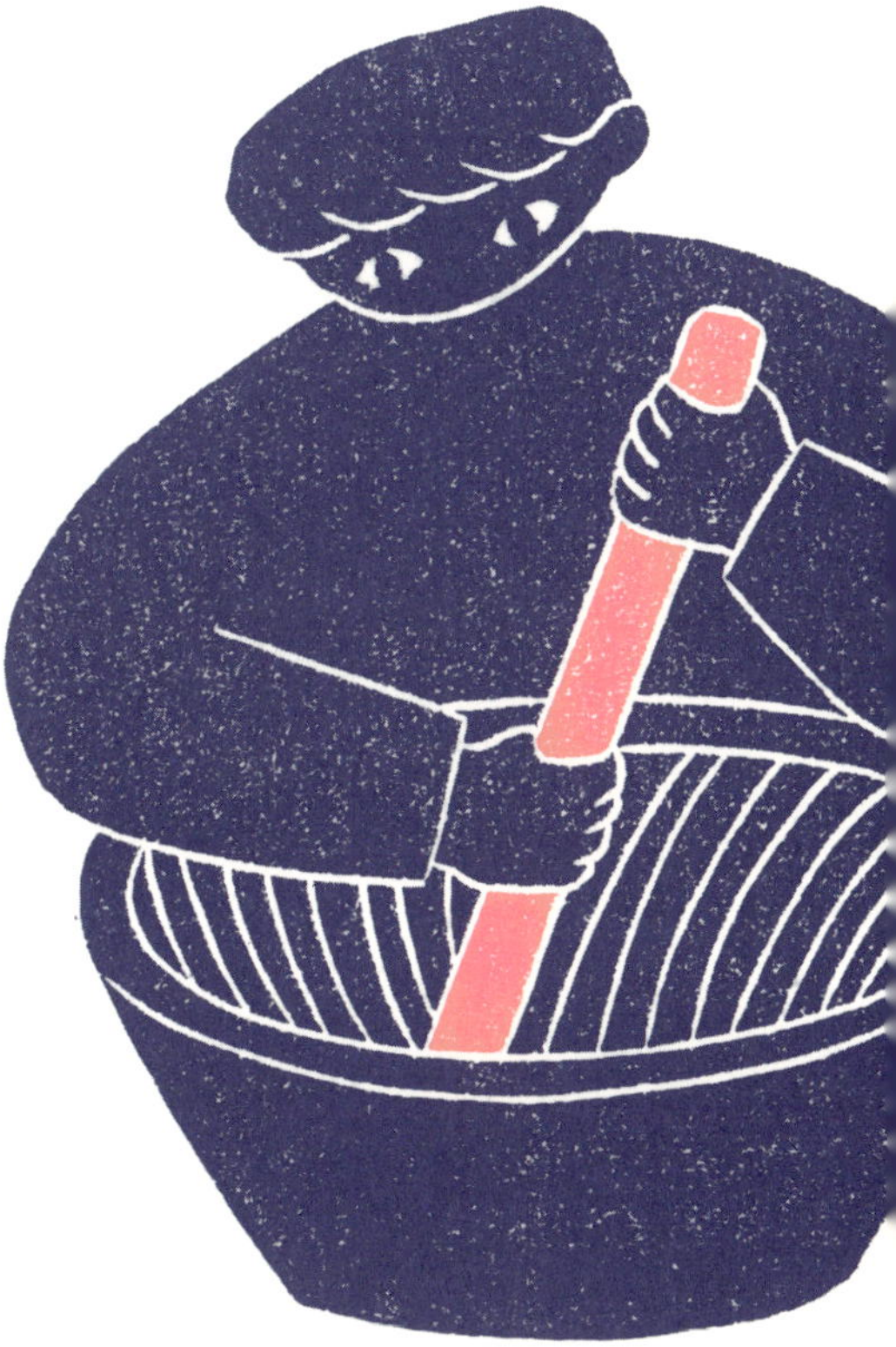

　1人分の作り方は豆乳150mℓを温め、はちみつ小さじ1とすりごま（または練りごま）大さじ1を混ぜるだけ。ごまはもっと入れてもかまいません。呼吸器系の乾燥を感じている方は白ごま、貧血気味の方は黒ごまがおすすめです。

悩み・知りたいこと別索引

★肩こり
肩こりは血の流れが悪くなると起こります……13
目を休め、深い呼吸で肩こりとさようなら……39
肩こり対策の第一歩は深呼吸と肩回し……72
食事を見直せば肩こりも改善……105
肩こりを引き起こす冷えは根源を絶って……352

★腰痛
腰痛の原因は、生命の源が詰まった「腎」の弱り……131
腰痛は血行不良によっても起こります……164
腰痛は冷やすの？ 温めるの？……196

★めまい
めまいの原因のひとつは、脳の栄養不足です……102
栄養不足や滋養力の低下によるめまいは、まず休息を……103
カーッとしやすい人はめまいに注意……130
胃腸の弱りによるめまいは、偏食をなくすこと……163

★頭痛
頭痛の原因は、外と内の2つ……11
座りっぱなしは禁物。動いて頭に血を送りましょう……41
頭痛があるなら風を浴びないこと……254
頭痛がしたら、目を休めて睡眠を十分にとって……259
カッカしてばかりだと、頭痛はよくなりません……289
腎を元気にすると頭痛もよくなります……320
胃腸の弱りが頭痛の原因なら、菓子パンをやめて！……351

★目の疲れ
目やにが多い人は、体に不純物をため込んでいるかも……18
目の奥の鈍痛は、目の使い過ぎ……45
目の疲れは、こめかみの不具合にもつながります……71
こめかみの張りや痛みにはホットタオル……108
目の充血の原因は目の使い過ぎです……281
精神的な負担が目の充血を起こすことがあります……325
もっとも簡単なドライアイ対策は、まばたき……356

★むくみ
むくみは、体の水分コントロールの不具合……167
むくみ対策の第一歩は、水分を控えること……199
利水作用のある食べもので、湿を追い出しましょう……244
辛いもので発汗！ 余分な水分を出してむくみ知らずに……267

★足がつる
足がつるのは血が不足しているから……224
潤い不足も足がつる原因のひとつです……265
寒い、高湿度、強風の自然現象も足がつる原因……294
足がつる原因によって、食べるべきものは変わります……322
足がよくつるならば、まずは足を温めてみて……353

★おなかにガスがたまる
おなかにガスがたまるなら、消化機能の低下を疑って……200
おなかが張って苦しい理由は3つのうちどれ？……248
おなかが張る原因が胃腸の弱りなら、食事の見直しを……262
ストレスがおなかの張りの原因なら、体を動かして……330
胃腸の元気を取り戻せば、おなかの張りも解消……338

★冷え性
足は冷たく頭は熱い状態は、お風呂の湯と同じ……9
冷えのぼせタイプの冷え性は動いて熱を作り出して……37
とにかく寒い！人は、食べもので中から温めて……66
体を温めたいときにおすすめの食べもの……100
冷え性の人は要注意！ 体を冷やす意外な食べもの……133
冷え性の人、こんな生活を送っていませんか？……161
冷え性の人は、冷やす原因をとことん除去……194

★不眠
不眠の大きな原因は心の不安定さ……33
五臓の心と肝の弱りが、不眠につながります……57
イライラや憂鬱で寝つきが悪いときは、熱を取る食材を……92
血が足りないタイプの不眠症は、慢性化した人に多い……122
しっかり食べて血を補うのが、不眠症の一番の策……149

★ドロドロ血とサラサラ血
ドロドロ血の原因は、偏食と栄養不足……67
冷えやストレスも、ドロドロ血の原因に……101
あなたは大丈夫？ ドロドロ血をセルフチェック！……136
野菜たっぷりさっぱりごはんで、目指せ！ サラサラ血……162
ストレスは小出しにしてサラサラ血をキープ……195

★高血圧
高血圧には急性と慢性がある……10
誰も傷つけないストレス発散法で急性高血圧を抑えて……40
高血圧の人は、少し運動をするのが第一歩……350

★低血圧
低血圧の人は、血とエネルギーが不足しています……22
エネルギー不足による低血圧は、体を休めて……255
潤いと血不足による低血圧は、早く寝ましょう……291
胃腸が弱いことによる低血圧は、歩いて深呼吸……319

★貧血
鉄を含むたんぱく質の不足が貧血を招きます……134
貧血は、血の原料を食事で補うのが先決！……166
日々のちょこっと運動が貧血に功を奏します……304

★血の不足
血の不足は男性にも起こります！……250
血不足の原因は、量が足りないか使い過ぎか……266
血の不足は、黒と赤の食べもので補って……295

★口内炎
口内炎は、胃腸や心のトラブルのあらわれ……15
口内炎の実熱タイプの原因は、食べものとストレス……42
口内炎の実熱タイプは熱を冷ます食材を……43
口内炎の虚熱タイプは、早寝で潤いをチャージ……73

★歯の不調

歯ぐきの腫れや痛みは、体の不調をあらわすサイン……140
歯がぐらぐらするのは、腎が弱っているから……168

★頻尿・尿もれ

頻尿・尿もれは早めの対策を……177
頻尿や尿もれは、尿の貯蔵所と製造所の弱りが原因……210
胃腸が弱ると、回りまわって頻尿や尿もれの原因に……243
腎の弱りが原因の頻尿・尿もれは、木の実を食べて……269
冷えによる頻尿や尿もれは、とにかく冷えを回避！……303

★便秘

便秘は胃腸のさまざまなトラブルが原因……23
あなたの便秘の原因は？……52
乾燥が原因の便秘は、熱を冷まし潤いを補う食べものを……87
ストレスが便秘の理由なら、深呼吸と散歩を……116
胃腸の疲労が便秘の原因なら、体を温めて……139
市販の便秘薬は最後の手段……176

★下痢

下痢の原因は食の不摂生やストレス……26
食事の不摂生は食事メモで見直しを……61
もともと胃腸が弱い人にヨーグルトは不向き……90
下痢と便秘をくり返すタイプには深呼吸……117
胃腸の元気不足による下痢は、体を冷やさない生活を……146
食事の不摂生は下痢に直結……363

★鼻水・鼻づまり

鼻水の色で、温めるべきか冷やすべきかがわかる……17
鼻水が黄色っぽく粘りがあるなら冷まし、水っぽいなら温めて……44
黄色く粘りのある鼻水＋白目が赤くなるなら、ストレス過多……70
鼻水やくしゃみが止まらないなら、バリア機能が低下……112
色が薄く白い痰が出るのなら年のせい……135

★痰が出る

痰には見える痰と見えない痰があります……292
見えない痰は少々やっかいです……324
痰の色を見て、対策を考えます……355

★カゼ

カゼは、風が悪さをすることであらわれる症状です……28
乾いたカゼには、ゆり根がおすすめです……76
湿ったカゼは、風が湿気を連れてきた状態です……89
湿ったカゼには、しそが効果的です……121
葛根湯は、カゼの万能薬ではありません！……148
赤いカゼには、葛根湯を飲んでも意味なし……186
中国ではカゼの初期対策として飲むお茶がある……213
赤いカゼは、風が熱を連れてきた状態です……229
赤いカゼには、れんこんがおすすめ……277
胃腸が弱るとカゼにかかりやすくなる……287
青いカゼは、風が寒さを連れてきた状態です……306
カゼにかかりにくい人、かかりやすい人がいるのは？……307
子どものカゼには、りんご!?……323
青いカゼは、しょうがで追い払いましょう……329
乾いたカゼは、風が乾燥を連れてきた状態です……367
食べもので体のバリア機能を高めてカゼ知らず！……368
熱カゼには、りんごのすりおろし……376

★気温差に弱い

気温差に弱い人は、体の表面を覆うバリアが不足……288
呼吸をしっかりして外からの刺激をはねのけて……321

★月経不順

正常な月経周期は、美と健康を作り出すバロメーター……19
月経周期が短い①疲れやすいエネルギー不足タイプ……20
月経周期が短い①の人は、休息と食事で元気を蓄えて……21
月経周期が短い②潤い不足で熱がこもったタイプ……106
月経周期が短い②の人は、早く寝ましょう……107
月経周期が長い①栄養を運ぶ血不足タイプ……170
月経周期が長い①の人は、目を休めましょう……171
月経周期が長い② 血の巡りが悪いタイプ……234
月経周期が長い②の人は、定期的にストレッチを……235
月経が不定期①イライラや落ち込みが激しいタイプ……298
月経が不定期①の人は、呼吸を深くしましょう……299
月経が不定期②生命力が弱っているタイプ……326
月経が不定期②の人は、腹式呼吸で腎に刺激を……327

★月経痛

月経痛はないのが、健康な状態です……47
月経トラブルがある人は、タイプを知っておきましょう……80
月経のトラブルは「仕方ない」ではいけません！……141
冷えタイプの月経痛は、体が冷えると痛みが悪化……142
月経痛の冷えタイプは、体を温めることが第一です……143
月経痛の原因がストレスの場合、月経前から痛みます……202
いい香りでリラックスして、月経痛をやわらげて……203
ドロドロ血タイプの月経痛は、痛みが強い……260
ドロドロ血タイプは、食事の見直しと適度な運動を……261
血不足タイプの月経痛は、鈍痛がだらだら続きます……358
血不足タイプは、十分な休息と睡眠を……359

★月経のイライラ・不調（PMS）

月経前のイライラはPMSのせいかもしれません……48
PMSの発端は、月経により肝に血が不足すること……75
心身ともに不快な症状に見舞われるPMS……115
血を補い、気を巡らせる食材で、PMSを緩和……144
PMSは、自然に触れてリラックス……172
PMSには3つのタイプがあります……204
PMSのタイプ別対策で、毎月の憂鬱を緩和しましょう……205

★産後の過ごし方
産後1か月はゆっくり過ごすのがベスト……118
産後は、軽く体を動かして
気の巡りを回復させて……147
妊娠、出産、授乳には多くの血が必要です……178
産後の抜け毛や薄毛は、
血と腎を補うことで回復を……211
産後は、フル稼働した腎をいたわってあげて……246
産後鬱は、体の調子を整えることで改善へ……270
母乳を詰まらせないために、甘・油を控えて……296
母乳が出にくいときは、ナツメがおすすめ……335

★不妊（妊活・子宝）
中医学では、多方面から
不妊の原因を探ります……27
不妊治療の第一歩は、基礎体温をつけること……54
不妊は女性だけの問題ではない。
男性も自分事に！……91
基礎体温の情報をもとに、
妊娠しやすい体作りを目指します……308
男性の妊活は、木の実を食べて熱を遠ざける……341
妊娠を望むなら、
まずは自分自身の体を整えて……364
性欲がある＝精子が元気とは限りません……369

★ダイエット
痩せない理由を
4つのタイプから探りましょう……236
「あまり食べないのに太る」と
感じているタイプA……238
タイプAは、
ぽちゃっとした体形で筋肉が少ない……239
タイプAは、
きちんと食べて痩せやすい体作りを……240
タイプAに激しい運動は逆効果……241
ストレスが多く、体重の増減が激しいタイプB……272
タイプBはストレス過剰。
張ったように太ります……273
タイプBは、とにかく「がまん」はダメ！……274
タイプBは食べること以外でストレス解消を……275
タイプCは、
食欲旺盛、早食い、冷・油・甘が大好き！……300
タイプCは、
食事をゆっくりとることを心がけましょう……301
タイプCは、見せかけの体力に要注意！……302
タイプDは、30代から太り出し、
食べなくても痩せない……336
タイプDは、
冷え・ストレス・過労の三大悪を退治！……337

★春の養生
春の乾燥に悩む人は、
肝を元気にすることが改善への道……79
春は苦味を楽しむ……96
春は、枝葉を伸ばす木々のごとく
過ごしましょう……109
春を快適に過ごすには、肝の働きをスムーズに……111
春は酸味と甘味を適量……113

★夏の養生
冬のトラブルは、夏のうちに対処……206
夏は早起きをして活動を……209
冷たいものばかりとっていると太りやすい!?……215
夏の朝は、お粥と梅干しで1日をスタート！……218
夏のクーラー病を中医学的に見ると……219
夏は毛穴が開く時期。
外敵の侵入を防ぎましょう……223
夏はじっとしていてはダメ……226
夏の食欲改善におすすめの「サルサ」……228
夏の水分補給はこまめに、早めに！……230
夏はすいかとトマトで熱を逃す！……231
暑いのに汗をかかない人は、潤い不足……232
夏は食べもので熱を体の外へ……233
クーラー病の回避策は、
エアコンの温度を上げる……242
夏バテ予防と回復には
「冬瓜とスペアリブのスープ」……245
夏バテ予防に効果的な麦味参ドリンク……251

★秋の養生
秋は早寝早起きをして、
ポジティブに過ごしましょう……271
秋は、冬の乾燥に備えて、
潤いを補う食べものを……278
秋はマスクをして
乾燥と冷たい風から肺を守る……290

★冬の養生
冬の日光浴のすすめ……8
冬は、潤いを補い、温める食べものを……25
冬は早寝遅起きで、
がんばらずゆったりのんびりと……349
冬は防寒保温に気をつけ、適度に歩いて……357
冬は、足も頭も関節も冷やしてはいけません！……365

★花粉症
冬のうちの対策が春の花粉症を軽くします……38
花粉症は、免疫反応の総攻撃を受けて起こる……46
花粉症に備えて冬の間にできること――その1……56
花粉症に備えて冬の間にできること――その2……64
花粉症はバリアエネルギーの不足が原因……74
花粉症になりやすいのは、こんな人……77
花粉症には「冷えタイプ」と「熱タイプ」がある……83
花粉症の「冷えタイプ」は
外と内から体を温めて……84
花粉症の「熱タイプ」は熱を冷ます食べものを……85
花粉症対策は、しっかり食べて寝て呼吸する！……99
花粉症は、油・甘・冷を控え、
加熱野菜をたっぷりと……104

★梅雨の過ごし方
梅雨の時期は、
多すぎる湿気が体の不調のもとに……169
梅雨の重だるさは、水を吸ったスポンジと同じ……175
梅雨の不快が治りにくく、
長引くのは湿邪のせい……179
湿邪には外からのものと、
内からのものがあります……182
体にたまった湿気は、
外からの湿気も呼び寄せます……183
たまった湿は、利水作用がある食材で体外へ……188
香りよし、甘味あり、
発汗作用ありの食材で、湿を排出……191

★イライラ
イライラの原因は2つ……24
カーッとしたら、
グレープフルーツジュースを飲んで……59
なんとなく落ち着かないのは
慢性のイライラです……78
常にイライラしているなら、
熱を冷ます大根や冬瓜を……110
常にイライラ＋のぼせるなら、
潤いを補う食材を……145
普段からできるイライラ防止策は、
気をそらすこと……173
イライラは、まさに頭から湯気が上がった状態……360

★ストレス
気滞状態になっていないか、セルフチェック！……36
ストレスは、いい効果をもたらすものと、不快を与えるものの2種……114
ストレスは更年期障害にも関係している!?……138
食事で気を補い、香りで気を巡らせ、ストレスを緩和……174
「ストレス手帳」をつけて自分を知っておきましょう……252
誰も傷つけないストレス発散法がベスト……263
ストレス緩和には呼吸が大事！……305
姿勢を整えて呼吸をする準備をしましょう……331
正しい姿勢ができたら、次は呼吸を整えます……332
呼吸中に思い浮かんだ思考は、自分の中にメモ……333
呼吸は「心のストレッチ」です……334
ストレス緩和には、1日20分の「心のストレッチ」……362

★緊張
緊張は気の巡りの滞りにより生じます……98
緊張したときは、深呼吸をしましょう……342
極度の緊張にはレモンの丸かじり！……370

★鬱
鬱改善に重要なのはストレスをためないこと……197
鬱の原因は心の問題だけではありません……207
鬱は、エネルギーや栄養が不足している状態です……253
鬱になりやすい体質があります……268
鬱は生活を見直す「チャンス」です……339

★更年期
更年期は病気ではなく、思春期と同じようなもの……55
更年期障害はほかの病の引き金になることも……82
更年期は男性にも起こります……119
30歳を過ぎたら、更年期障害予防の意識を……156
閉経後の骨のもろさは、歩くことで食い止めて……180
血をサラサラにする対策も、更年期障害の軽減に効果的……208
運動で血の巡りをよくし、更年期障害に立ち向かおう……247
閉経により、ドロドロ血の条件がひとつ増えます……276
閉経後は太りやすい!?……297
みそ汁や鍋で、更年期の不快症状を軽減！……328
閉経後は、皮膚や粘膜が乾燥しやすくなります……366

★認知症
血流をよくすることが、認知症のキモです……29
認知症対策は、ドロドロ血を作らないこと……60
冷・油・甘のとり過ぎが認知症の引き金に……88
認知症予防のために、血の滞りをチェック！……120
認知症の食事対策は、ドロドロ血を作らないこと……155
ストレスをためないことも認知症予防のひとつ……181
元気がないと血が滞り、認知症の要因に……212

★肌
目の下のクマは単なる寝不足ではありません……126
消化系の弱まりは、肌のたるみにつながります……160
ニキビの改善策は、熱をためないこと……201
あなたのニキビはどのタイプ？……280
アトピーの発端は、熱です……284
アトピーの基本対策は、こもった熱を冷ますこと……312
口のまわりの困った症状は脾の弱りのあらわれ……314
肌の乾燥には、潤いを補う白い食べものを……346
美肌には、サラサラ血作りが必須です……373
傷ややけどに効果抜群の漢方の塗り薬……374

★爪
爪の割れ、表面の凸凹は、血不足……151
不調の相談に行くときはネイルを落として……157
血を増やす食べものが元気な爪を作ります……192
爪の縦じわは老化、横じわは過労の証……221

★舌で健康を見る方法
舌を見れば体調がわかる！……34
毎朝、鏡の前で舌チェックをして健康キープ！……62
舌を見るときは、舌自体の色をチェック！……97
舌の色が淡い人は血の量を増やす食べものを……123
舌が赤い人は熱を冷ますものを……152
舌の両側が赤い人はリラックス……185
舌が紫ならば血を巡らせる食べものを……216
舌の形のチェックも欠かせません……293
舌の形によって、体調がわかります……309
舌の苔はなくてもあり過ぎてもダメ……343
食事を見直せば舌の苔も健康に……371
舌が白い人は体を温めて……378

★五臓（肝、心、脾、肺、腎）の働き
中医学の指す五臓は、内臓とイコールではありません……14
心はすべての臓腑の統括役……58
肝はほかの臓腑のスムーズな働きをサポート……158
脾は元気のもとを作って送り出します……286
五臓と六腑はつながっています……317
肺は空気や潤い、栄養を全身に運びます……348
腎は生命に関わる司令塔です……375

★食べものの色と体調の関係
食べものの色は、体調に影響を及ぼします……95
いつまでも若々しくいるには黒い食べものを……125
精神が不安定のときは青の食べものを……150
元気不足を感じたら黄色いものを食べて……190
胸がドキドキして不安なときは赤い食べものを……220
潤い不足を感じたら白い食べものを……315

★五性（寒、涼、温、熱、平）について
食べものには、温めたり冷ましたりする性質がある……127
寒も熱もないのが、平性の食べものです……154
五性と食材のつながりは、ひとつずつ覚えて……159
「寒、涼」の食べものは、暑さや余分な熱を冷まします……165
冷え性の人や、寒い季節には「温、熱」の食べものを……340

★五味（酸、苦、甘、辛、鹹）について
酸、苦、甘、辛、鹹の「五味」にはそれぞれ効能がある……193
情緒不安定で神経質な人は酸味を好む……222
カゼをひきやすい人、便秘の人は辛味好き……285
アンチエイジングには鹹味をとりましょう……313
甘味を欲する人は、緊張やストレス過多……316
イライラが強い人は苦味不足かもしれません……347

著者　櫻井大典（さくらい　だいすけ）

北海道北見市にある、1948年創業の「ミドリ薬品　漢方堂」三代目。アメリカのカリフォルニア州立大学で心理学を学び、帰国後は「イスクラ中医薬研修塾」で中医学を学ぶ。本場中国、首都医科大学付属北京中医医院での研修を終え、イスクラ直営薬局で経験を積み、故郷へ戻る。現在は、北見市に3店舗ある薬店の総括を務める。医薬品登録販売者、国際中医専門員A級（国際中医師）資格保持。日本中医薬研究会会員。毎日Twitterで発信される、優しくわかりやすいツイートが大人気で、多くのファンの心を捉えている。

ミドリ薬品　漢方堂URL　http://www.midoriyakuhin.com

公式Twitterアカウント　@Pandakanpo

デザイン　芝　晶子（文京図案室）

イラスト　花松あゆみ

校正　株式会社ゼロメガ

編集協力　荒巻洋子

編集担当　柳沢裕子（ナツメ出版企画株式会社）

ミドリ薬《やく》品《ひん》漢《かん》方《ぽう》堂《どう》の

まいにち漢《かん》方《ぽう》

体《からだ》と心《こころ》をいたわる365のコツ

2018年12月3日　初版発行

2019年4月20日　第8刷発行

著者　櫻井大典《さくらい だいすけ》

発行者　田村正隆

発行所　株式会社ナツメ社

東京都千代田区神田神保町1-52 ナツメ社ビル1F（〒101-0051）

電話　03-3291-1257（代表）

FAX　03-3291-5761

振替　00130-1-58661

制作　ナツメ出版企画株式会社

東京都千代田区神田神保町1-52 ナツメ社ビル3F（〒101-0051）

電話　03-3295-3921（代表）

印刷所　ラン印刷社

ISBN978-4-8163-6553-9　Printed in Japan

本書に関するお問い合わせは、上記、ナツメ出版企画株式会社までお願いいたします。

〈定価はカバーに表示してあります〉

〈落丁・乱丁本はお取り替えいたします〉

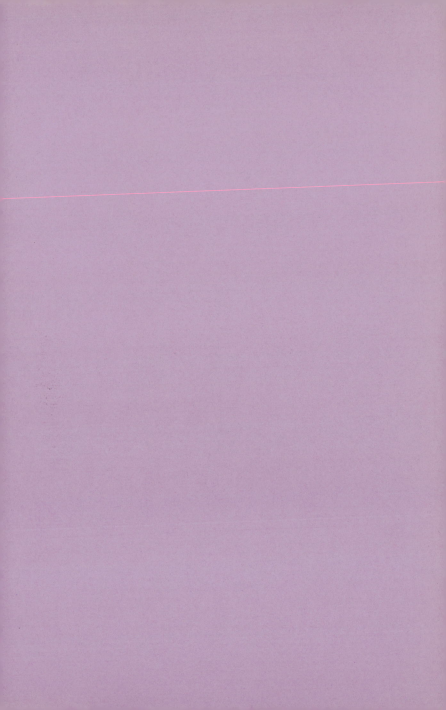